reinhardt

WEGE DER PSYCHOTHERAPIE

Eva Münker-Kramer

Traumazentrierte Psychotherapie mit EMDR

2., aktualisierte Auflage

Mit 15 Abbildungen

Ernst Reinhardt Verlag München

Mag. Eva Münker-Kramer, Klinische Psychologin, Wirtschaftspsychologin, Notfallpsychologin und Psychotherapeutin, hat sich ca. im Jahr 2000 auf EMDR und Traumatherapie spezialisiert. Sie ist seit 1996 in eigener Praxis in Krems/Donau tätig und leitet das EMDR Institut Austria (www.emdr-institut.at).

Bibliografische Information der Deutschen Nationalbibliothek

Die Deutsche Nationalbibliothek verzeichnet diese Publikation in der Deutschen Nationalbibliografie; detaillierte bibliografische Daten sind im Internet über <http://dnb.d-nb.de> abrufbar.

ISBN 978-3-497-03274-7 (Print)
ISBN 978-3-497-61912-2 (PDF-E-Book)
ISBN 978-3-497-61913-9 (EPUB)
2., aktualisierte Auflage

Printed in EU
Reihenkonzeption Umschlag: Oliver Linke, Hohenschäftlarn
Covermotiv: © Fotolia.com – pirotehnik; Abbildungen: C. Chrudina – Lichtgold
Satz: Die Top Partner – Jörg Kalies, Unterumbach

Ernst Reinhardt Verlag, Kemnatenstr. 46, D-80639 München
Net: www.reinhardt-verlag.de E-Mail: info@reinhardt-verlag.de

Inhalt

1 Einführung

EMDR (= Eye Movement Desensitization and Reprocessing) ist als traumaverarbeitende Methode bekannt geworden und ein heute weltweit von über ca. 70.000 Praktikern angewendetes Therapieverfahren. Es wurde von der amerikanischen Psychologin Francine Shapiro (1948-2019) Ende der 1980er Jahre erstmals beschrieben und vorgestellt (Shapiro 2022).

Dies geschah zunächst noch unter der Bezeichnung EMD (= Eye Movement Desensitization) als „Technik zur Reduktion von belastenden Erinnerungen“.

Shapiro hatte als Verhaltenstherapeutin die Erfahrung gemacht, dass wiederholtes „In-Kontakt-Gehen“ mit belastenden Erinnerungen und gleichzeitige bilaterale Stimulation des Gehirns, damals nur in Form von Augenbewegungen, für die Betroffenen spürbare affektiv-physiologische Entlastung brachte. Sie postulierte in der Applikation der Augenbewegungen einen wesentlichen Unterschied zu rein verhaltenstherapeutischer Konfrontation.

Shapiro entwickelte die Methode systematisch weiter. Die klinische Wirkung der Methode ist inzwischen seit vielen Jahren und in vielen randomisierten kontrollierten Studien (RCT – Randomized Controlled Trials, u. a. van Etten/Taylor 1998; Bisson et al., 2007, 2013) für die klassische Posttraumatische Belastungsstörung (PTBS) (Maerker 2013) und für etliche Komorbiditäten nachgewiesen.

Im Jahr 2013 erfolgte darüber hinaus auch eine offizielle Anerkennung von EMDR durch die WHO (2013) und 2014 in Deutschland als Richtlinientherapie für PTBS.

Der genaue Wirkmechanismus von EMDR ist allerdings bis dato nicht geklärt, es gibt einige schlüssige Hypothesen (Kap. 3.5.2), die im vorliegenden Band auch dargestellt werden. Experten sind sich allerdings inzwischen in Kommentaren zum diesbezüglichen Status quo einig, dass der Erfolg auf die Kombination mehrerer Wirkmechanismen zurückgehen muss (u. a. Shapiro 2022, van der Kolk 2011). Ein bahnbrechender Beleg für die Wichtigkeit der bilateralen Stimulation war 2019 der Beitrag einer koreanischen Forschergruppe (Baek et al. 2019).

Die außergewöhnlich intensive Forschung nach der Wirkweise von EMDR hat allerdings quasi als Nebeneffekt sehr interessante Hinweise auf die Wirkweise von Psychotherapie allgemein und die generelle Rolle des Zentralnervensystems mitgeliefert. Michael Elkin schreibt in den Empfehlungen für „The Breakthrough Eye Movement Therapy for Overcoming Anxiety, Stress, and Trauma“: „EMDR is proving to be the silicon chip of psychotherapy; it allows people to process incredible amounts of material in a shockingly short time“ (Shapiro/Silk Forrest 2004, Vorwort).

Im Zuge ihrer Beschäftigung mit der Ausdifferenzierung der Methode und der theoretischen Fundierung postulierte Shapiro die Existenz eines sehr spezifischen Wirkmodells hinter EMDR: das sogenannte „Adaptive Information Processing (AIP) Model“, das Modell der adaptiven Informationsverarbeitung (Shapiro/Laliotis 2010, Shapiro 2022). Dieses adaptive Selbstordnungs- /Selbstheilungssystem – AIP – scheint einen wesentlichen Anteil an unserer mental-psychischen Gesundheit zu haben. Es führt im Alltag autonom, regelmäßig und regelhaft zu Erleichterung und Entlastung („einmal drüber schlafen“), da eine Integration/Einordnung von Erinnerungen und Erlebnissen erfolgt.

Im Fall von Erlebnissen, die nicht in unsere Wahrnehmungen bzw. Erfahrungen passen und somit nicht in unser Wertesystem einzuordnen sind, die also offensichtlich nicht auf "natürliche" Weise integriert werden können, reicht dieser autonome Mechanismus per se nicht aus. Dies gilt auch für Ereignisse, die uns physiologisch-emotionell „überwältigen“, „in den Knochen stecken bleiben“ oder „unter die Haut gehen“.

Shapiro ging davon aus, dass diese dysfunktional gespeicherten Erfahrungen oder Erinnerungen Ursachen von Störungen im Hier und Jetzt werden. Wenn solche Erinnerungen jedoch auf allen verschiedenen Erlebnisebenen integriert werden können, führt dies zur Reduktion der zugehörigen wahrgenommenen Belastungen. Die Annahme ist nun – und die klinische Erfahrung bestätigt dies –, dass dieser Prozess durch die EMDR-Behandlung maßgeblich neu initiiert und unterstützt werden kann.

Dieser Mechanismus bzw. dieses Erleben scheint dem Geschehen im sogenannten REM-Schlaf (REM = Rapid Eye Movement) zu entsprechen, einer Schlafphase, in der jede Nacht autonom und unkontrollierbar extrem schnelle sakkadische Augenbewegungen erfolgen. Man geht davon aus, dass das oben genannte „mentale Verdauen“ der kleineren Sorgen und Probleme des Alltags in dieser (Traum-) Schlafphase autonom und regelhaft stattfindet, ohne dass wir bewusst Kontrolle darüber ausüben können. Wir können dies auch "Prozessieren" nennen.

Obwohl es eine inzwischen beeindruckende und eindeutige Anzahl von zu beschreibenden und zu zitierenden wissenschaftlichen Nachweisen über die Wirksamkeit von EMDR in vielen Anwendungsbereichen gibt, soll die Darstellung der Methode in der Reihe „Wege der Psychotherapie“ klinisch-praxisbezogen erfolgen.

Das Erlernen und Anwenden von EMDR kann die diagnostische und therapeutische klinische Arbeit wesentlich verändern und bereichern. Das Aufsetzen einer „Traumabrille“ und das zielgerichtete und angemessene Integrieren dieser Erkenntnisse in die alltägliche klinische Arbeit ist für Kliniker aus den verschiedensten therapeutischen Richtungen und im Bereich der klinisch-psychologischen Behandlung (spezielle Bezeichnung in Österreich) eine entscheidende Ergänzung bzw. ein Zugang, der bei Behandlungsgrenzen neue Impulse bringt. Erwiesenermaßen ist sprachlich-kognitiv dominierte therapeutische Arbeit bei Patienten mit Traumafolgestörungen begrenzt wirksam, EMDR greift hier tiefer und erreicht alle o.g. Repräsentationsebenen von Traumatisierung (z. B. van der Kolk 2011).

Im vorliegenden Buch werden die Voraussetzungen, der Hintergrund und das genaue Vorgehen der Methode in ihren acht Schritten, ihre Indikationen und Kontraindikationen, Aspekte von Qualitätssicherung, klinische Anwendungsbereiche und ihre Grenzen, experimentelle Anwendungsbereiche und die darin liegenden Hoffnungen praxisnah dargestellt und skizziert. Damit soll es einen seriösen Beitrag zur Vermittlung und Verbreitung der Methode unter Klinikern leisten, die in einem psychotraumatologischen Gesamtkonzept gesehen werden muss.

Die Integration in die etablierten psychotherapeutischen Methoden fällt relativ leicht (Shapiro 2003) und somit ist das Interesse bei Patienten und Psychotherapeuten aller Richtungen groß und die explizite Nachfrage durch Patienten nach wie vor stetig steigend.

Über diesen ursprünglichen Einsatzbereich hinaus hat sich EMDR auch bei komorbiden Störungen wie z. B. Angst, Depression, Zwang und Sucht als wirksam erwiesen und wird in Modifikationen für spezielle Anwendungsgebiete für viele Arten von pathogenen Erinnerungen und Schmerzstörungen oder anderen somatischen Komplikationen mehr und mehr beforscht. Javinsky et al. (2022) sowie Scelles und Bulnes (2021) bieten hier exzellente Übersichten.

Hier scheinen breitere Einsatzmöglichkeiten in der medizinisch-psychologischen Basisversorgung zu liegen und EMDR könnte ein wesentlicher Faktor im Gesundheitswesen werden. Ein dazu passender erster Schritt ist in Deutschland mit der offiziellen Anerkennung von EMDR als Richtlinientherapie für PTBS 2014 erfolgt. EMDR ist ein wesentlicher Faktor im Gesundheitswesen im Bereich der Behandlung von Traumafolgestörungen und darüber hinaus geworden. Ein wichtiger Schritt war da die Anerkennung von EMDR als Richtlinientherapie für PTBS in Deutschland 2014. Die Anzahl der Mitglieder z.B. bei EMDR Europa hat sich seit der letzten Auflage dieses Buches verdreifacht. Die Arbeit von Francine Shapiro wird auch nach ihrem Tod weitergetragen und weiterentwickelt.

2 Geschichte

EMDR ist eine relativ „junge“ psychotherapeutische Methode, jedoch eine Traumabehandlungsmethode der ersten Stunde. 2019 wurden anlässlich des EMDR Kongresses in Los Angeles "30 Jahre EMDR“ gefeiert.

Im Eröffnungsvortrag bei "25 Jahre EMDR" 2014 in Edinburgh skizzierte die „Beschreiberin und Weiterentwicklerin“ der Methode, Francine Shapiro (1948-2019), den Werdegang von einer Technik über eine Methode der Wahl bei der Behandlung von PTBS zur Idee eines vollwertigen psychotherapeutischen Ansatzes für eine Vielzahl von Störungen, wie er sich heute abzeichnet. Dieser Weg soll im Folgenden beschrieben werden.

2.1 Die „Entdeckung“, erste Annahmen und Weiterentwicklung

Francine Shapiro beschäftigte sich im Zuge ihrer ersten Ausbildung mit einer wissenschaftlichen Arbeit im Bereich der englischen Literatur und wandte sich dann – aufgrund einer eigenen schweren Erkrankung – ihrem zweiten Studium, dem der klinischen Psychologie, zu. Für sie rückte dabei zu diesem Zeitpunkt die „Interaktion zwischen menschlichem Geist und äußeren Stressfaktoren“ (Shapiro 2022) in den persönlichen Fokus.

Sie entschloss sich, diesen Fragen gezielt auch wissenschaftlich nachzugehen. Gleichzeitig fällt in diese Phase die „folgenschwere“ zufällige Entdeckung, die die Forschung entfachte und der Methode letztlich ihren – inzwischen überholten, dennoch als „historisches Label“ erhaltenen – Namen EMDR gab.

Die immer wieder zitierte dazugehörige und etwas klischeehafte Geschichte ist Folgende: 1987 machte sie – von belastenden Gedanken beeinträchtigt – bei einem Spaziergang durch einen Park („The walk in the park …“) eine zufällige Entdeckung: Die nahezu „intrusiv im Kreise gehenden“ belastenden Gedanken – so beschreiben es Klienten auch oft – verloren offensichtlich unter dem Einfluss von spontanen, schnellen, sakkadischen bilateralen Augenbewegungen ihre ursprüngliche Belastung, unerklärlicherweise, aber deutlich. Sie bemerkte diese autonomen Augenbewegungen selbst überrascht, sie waren nicht bewusst gesteuert gewesen.

Aufgrund dieser Erfahrung verband sie im Folgenden absichtlich belastende Gedanken mit schnellen Augenbewegungen.

Parallel und unabhängig davon widmeten sich Forscher zu dieser Zeit ersten Arbeiten zu Psychoneuroimmunologie und Psychotraumatologie. Die Frage des Zusammenhangs zwischen Krankheit und Stress beziehungsweise von „normalem" versus „toxischem" Stress und seinen jeweiligen Folgen wurde in Wissenschaft und Praxis und in der einschlägigen Literatur immer relevanter (van der Kolk/van der Hart 1989, Herman/van der Kolk 1987). Methoden des Umgangs damit waren jedoch kaum bekannt, obwohl der Bedarf klar bestand und zunehmend in die öffentliche Wahrnehmung rückte: So gab es zahlreiche kriegstraumatisierte Männer und bei Frauen und Kindern zeigten sich Symptome infolge familiärer Gewalt:

> „Die ‚Narben der Gewalt' (Anm. der Autorin: Buch von Judith Herman, Erstausgabe 1992) ist die Frucht von 20 Jahren Forschung und praktischer Arbeit mit Opfern von sexueller und häuslicher Gewalt. Das Buch spiegelt aber auch die vielfältigen Erfahrungen mit zahlreichen anderen traumatisierten Personen wider, vor allem mit Kriegsveteranen und Opfern von politischem Terror." (Herman 2003, S. 11).

In diesem Bewusstsein war ein großer Beweggrund für Shapiro, mit der Methode, die sich für sie abzeichnete, möglichst vielen Betroffenen Hilfe bieten zu können.

2.2 Kasuistiken und Beginn der systematischen Forschung

Shapiro bat daher Freunde, Bekannte und Arbeitskollegen, ihre Entdeckung ebenfalls auszuprobieren. Diese berichteten ähnliche Erfahrungen: Die belastenden Gedanken verschwanden, verblassten, modifizierten und der Leidensdruck sank. Shapiro hatte folgende Hypothese: Die Belastung bei der Konfrontation mit dem Material wird – durch die Stimulation unterstützt – abgemildert. Durch die sodann instruierte Rückkehr zum ursprünglich belastenden Material wird der Zustand immer besser, da sich Desensibilisierung einstellt.

Bald ergab sich außerdem eine erste „technische" Weiterentwicklung: Sehr schnelle regelmäßige sakkadische Augenbewegungen können nicht über längere Zeit autonom durchgeführt werden. So entstand die Idee, diese von außen zu applizieren, indem man als Therapeut horizontale Arm- beziehungsweise Fingerbewegungen ausführt und den Patienten bittet, diesen mit den Augen zu folgen. Dies war die Geburtsstunde der klassischen Verwendung von bilateraler Stimulation mittels Fingerbewegungen durch den Behandelnden. Das hatte ähnliche Effekte wie die selbst durchgeführten Augenbewegungen, war aber leichter und länger durchführbar.

Durch Versuche mit ca. 70 Personen im Laufe von etwa sechs Monaten entwickelte Francine Shapiro somit ein erstes Standardvorgehen. Dieses beinhaltete damals schon die noch heute präsenten Grundkomponenten (Kap. 4.3.3) des belastenden Bildes, der assoziierten Gedanken, Gefühle und Körperempfindungen, ergänzt durch zwei Mess-Skalen, um gezielt mit dieser Methode an Lösungen für diverse Probleme zu arbeiten. Die Probanden wählten belastende Erinnerungen, Überzeugungen und auch Situationen aus, die von Demütigungen aus frühester Kindheit bis hin zu aktuellen Frustrationen reichten (Shapiro 2022). Das Vorgehen, auch auf den eigenen verhaltenstherapeutischen Zugang hinweisend, nannte Shapiro „EMD – Eye Movement Desensitization" (Desensibilisierung mittels Augenbewegungen), da die Augenbewegungen aus damaliger Sicht offensichtlich die den Effekt determinierende Komponente der Angstreduktion waren (Shapiro 2022).

Für Shapiro lag also zunächst die Idee nahe, dass es sich bei ihrer Entdeckung um eine neue Art des „Desensibilisierens" handelte und Habituation erreicht werde, was durch das Gefühl der Erleichterung für den Patienten spürbar sei: „Weil [...] mein bevorzugter Ansatz zu jenem Zeitpunkt der verhaltenstherapeutische war, nannte ich das von mir entwickelte Verfahren EMD – Augenbewegungs-Desensiblisierung." (Shapiro 2013a, S. 36). Die Überzeugung, dass EMDR reine Habituation sei (Ehlers 1999), hält sich vor allem bei verhaltenstherapeutischen Forschern und Praktikern teilweise bis heute. Sie greift aber zu kurz, wenn man die Wirkung von EMDR erklären möchte. Dies wird in Kap. 3.5.1 und 3.5.2 thematisiert.

Gerade grundsätzlich verhaltenstherapeutisch arbeitende Kollegen (ich selbst machte auch sehr fasziniert diese Erfahrung) merken mit der Anwendung von EMDR sehr deutlich, dass EMDR mehr ist. Das „R" macht den Unterschied und hier möchte ich den Blick zurück in die Geschichte werfen:

Francine Shapiro war nach diesen ersten breiter angelegten Überprüfungen von der Wirkung ihrer Arbeit überzeugt und entwickelte genauere Prozeduren, um den Effekt zu festigen. Als Wissenschaftlerin im Bereich der Klinischen Psychologie wusste sie selbstverständlich, dass Kasuistiken maximal einen Wert im Sinne von „Pioniererkenntnissen“ haben und dass randomisierte kontrollierte Studien mit Zufallsverteilung der Probanden (RCT) nötig sind, um wirklich valide Aussagen über Therapieeffekte treffen zu können und im wissenschaftlichen Diskurs bestehen zu können..

2.3 Beginn der klinischen Forschung

So suchte Shapiro gezielt nach möglichen Zugängen, um die von ihr standardisierten Prozeduren systematisch wissenschaftlich untersuchen zu können. Bisher hatte sie ja die Probanden gebeten, mit irgendwelchen Belastungen in Kontakt zu gehen: „Sie litten unter einer Vielzahl verschiedener nicht-pathologischer Beschwerden […]“ (Shapiro 2013a, S. 36).

Nun jedoch entschied sie sich aus methodischen Gründen, zur Überprüfung der Effekte mit einer homogenen Diagnose zu arbeiten. Diese fand sie in der PTBS, die nur wenige Jahre zuvor (1981) von der WHO erstmals als krankheitswertige Diagnose anerkannt worden und zum damaligen Zeitpunkt noch recht außergewöhnlich war. Behandlungsmethoden für PTBS fehlten zu diesem Zeitpunkt allerdings weitgehend. Die offizielle Anerkennung der Diagnose an sich war jedoch ein wichtiger Schritt – von diesem Zeitpunkt an entwickelte sich die Psychotraumatologie, die Lehre der Ursachen und Folgen von Traumafolgestörungen, rasant (Kap. 3.4).

Sehr gute historische Darstellungen dazu finden sich in „Traumatic Stress“ von Bessel van der Kolk und Kollegen (van der Kolk et al. 2007a), der als ein Pionier der Psychotraumatologie gilt, und Herman (2003). Van der Kolk hatte nach dem Kontakt mit Shapiros neuer Methode im Zuge seiner neurobiologischen Forschung bahnbrechende Videodokumentationen von der klinischen Wirkung von EMDR erstellt. Diese Behandlungen hatten ihn selbst nachhaltig von der Wirkung überzeugt und sie gehören noch heute zu den wichtigsten und interessantesten Zeugnissen.

Zurück zu Shapiros Entscheidung, EMD zu erforschen: Die Diagnose PTBS als Gegenstand in Shapiros erster systematischer Studie passte also sehr gut zu ihrem ursprünglichen Interesse an der Auswirkung äußeren Stresses auf Körper, Seele und Geist. Damit beginnt auch die interessante Geschichte der Fokussierung bzw. nahezu Einengung von EMDR auf die Behandlung von Traumafolgestörungen, die nun viele Jahre dominieren sollte und, wie erwähnt, erst ab ca. dem Jahr 2005 gelockert wurde. Diese Fokussierung war dennoch extrem positiv für die Entwicklung wirksamer Behandlungskonzepte in diesem Bereich, weil dadurch intensive Forschung stattfand. Dadurch ist EMDR heute eines der wirksamsten und am besten evaluierten Verfahren. Francine Shapiro nahm im Winter 1987 Kontakt mit einem „Veterans Outreach Center“ auf, das gezielt und einheitlich mit PTBS-Patienten mit „Major Trauma“ (in der Medizin ein Begriff für lebensgefährliche, massive Verletzungen, in der Psychotraumatologie analog verwendet) arbeitete. Sie erhielt die Erlaubnis, ihre Forschungen durchzuführen und es entstand die erste kontrollierte Studie mit 22 Teilnehmern mit massiven traumatischen Erfahrungen (Vietnam-Krieg, Vergewaltigung). Die Probanden hatten teilweise trotz vieler Jahre Psychotherapie sehr unter den Traumafolgestörungen inklusive Komorbiditäten gelitten. Die Erfolge schlugen sich in Symptomreduktionen in Selbst- und Fremdbeurteilung im Bereich der PTBS, Verblassen der belastenden Erinnerungen sowie Reduktion von komorbiden Symptomen nieder (Shapiro 2022). Man konnte nun also die gleichen Effekte, wie sie zuvor in den Kasuistiken bei Freunden und Bekannten mit nicht pathologischen belastenden Erinnerungen erreicht worden waren, auch bei Patienten sehen, die teilweise seit mehr als 20 Jahren unter einer krankheitswertigen Störung litten (Shapiro 1989). Diese Untersuchung inklusive Katamnese wurde 1988 abgeschlossen und im Journal of Traumtic Stress Studies veröffentlicht (Shapiro 1989). Damit stieg Shapiro in den wissenschaftlichen Diskurs ein und arbeitete nun motiviert an der Weiterentwicklung der neuen Methode. Sie begann, sie gezielt zu präsentieren und weiterzuvermitteln – an interessierte Kliniker auf Konferenzen und auch an fachlich relevante Organisationen wie die American Psychological Association (APA).

Im Kontext dieser intensiven Auseinandersetzungen mit EMD wurde ihr klar, dass die Methode wesentlich komplexer sein musste, als zunächst in der reinen „Desensibilisierungs“-Hypothese (Kap. 2.2, 3.5.2) angenommen. Das betraf konkret folgende Punkte:

- Die Frage der genauen Indikation und die Behandlungsplanung sind wichtiger als angenommen.
- Spezielle Anwendungen für spezielle Fragen sollten entwickelt und die Rolle des Körpers berücksichtigt werden.
- Neben der theoretischen Vermittlung der Methode sollten Praxissupervisionen und Selbsterfahrung ergänzt werden.
- Im Prozess der neuen Methode kommt es zu autonomer kognitiver Restrukturierung mit neuen Erkenntnissen, die über die reine Desensibilisierung hinausgeht.

Der letzte Punkt veranlasste Shapiro zu der folgenreichen Entscheidung, das Verfahren umzubenennen.

2.4 Der erste Paradigmenwechsel: von EMD zu EMDR

1990, drei Jahre nach dem „Benennen" von EMD und dem beschriebenen intensiven systematischen Erfassen erster Erfahrungen mit dieser neuen Technik, erweiterte Shapiro den Begriff um „R" – Reprocessing. Das war ein wesentlicher Schritt, der bis heute einen großen Teil der Faszination und Wirkung von EMDR ausmacht: die konkrete Benennung des Re-Prozessierens. Der „added value" des „R" von EMDR umfasst folgende Aspekte:

- Neu- oder Reattribuierung und Etikettierung von alten Erinnerungen, neue „Überschriften" für die Erfahrungen und Erinnerungen,
- neue Verbindungen zwischen bisher u. U. isolierten Netzwerken, autonomes Anbinden an passendere Netzwerke,
- neue Einordnungen, Wiedereinordnungen, Anpassungen,
- Transformation und Erkenntnis geschieht von innen (!),
- Konsolidierung von vorher vagen Erkenntnissen,
- Erinnerung (ver-)wandelt sich.

Diese etwas abstrakte Beschreibung zeigt sich klinisch in den Erfahrungsberichten der Patienten (Kap. 4). Eine vom Department of Veterans Affairs unterstützte Untersuchung bei 1.200 Klinikern über die klinische Wirkung von EMDR an 10.000 Klienten (Lipke 1992 in Shapiro 2022) im Vergleich zu anderen Methoden zeigte Folgendes: 74 % gaben an, mit EMDR mehr Erfolg zu haben als mit anderen Methoden, nur 4 % sagten das Gegenteil. In den nächsten Jahren folgten Kongressbeiträge und Berichte über die Einsetzbarkeit bei unterschiedlichen Populationen wie z. B. Menschen mit Verlusterlebnissen, Schuldgefühlen, Verbrechensopfern, Einsatzkräften mit belastenden Erlebnissen, Erwachsenen und Kindern. In dieser Zeit entstanden auch die ersten Modifikationen für die Arbeit mit EMDR bei Kindern (z. B. Greenwald 1994, 1998) sowie später eigene Bücher zu diesem Thema (Tinker/Wilson 2000).

Dieser ganz eigene Bereich der Arbeit mit EMDR im Kinder- und Jugendbereich wird in diesem Buch aufgrund der notwendigen Fokussierung auf das Grundvorgehen mit der Grundzielgruppe nicht weiter erläutert. In den Literaturempfehlungen finden sich jedoch konkrete Hinweise.

Viele der Beobachtungen und Studien blieben unveröffentlicht und die Methode wurde nach wie vor kritisch beäugt und war umstritten. Parallel dazu überzeugten sich jedoch Jahr für Jahr mehr Kliniker und mit ihnen die Patienten von ihrer praktischen Wirksamkeit.

Schließlich entwickelte Shapiro im Jahr 1995 das Konzept der acht Phasen des EMDR: Anamnese, Stabilisierung, Bewertung, Desensibilisieren/Reprozessieren, Verankern, Körpertest, Nachbesprechung, Überprüfung. Die Vorgehensweise nach diesen acht Phasen hat bis heute weltweit Bestand und wird in diesem Buch in den Kapiteln 4.3.1 bis 4.3.8 ausführlich dargestellt.

Gleichzeitig erschien es notwendig, zum Zwecke der Qualitätssicherung eine Fachgesellschaft zur Wahrung der grundlegenden Standards ins Leben zu rufen. Das erfolgte in den USA 1995 mit der Gründung von EMDRIA (EMDR International Association, www.emdria.org).

2.4.1 Das Krankheitsmodell hinter EMDR – das AIP-Modell

Im Kontext der Erkenntnisse und Erfahrungen, die zur Umbenennung der Methode und ihrer wichtigen theoretischen und inhaltlich-klinischen Implikation führten, entwickelte Shapiro ihr bis heute gültiges Erklärungsmodell, das sie der Wirkungsweise von EMDR zugrunde liegend sieht: das Modell der Adaptiven Informationsverarbeitung (englisch: Adaptive Information Processing) – AIP.

Autonome und Adaptive Informationsverarbeitung

AIP wurde in der Anfangszeit mit „Accelerated Information Processing" („beschleunigte Informationsverarbeitung") erklärt und ersetzte letztlich die reine Desensibilisierungshypothese vollständig und überzeugend. Der beeindruckend schnelle Veränderungsprozess im Erleben und Verhalten stand als Effekt der EMDR-Behandlung im Vordergrund und Pate für die unten beschriebene Arbeitshypothese des AIP-Modells.

Sehr schnell jedoch erfolgte die Präzisierung und Schwerpunktverlagerung im Sinne von „Adaptive Information Processing" – adaptives Informationsverarbeiten. Dies trägt der Beobachtung Rechnung, dass offensichtlich nicht nur eine schnelle, sondern eine qualitative Verarbeitung stattfindet.

Diese Sichtweise liegt bis heute den Annahmen über die Wirkweise zugrunde und wird mittlerweile einerseits durch die umfassenden klinischen Beobachtungen der Anwender und Patienten bestätigt, andererseits durch die neurobiologische Forschung unterstützt. Im Detail werden das AIP-Modell und seine Hintergründe in Kapitel 3.5 vorgestellt.

Das AIP-Modell geht davon aus, dass in jedem Menschen ein immanentes autonomes neurophysiologisches „System“ aktiv ist, das jegliche eintreffende Information im Sinne einer mental-emotional-physiologischen Homöostase einzuordnen, zu kategorisieren und zu integrieren trachtet. Hier sind die Hypothesen interessant, die die Wirkweise von EMDR mit der REM-Schlafphase in Zusammenhang bringen. Auch im Schlaf machen wir die Erfahrung, dass sich Erinnerung konsolidiert und Erlebnisse, auch alltägliche Ärgernisse oder Umgereimtheiten, also „normale“ Belastungen, quasi „über Nacht“ einordnen (dazu mehr in Kap. 3.5.2 über Wirkmechanismen).

Grenzen der autonomen Informationsverarbeitung

Im Falle von Trauma und Stress, so die Annahme des AIP-Modells, ist dieses immanente System überfordert und die autonome Informationsverarbeitung begrenzt. Shapiros Postulat war nun, dass EMDR scheinbar hier ansetzt und dieses System wieder anstößt bzw. reaktiviert, die Arbeit erneut aufzunehmen (Shapiro 2022).

Um diesen Effekt zu erreichen, muss EMDR sehr präzise an der Ursache und dem Fokus der Belastung ansetzen. In ihren Fortbildungskursen betonte Shapiro daher von Beginn an unermüdlich die Aufgabe der Behandler, im Zuge der Behandlungsplanung präzise die dem dysfunktionalen Verhalten und Erleben der Betroffenen zugrunde liegenden Erinnerungsknoten zu finden. In dieser Phase entwickelte sie genaue – auch in diesem Buch im Kapitel über das therapeutische Vorgehen zu findende – Protokolle und Prozeduren, die dies gezielt sicherzustellen versuchten.

Integration von EMDR in bestehende therapeutische Schulen

Die hohe Standardisierung und die teilweise wörtlich exakte Anwendung der einzelnen Schritte haben in dieser Bemühung um präzises Vorgehen ihren inhaltlich-theoretischen Ursprung. Das macht das Erlernen der Methode bis heute gerade zu Beginn für erfahrene Kliniker „sperrig“ und ambivalent.

Das scheinbar rigide Vorgehen nach Manual unterscheidet EMDR von den meisten anderen psychotherapeutischen Methoden: Der Service für die Betroffenen liegt nicht im kreativen Verändern von Grundideen, sondern im präzisen Umsetzen der Grundelemente auf Basis einer fundierten Behandlungsplanung. Dies war auch historisch gerade in dieser Phase wesentlich. Aufgrund der Tatsache, dass am Anfang die subjektive Erfahrung Shapiros und erste Kasuistiken gestanden hatten und nicht – wie sonst meistens bei der Entwicklung psychotherapeutischer Methoden – Theorie und Evidenz, war es nahe liegend und notwendig, eine Hintergrundtheorie zu entwickeln, um die beeindruckende Praxis und klinische Erfahrung zu erklären.

Mit dem AIP-Modell wird diesem Anspruch Genüge getan und darüber hinaus gibt es heute Evidenzen (Kap. 3.5.2) für die Kernaussagen des AIP-Modells. Weiterhin integrierte EMDR von Beginn an verhaltenstherapeutisch-behavioristische Komponenten wie Skalierungen und kognitive Arbeit sowie psychodynamische Elemente. In dem Kontext sei auf eine sehr informative, von Shapiro (2003) herausgegebene Zusammenstellung namhafter Autoren und Vertreter verschiedenster damals schon gängiger Therapierichtungen verwiesen, die nachvollziehbar beschreiben, wie sie EMDR in die eigene Methode integrieren (Shapiro 2003).

Dennoch war es absolut notwendig, neben den guten Erfahrungen der Betroffenen und der nach einigen Jahren der EMDR-Anwendung überzeugten Kliniker wissenschaftliche Beweise zu liefern. EMDR stand nämlich trotz der praktischen Erfolge nach wie vor in dem Ruf, unwissenschaftlich zu sein, und war sehr umstritten (Ehlers 1999, S. 75): „[...] eine neue und relativ umstrittene Behandlung".

Manche Kritiker sind u.a. aufgrund des ungewöhnlichen Charakteristikums der Applikation der Augenbewegungen nach wie vor sehr zurückhaltend. Der Fokus darauf verstellt oft bis heute den Blick auf die Komplexität und das wahrscheinliche Ineinandergreifen verschiedener Komponenten der Letztwirkung.

So gab es verhaltene und offene Kritik und Skepsis an der Methode: „[...] Dies verursachte einen großen Aufruhr in der verhaltenstherapeutischen Community, im Sinne von ‚Domain-making' oder ähnlichem." (Shapiro 2009).

Francine Shapiro war von jeher an systematischer Untersuchung interessiert. So entwickelte sich sehr bald nahezu eine Kaskade an Forschung zu zwei Schwerpunkten:

- zu den zugrunde liegenden Wirkmechanismen,
- zur Wirkung von EMDR im Vergleich zu anderen – zu dieser Zeit verhaltenstherapeutisch dominierten – Trauma-Behandlungsansätzen.

2.5 Der Wettlauf zwischen EMDR und TFVT: Randomized Controlled Trials (RCT) und Metaanalysen

In verhaltenstherapeutischen Konzepten zur Traumaverarbeitung stehen die Problematik der „falschen" Bewertung von Symptomen und Reaktionen durch die Betroffenen sowie die klassische Vermeidung im Zuge der Angststörungen im Vordergrund der Traumahandlungsmethoden. Vertreter dieser Konzepte sahen eine deutliche theoretische und praktische Überlegenheit ihrer Ansätze gegenüber EMDR.

Die Dynamik, sich gegenseitig von der Überlegenheit der jeweiligen Methode zu überzeugen, „motivierte" Francine Shapiro und Edna Foa (Foa/Meadows 1997) bis heute zu sehr viel Forschung (siehe auch Münker-Kramer 2011, 2016a, 2016b). Ein positiver Effekt davon ist, dass beide Zugänge zur Traumabehandlung, EMDR und TF VT (traumafokussierte Verhaltenstherapie, der Überbegriff für die genannten methodischen Ansätze), extrem gut beforscht sind – mehr als andere Therapieansätze. Zunächst wurden zahlreiche randomisierte Kontrollstudien (RCT) sowie folglich Metaanalysen durchgeführt, in denen auch Studien integriert wurden, die neben der therapeutischen Wirkung von Verhaltenstherapie (VT) und EMDR auf die PTBS auch auf traumakorrelierte Komorbiditäten wie Angst, Depression oder somatoforme Störungen Augenmerk gelegt hatten. Hofmann und Lehnung (2024) geben neben Shapiro (2022) einen umfassenden aktuellen tabellarischen Überblick über einzelne RCT, Metaanalysen und Studien zu einzelnen Anwendungen. Im Kapitel „Evaluation" (Kap. 5) in diesem Buch finden sich die Wichtigsten dieser Beiträge.

Bereits 2005 hatte z. B. die Arbeit von Bisson als Forscher und Mitautor der sogenannten NICE Guidelines einen sehr praktischen Effekt mit gesundheitspolitischer Sprengkraft aufgezeigt – es wurden klare Behandlungsempfehlungen für PTBS formuliert: Clinical Guideline Nr. 26 (March 2005), Behandlungsleitlinie des National Institute of Clinical Excellence zugunsten von EMDR und TF VT:

> „[…] 3. Trauma-focused psychological interventions in adults: Adequately powered effectiveness trials of trauma-focused psychological interventions for the treatment of PTSD (TF-CBT and EMDR) should be conducted. They should provide evidence on the comparative effectiveness and cost effectiveness of these interventions and consider the format of treatment (type and duration) and the specific populations who may benefit". (NICE Guideline No. 26 2005, recommendations).

2.6 Anerkennungen und Qualitätssicherung

2.6.1 Leitlinienanerkennungen

Neben der wachsenden Verbreitung und Akzeptanz von EMDR unter Klinikern und niedergelassenen Praktikern war die offizielle Anerkennung durch relevante andere Fachgesellschaften wichtig und notwendig. Diese vollzog sich sukzessive. In den USA, wo die Konkurrenz zu verhaltenstherapeutischer Traumabehandlung besonders stark war, erfolgte 2000 die Anerkennung durch die ISTSS (International Society of Traumatic Stress Studies) und das NIMH (National Institute of Mental Health), 2003 durch die APA (American Psychological Association), 2004 durch das Department of Veterans Affairs und das Department of Defense.

In Europa war ein Meilenstein die Anerkennung und darüber hinaus explizite Empfehlung als eine Methode der Wahl durch das NICE (National Institute of Clinical Excellence) im Jahr 2005 und in Deutschland 2004 in der Leitlinie zur Behandlung von PTBS der Universität Düsseldorf (Flatten et al. 2004) sowie vom Wissenschaftlichen Beirat Psychotherapie 2006).

Politisch und inhaltlich umfassend entscheidend auch für den breiteren Einsatz von Elementen von EMDR im Bereich der Einsatznachsorge ist die ausdrückliche Anerkennung durch die WHO im Jahr 2013 (WHO 2013) sowie die Anerkennung als Richtlinientherapie für PTBS durch den Gemeinsamen Bundes Ausschuss (G-BA) in Deutschland (2014).

Francine Shapiro erhielt bereits 1994 von den kalifornischen Psychologen den „Distinguished Scientific Achievement in Psychology Award" für einen wichtigen Therapiefortschritt, 1996 den „Award honoring Humanitarian Assistance" von der EMDR International Association und 2002 den „Sigmund Freud Preis" der Stadt Wien.

2.6.2 Qualitätssicherung durch Fachgesellschaften

Da sich die Methode als sehr wirksam, aber auch invasiv herausstellte, wurde es Mitte der 1990er Jahre notwendig, einige Standards für Lehre und Anwendung festzulegen. Dies war ein Weg, der die Entwicklung von EMDR davor bewahrte, „verwässert" zu werden, auch wenn Beobachter oder Anwender die Standards oft als bevormundend ansahen. Bei EMDR bestehen daher strenge und enge Vorgaben für die Konzeption von und die Teilnahme an Ausbildungen, aber auch für die Ausbildung von Trainern und Supervisoren. Dadurch gibt es eine vergleichsweise geringe Anzahl von Trainern und eine sehr strukturierte Ausbildung von Supervisoren und Practitionern (internationale Bezeichnung für EMDR-Therapeuten). Dies wird von Kritikern von außen und auch von den Seminarteilnehmern teilweise kritisch gesehen. Der Beweggrund für diese Standardisierungen und einen hohen Stellenwert des praktischen Teils der Ausbildung – die Teilnahme an den Theorieseminaren ist nur ein kleiner Teil neben Selbsterfahrung im Praktikum und Supervision – ist Qualitätssicherung im Sinne der „betroffenen" Patienten und zum Schutz des „Labels" EMDR. Dazu hatte sich Shapiro früh entschlossen. Die strikte Einhaltung des 8-phasigen Standardvorgehens und die Methodentreue werden weltweit erstaunlich mitgetragen. In einem Interview sagte sie im Jahr 2009:

> „Die Kollegen fingen an, EMDR zu ‚lehren', sobald sie aus dem Workshop kamen, oft auch Personen ohne klinischen Hintergrund, mit einer eigenen Version, ohne im Mindesten die ganzen Hintergründe zu verstehen. Daraus ergab sich, dass ich ethisch sicherstellen musste, dass die PatientInnen geschützt werden müssten. […] Wenn sie von mir ausgebildet werden wollten, mussten sie unterschreiben, dass es experimentell ist und dass sie damit nicht befugt seien, andere auszubilden, bis sie zertifiziert waren, dies zu tun." (Shapiro 2009).

Neben der schon erwähnten ersten regulierenden Fachgesellschaft EMDRIA wurde 1998 die EMDR Europe Association (www.emdr-europe.org) gegründet, die aktuell 43 nationale Fachgesellschaften mit insgesamt ca. 38.000 Mitgliedern vertritt. Nach und nach folgten weltweit weitere Fachgesellschaften (Südamerika, Asien, Afrika, Australien, Neuseeland; Hofmann/Lehnung 2024). Diese Entwicklung als Vizepräsidentin dieser Fachgesellschaft zu sehen - EMDR Europa hat sich seit der 1. Ausgabe dieses Buches verdreifacht - ist für mich ein faszinierendes Zeugnis der Überzeugung, die EMDR bei den Kollegen hervorruft. Dies ist besonders wertvoll, da es auch nach dem Tod von Francine Shapiro so ist. Ihre Entscheidung von 1995, die Fachgesellschaften als Qualitätssicherung zu gründen, geht als Vermächtnis auf.

Folgender Gedanke begleitete somit die Verbreitung der Methode: möglichst breit vermitteln, um viele Patienten zu erreichen, dennoch nicht nach Gießkannenprinzip ausbilden und unter strenger Kontrolle und Wahrung der inhaltlichen Standards und des wissenschaftlichen „state of the art".

2.7 Trauma Recovery / HAP

Parallel zur inhaltlichen Verbreitung und Ausdifferenzierung, zur Forschung und zur formalen Qualitätssicherung wurde von Francine Shapiro eine Initiative von EMDR-Aktivitäten für humanitäre Hilfe gegründet. Dies geschah zunächst 1995 unter dem Namen „Humanitarian Assistance Program“ (HAP). Die damalige Geburtsstunde war die Reaktion auf das „Oklahoma City Bombing“. Ein FBI-Agent, der erfolgreich EMDR-Therapie erhalten hatte, thematisierte die Notwendigkeit einer traumaspezifischen Nachsorge für die Überlebenden und Helfer. Als spontane Reaktion stellten sich etwa 100 EMDR-Therapeuten unentgeltlich für die Durchführung von Behandlungen zur Verfügung. Die Aktivität wurde sogar evaluiert (Wilson et al. 1995). Kurz danach wurde die Organisation als Non Governmental Organization, als Verein, gegründet. Inzwischen gibt es in den USA und in Europa zahlreiche HAP-Organisationen, die weltweit Hilfe anbieten. Die westeuropäischen HAP-Organisationen gehen seit Beginn ihrer Aktivitäten (etwa ab dem Jahr 2000) schwerpunktmäßig einen anderen Weg: Der Fokus liegt nicht auf dem Bereitstellen von Therapie vor Ort im Katastrophenfall, sondern das Bemühen geht um eine nachhaltige und fundierte Ausbildung von Klinikern als Multiplikatoren in den jeweiligen Ländern, damit diese dann im eigenen Land gerüstet und vorbereitet sind.

Kontinuierlich entwickeln sich in diesen ehemaligen von HAP-Projekten unterstützten Ländern, die auch Hilfe beim Aufbau ihrer eigenen Strukturen bekommen, eigenständige Landesfachgesellschaften mit eigenen Ausbildern. Dies ist neben der direkten Hilfe im Land eine sehr gute natürliche Entwicklung, die wiederum für die fundierte Entwicklung von EMDR in „neuen“ Ländern führt. Ausführungen zu potenziellen weiteren Entwicklungen im Bereich der HAP-Aktivitäten finden sich in Kapitel 6.

2.8 Der zweite Paradigmenwechsel: EMDR mit erweiterter Indikation und als Psychotherapiemethode

Nach vielen Jahren der unermüdlichen Arbeit an Beforschung, Anerkennung, Manualisierung (Luber 2009, 2010, 2014) und Standardisierung von EMDR im Bereich der posttraumatischen Syndrome erfolgte seit etwa 2005 ein zweiter Paradigmenwechsel: die Öffnung der empfohlenen Anwendungsbereiche auch über diesen klassischen Bereich hinaus.

Mit Bezug auf die bahnbrechende Langzeitstudie von Fellitti und Anda (1998) über die desaströsen Auswirkungen von belastenden Kindheitserlebnissen (ACE – adversive childhood experiences) verschiedenster Art auf das psychologische und medizinische Funktionieren der Betroffenen erschien 2014 eine Metaanalyse von Francine Shapiro: „The role of EMDR Therapy in Medicine: Addressing the Psychological and Physical Symptoms Stemming from Adverse Live Experiences" (Shapiro 2014). Die Bedeutung von EMDR in der Behandlung vielfältiger psychischer und körperlicher Beschwerden sowie in der Prävention und Rehabilitation wird in zahlreichen Studien beschrieben.

In der klinischen Praxis gibt es bereits seit ca. dem Jahr 2000 viele experimentelle Applikationen, aber auch kontrollierte Studien von EMDR bei den schon erwähnten komorbiden Störungen wie Ängsten etc., auch bei spezifischen Schmerzstörungen wie Phantomschmerz oder Migräne, u.a. Genaueres hierzu findet sich in den Kapiteln 6 und 7.

Es wird somit die Grundaussage des AIP-Modells bestätigt, dass alle Erinnerungen, die dysfunktional gespeichert sind, für die Betroffenen Symptome hervorrufen, die mittels EMDR anzuzielen sind. In Shapiros fast als populärwissenschaftlich zu bezeichnendem Buch „Frei werden von der Vergangenheit" (Shapiro 2013), das für Betroffene geschrieben ist, wird darauf deutlich Bezug genommen.

Diese Überlegungen führen zur logischen Konsequenz, EMDR über eine sehr gut wirksame Methode bei spezifischen Störungen hinaus als breitenwirksame Psychotherapiemethode anzusehen.

Das wird in den USA schon seit Längerem diskutiert und mündete in dem erwähnten Buch. In Europa begann die Diskussion 2009 mit einer „key note"-Präsentation von Shapiro beim 10. EMDR Europa Kongress in Amsterdam.

Seitdem wird unter Forschern, in den Ausbildungsinstituten und in den Fachgesellschaften systematisch diskutiert, welche tiefgehenden inhaltlichen und strukturellen Auswirkungen diese Überlegungen in eben diesen Bereichen haben, wenn EMDR auch bei zahlreichen anderen Beschwerden, die aufgrund dysfunktional gespeicherter Erinnerungen entstehen können, als Psychotherapiemethode reüssiert.

2.9 Status quo

2.9.1 Theoretische Entwicklung

Das AIP-Modell, ursprünglich aus der natürlichen Notwendigkeit erwachsen, eine theoretische Fundierung der klinischen Erfolge zu erarbeiten, hat sich eindeutig als potente Theorie erwiesen. Mehr noch: Gerade in letzter Zeit – im Zuge der Ausdehnung auf über Trauma hinausgehende Anwendungen – gibt es in Kombination mit den atemberaubenden Erkenntnissen der Neurobiologie Hinweise auf Wirkmechanismen von Psychotherapie generell (Hofmann/Lehnung 2024, Pagani 2012). Das zunächst pragmatisch formulierte AIP-Modell wird immer bedeutsamer und wesentlicher. Die Grundannahmen sind längst auch Ziel neurobiologischer Forschung mithilfe sogenannter bildgebender Verfahren, die Einblicke in die Funktionsweise des Gehirns ermöglichen.

2.9.2 Dritter Paradigmenwechsel – klinisch und praktisch

2014 hielt Luber fest, dass zu diesem Zeitpunkt ca. 100.000 Praktiker etwa 2.000.000 Patienten behandelt hätten. Die Kurve ist seitdem eher exponentiell gestiegen, wenn man die Zuwächse bei den Fachgesellschaften als Indikator nimmt (s.u.). In den meisten europäischen Ländern gibt es wie erwähnt zertifizierte Ausbildungsinstitute und daneben als Vereine geführte Fachgesellschaften. Die Forschung boomt und Studien zu EMDR bei psychotischen Patienten haben einen dritten Paradigmenwechsel eingeläutet. Ein wesentlicher Aspekt war die Frage, ob EMDR bei diesen Patienten eine Wirkung bzgl. komorbider Traumafolgestörungen zeigen kann (van den Berg/van der Gaag 2012, van den Berg et al. 2015).

Dies ist beachtenswert, da Psychosen bisher zumindest eine relative Kontraindikation gegen EMDR gewesen sind. In der Pilotstudie von 2012 zeigten sich eine Reduktion von Halluzinationen sowie positive Effekte auf die Angst- und Depressionssymptome und auf den Selbstwert. Die Studie von 2015 folgte einem RCT-Design und es ging um ähnliche Fragestellungen. Dennoch ist die Tür sozusagen geöffnet, auch für diagnostische Bereiche, die von der Ätiologie her bisher parallel zu Traumafolgestörungen angeordnet waren, über EMDR nachzudenken.

2.9.3 EMDR im deutschsprachigen Raum und in Europa

EMDR kam Mitte der 1990er Jahre durch das Engagement von Arne Hofmann, der in Palo Alto die Methode 1991 in den Anfängen kennengelernt hatte und von Shapiros Präzision, Theoriegeleitetheit und klinischem Interesse überzeugt wurde, nach Deutschland. Hofmann war der erste von Francine Shapiro ausgebildete europäische EMDR-Trainer. In den folgenden Jahren entstand die erste traumaspezifisch arbeitende Station an der Klinik Hohe Mark in Oberursel bei Frankfurt. An der Universität Köln wurden Behandlungen von Traumafolgestörungen beforscht und parallel dazu entwickelten sich die ersten Strukturen für die EMDR-Ausbildung in Deutschland. 1998 fanden die ersten EMDR-Seminare mit Arne Hofmann in Österreich und in der Schweiz statt. 1999 wurde die deutsche Fachgesellschaft EMDRIA Deutschland (www.emdria.de) gegründet, 1998 die Fachgesellschaft EMDR Schweiz (emdr-schweiz.ch), 2003 die EMDR Fachgesellschaft Österreich (www.emdr-fachgesellschaft.at; Grundböck/Münker-Kramer 2017). Das EMDR-Institut Deutschland (www.emdr-institut.de), 1993 bis 2021 in Bergisch Gladbach, seit 2022 in Eckernförde, das EMDR-Institut Schweiz (www.iip.ch), seit 2006 in Schaffhausen und das EMDR-Institut Austria (www.emdr-institut.at), seit 2004 in Österreich, seit 2013 in Krems an der Donau, sind inzwischen seit vielen Jahren etablierte Partnerinstitute des von Francine Shapiro gegründeten EMDR Institute USA (www.emdr.com) in Kalifornien. Die genannten drei deutschsprachigen Institute umfassen derzeit ca. zehn durch EMDR Europa akkreditierte Trainer sowie ein großes Team an Supervisoren und Praktikumssupervisoren (auch „Facilitatoren“ genannt nach dem US-amerikanischen System). In Europa haben 2022 etwa 10.000 Kursabsolventen von zertifizierten Kursen das von den Fachgesellschaften verliehene offizielle länderübergreifende EMDR Europa Zertifikat (www.emdr-europe.org) als EMDR „Practitioner“ erworben – davon 1200 in einer Doppelzertifizierung auch für die Anwendung von EMDR im Kinder- und Jugendlichenbereich – und sich der entsprechenden Prozedere unterzogen.

Neben diesen im deutschsprachigen Raum tätigen Ausbildern, die direkt mit dem EMDR Institute USA kooperieren, gibt es weitere nach den Kriterien der Europäischen Dachgesellschaft EMDR Europe Association (www.emdr-europe.org) zertifizierte Ausbildungen und Trainer. Derzeit sind ca. 90 Trainer über EMDR Europa zertifiziert, weitere 32 als Trainer für den Bereich Kinder und Jugendliche. Die von diesen Instituten durchgeführten Ausbildungen führen ebenso – wie die der Partnerinstitute des EMDR Institute – nach den international gültigen Richtlinien zu einer seriösen und anerkannten Zertifizierung als „EMDR-Practitioner" (internationale Bezeichnung).

Die Ausführlichkeit der Darstellung ist wichtig, da es neben den zertifizierten und nach den Richtlinien der anerkannten EMDR-Fachgesellschaften arbeitenden Anbietern auch einige nicht anerkannte Anbieter gibt, die sich nicht an die Vorgaben und Anforderungen und die Kontrolle der Fachgesellschaften zur Qualifikation der Ausbilder halten. Sie weiten teilweise auch die Zugangsvoraussetzungen (klinischer Grundberuf mit psychotherapeutischer Ausbildung) für ihre Seminare aus auf nicht klinische Berufsgruppen. Damit umgehen sie die im Sinne der Patienten bestehenden qualitätssichernden Maßnahmen. Die Absolventen dieser Institute werden daher von den nationalen Fachgesellschaften nicht zertifiziert. Das Logo von EMDR Europe, das Institute, Trainer, Supervisoren und Therapeuten nutzen dürfen, die nach dessen Richtlinien ausbilden/ausgebildet sind, bietet ein Qualitätsmerkmal im Sinne der Patientensicherheit.

2.9.4 Der Name EMDR

Der Name der Methode basierte ursprünglich, 1987, auf den Augenbewegungen als scheinbar distinktem Merkmal. Da inzwischen einerseits die bilateralen Stimulationen, die durch die Augenbewegungen entstehen, auch anders hervorgerufen werden können und andererseits die Wirksamkeit von EMDR auch noch aufgrund anderer Komponenten besteht, ist die Bezeichnung EMDR im Grunde sehr einschränkend.

Francine Shapiro hatte sich dennoch entschieden, ihn zu belassen, zum einen aus historischen, zum anderen aus pragmatischen Gründen im Sinne der weltweiten Namensrechte und des Labels an sich. Sie merkte an, dass sie vor dem Hintergrund dessen, was inzwischen über die Wirkung bekannt war, eher „Reprocessing Therapy" (Shapiro 2022, S. 25) wählen würde, wenn sie EMDR noch einmal einen Namen hätte geben müssen. Dies passt gut zur großen Bedeutung des „R" in der klinischen Wirkung des EMDR (Shapiro 2022).

3 Theorie

EMDR war viele Jahre hauptsächlich in der ursprünglichen Verwendung als eine Methode der Wahl für Folgestörungen nach psychischen Traumatisierungen bekannt. Darauf bauen auch die zentralen Behandlungskonzepte dieses Ansatzes auf. Demzufolge beschäftigt sich dieses Kapitel mit theoretischem Hintergrundwissen aus dem Bereich der Psychotraumatologie. Dies soll das Verständnis des AIP-Modells, der dem EMDR direkt zugrunde liegenden Theorie, vorbereiten und erleichtern.

3.1 Die Begriffe

Einleitend werden die wichtigsten Begriffe und neurobiologischen Grundfakten hergeleitet und erläutert, die in der Arbeit mit Traumafolgestörungen in Diagnostik, und Behandlung relevant sind.

Psychologie als die „Wissenschaft vom Erleben und Verhalten des Menschen" liefert in diesem Kontext einige Theoriekonzepte, auf denen konkrete diagnostische und therapeutische Überlegungen fußen. Die Klarheit der Begrifflichkeiten ist in der Psychotraumatologie und Psychotraumatherapie besonders relevant. Die Erklärungen an die Betroffenen und die Klärungen mit den Betroffenen zu ihrem speziellen Erleben und Verhalten in angemessener Sprache sind bei allen Arten von möglichen psychischen Traumatisierungen und ihren Folgereaktionen ein wesentlicher Teil jeder Beratung, Behandlung und Psychotherapie.

Dieses Vorgehen, Psychoedukation genannt, ist die erste wesentliche Intervention und ein Instrument der Wiederermächtigung, der Fähigkeit, Dinge wieder (mehr) selbst in die Hand zu nehmen. Hierbei werden die Patienten unterstützt, ihre Reaktionen einzuordnen und den Zusammenhang zwischen ihnen und den äußeren (zur Traumatisierung führenden Umständen) zu verstehen. Dies entlastet die Patienten deutlich. Mehr dazu findet sich auch zu Beginn des Kapitels 4 unter dem Aspekt „Haltung in der Psychotherapie von Traumafolgestörungen".

Die psychisch-mentalen Konnotationen (das, was die Patienten aus dem eigenen Verhalten und Erleben heraus interpretieren und als subjektive Wahrheit nehmen) beeinflussen direkt ihr Erleben und Verhalten und somit auch ihre Prognose: So kann z. B. ein subjektives Schuldgefühl, eine Fehlinterpretation und ein nicht gewohntes Erleben von Hilflosigkeit und Handlungsunfähigkeit zur Selbstabwertung führen und krankheitsbestimmend werden.

Ein Beispiel: Ein Lokführer gibt sich nach einem Unfall mit einem Selbstmörder irrationalerweise die Schuld für den Tod des Betroffenen. Außerdem interpretiert er sein massives intrusives Erleben (Bilder vom Aufprall, Geruch nach dem Aussteigen aus der Lok in unmittelbarer Nähe des Toten) fälschlicherweise als Halluzinationen und sein Hyperarousal als etwas, das er nicht in den Griff bekommen kann.

Dies lässt ihn sich selbst als „Versager“ sehen, der in psychiatrische Behandlung „eingeliefert gehört“. Dies führt zum Erleben mangelnder Handlungsfähigkeit und zu Selbstabwertung. Mit in angemessener Sprache erläuterten wissenschaftlichen Erklärungen zu den Hintergründen der erlebten Phänomene, eben Psychoedukation, kann sich diese falsche Attribution lösen. Das Lösen solcher blockierender Zuschreibungen ist auch in der kognitiven Therapie Wirkmechanismus Nr. 1 – eine veränderte Sicht auf das eigene Erleben und Verhalten soll Entspannung und Erleichterung bringen.

Neben diesem als Einstieg erwähnten wichtigen Prinzip, das Symptome für den Patienten übersetzt, finden sich in den folgenden Kapiteln mehrere Beispiele zentraler Begriffe, bei denen die sprachliche Unterscheidung inhaltlich sehr relevant ist, die aber im Alltag oder im Fachjargon teilweise uneindeutig benutzt werden:

- Stressfaktor/Stressor ((Umwelt-)Reize) als Auslöser versus Stressreaktion als potenzielles Ergebnis im Organismus,
- „potenziell traumatisierendes Ereignis“ als Bezeichnung für das Ereignis an sich versus Psychotrauma/Trauma als Endergebnis der Interaktion zwischen dem Ereignis und dem, was sich für die betroffene Person subjektiv daraus ergibt; nicht jedes potenziell traumatisierende Ereignis muss für die Person zu einem Trauma werden,
- Trauma als körperliche Verletzung versus Psychotrauma als seelische Verletzung,
- Traumatologie, Traumatherapie (Bereich der Chirurgie, medizinische Behandlung der körperlichen Verletzung) versus Psychotraumatologie, Psychotraumatherapie (Erforschung der Ursachen seelischer Verletzungen und Psychotherapie der seelischen Verletzungen).

In diesem Buch werden vorrangig die semantisch richtigen Begriffe „Psychotrauma, Psychotraumatherapie, Psychotherapie Traumatisierter, traumazentrierte Psychotherapie" alternierend anstatt der inhaltlich falschen, aber eingebürgerten Begriffe „Trauma" und „Traumatherapie" verwendet.

Lediglich in der Beschreibung des Grundkonzeptes wird „traumatischer Stress" als Begriff beibehalten, weil er sich als terminus technicus etabliert hat. Zudem war das Konzept zunächst historisch im Jahr 1981 – zum Zeitpunkt der WHO-Anerkennung der PTBS als „Mutter der Diagnosen" – im Kontext toxischen Stresses medizinnahe.

Diese Überlegungen sind in der Psychotraumatologie und Psychotraumatherapie keine akademischen Diskussionen, sondern die Unterscheidungen fließen ein in Diagnostik, in die therapeutische Haltung den psychisch traumatisierten Patienten gegenüber sowie in die Behandlung.

3.2 Traumatischer Stress

3.2.1 Ursprünge und erste Vorläufer

Erstmals erwähnt wurde eine Reflexreaktion auf Gefahr um 1930 von Walter B. Cannon als biologisch sinnvolle Anpassungsreaktion im Sinne des „Kampf-Flucht-Reflexes" durch die Aktivierung des sympatho-adrenalen Systems. Cannon war ein US-amerikanischer Physiologe (1871–1945) und beschrieb dies als Notfallreaktion. Er hatte bei verschiedenen Säugetieren beobachtet, dass in als Gefahr wahrgenommenen Situationen abrupt und unmittelbar das Herz kräftiger und schneller schlug, die Pulsfrequenz zunahm und die peripheren Muskeln besser durchblutet wurden, um Kampf und/oder Flucht sofort in Gang setzen zu können. Dies ermöglicht die Auflösung der gefährlichen Situation (Cannon 1932).

Dies ist die Basis des später beschriebenen Leitsymptoms „Hyperarousal" in posttraumatischen Störungen – nach Situationen, durch die der Körper in der grundsätzlich sinnvollen Stressreaktion „stecken bleibt", weil aus verschiedenen Gründen keine Auflösung der Situation stattfindet (Fischer/Riedesser 2023, Besser 2013, Huber 2020, Sachsse 2003).

Auch ohne „Gefahr für Leib und Leben" kennen wir diese Reaktion im Sinne einer gesunden Reaktion auf Herausforderungen verschiedener Art: vor Prüfungen, beim Sprint zur Straßenbahn, vor aufregenden Gesprächen usw.

Hier ist sie als gesunde Eustress-Reaktion zu verstehen. Diesen Begriff führte Hans Selye (1902–1982), ein österreichisch-ungarisch-kanadischer

Psychologe, nach seinen 1950 begonnenen Forschungen (Selye 1950, Szabo et al. 2012) um 1970 im Unterschied zur gesundheitsschädlichen Distress-Reaktion ein.

Er unterschied auch als Erster zwischen „Stressoren" – verschiedenen belastenden Faktoren, die auf den Organismus einwirken – und der „Stressreaktion" – dem, was diese hervorrufen können.

Diese Unterscheidung ist für das Verständnis und die Behandlung von Psychotrauma sehr wesentlich, einerseits im Sinne der Psychoedukation, aber auch zur sogenannten „Triggeridentifikation" – der Frage, der sich Therapeut und Patient in der traumaspezifischen Anamnese genau widmen: „Was genau führt wann warum zu meiner/dieser Reaktion"?

Die Überlegungen stehen durchaus in der Tradition eines weiteren Stressforschers, Richard Lazarus (1922–2002). Er betonte den Zusammenhang zwischen dem Stressreiz an sich und der subjektiven kognitiven Bewertung und beschrieb Mitte der 1970er Jahre die „transaktionale Stresstheorie" (Lazarus/Folkman 1984, Fischer/Riedesser 2023).

Die Diskrepanz zwischen real Erlebtem und der möglicherweise differierenden, aber stärkeren subjektiven Bewertung und daraus folgenden Reaktion ist auch in der modernen Behandlung von Psychotraumafolgestörungen ein zentrales Anliegen (s. auch zentrale Definition Fischer/Riedesser 2023, Kap. 3.2.2): Was führt jenseits des ersten Reflexes aufgrund der subjektiven und individuellen Reaktion und Interpretation des Individuums und seiner Bewältigungsmechanismen zu welcher kognitiv-emotional-körperlichen Reaktion? So ist es ein Unterschied, ob jemand, der gerade einen Selbstverteidigungskurs gemacht hat, überfallen wird, sich wehren kann und dies als Erfahrung von Wehrhaftigkeit und kleine Heldentat einordnet und konnotiert, oder ob jemand hilflos zusammengeschlagen wurde und ein Maximum an Ausgeliefertsein erlebte.

Belastung kann sogar durch die reine Vorstellung von Ausgeliefertsein entstehen. Hierin liegt die Quelle für nach traumatischen Erfahrungen entstehende generalisierte Ängste und die Aussage: „Ich weiß es ja grundsätzlich, aber sobald ich daran denke, reagiert mein Körper und ich habe keine Kontrolle mehr." Hier setzen kognitive Therapien und auch EMDR auf unterschiedliche Weise direkt an (Münker-Kramer 2011).

3.2.2 Neurobiologie/Neurophysiologie des Extremstresses

Definitionen und ihre klinische Relevanz

Der Begriff „Extremstress-Reaktion“, auch „toxischer Stress“ oder „traumatischer Stress“ genannt, soll nun das „Zuviel“ jenseits der normalen aktivierenden Stressreaktion beschreiben. Dies bedeutet, dass in einem solchen Fall die Reaktion und somit die Folge stärker ist und oft tiefgreifendere und in manchen Fällen chronische neurobiologische Spuren hinterlässt. Bessel van der Kolk, einer der Pioniere der Forschung mit bildgebenden Verfahren in der Psychotraumatologie, beschreibt dies in Artikeln und in seinem Buchtitel: „The Body Keeps the Score“ (van der Kolk 2014, van der Kolk 2007).

Was ist in diesem Kontext ein „potenziell traumatisierendes Ereignis“? Wie erwähnt, ist es wichtig, nicht schon beim Ereignis per se von „Psychotrauma“ zu sprechen. Dieses ergibt sich erst bei einem ungünstigen Verhältnis zwischen Ressourcen und subjektiven Bewältigungsfaktoren (Copingmechanismen) auf der einen Seite und dem Ausmaß der Belastung sowie anderen intervenierenden (einflussnehmenden) Variablen auf der anderen Seite (Lasogga/Münker-Kramer 2021). Dieser Zusammenhang wurde von Fischer und Riedesser als „der traumatische Prozess“ (Fischer/Riedesser 2023) bezeichnet und folgt damit in der Logik dem Konzept von Lazarus (Lazarus 1999).

Eine gebräuchliche und pragmatische Definition, ebenfalls von Fischer und Riedesser, ist folgende: „Ein psychisches Trauma ist ein vitales Diskrepanzerlebnis [= 1. Repräsentationsebene: „Körper“] zwischen bedrohlichen Situationsfaktoren und den individuellen Bewältigungsmöglichkeiten, das mit Gefühlen von Hilflosigkeit und schutzloser Preisgabe [= 2. Repräsentationsebene: „Gefühl“] einhergeht und so eine dauerhafte Erschütterung des Selbst- und Weltverständnisses [= 3. Repräsentationsebene: Kognition – Bewertungen, Wertesystem, Einstellungen zu sich selbst und der Welt] bewirkt.“ (Fischer/Riedesser 2023, S. 82).

Hinweis: Bezugnehmend auf die zur sprachlichen Klarheit vorangestellte Überlegung würde ich statt des Begriffes „psychisches Trauma“ hier in diesem Kontext „potenziell traumatisierendes Ereignis“ präferieren. In diesem Sinne werden der Begriff und die Definition inhaltlich auch im weiteren Verlauf des Buches verwendet.

Zurück zur Definition: Aus dem beschriebenen Erleben des Betroffenen resultiert sein Verhalten. Das ist dann die 4. Repräsentationsebene, meist als erste von außen ersichtlich. Diese verschiedenen Mechanismen des Körpers, sich bei Gefahr zu „wehren“, lassen klinisch von außen manchmal ein Zuviel (z. B. im Hyperarousal), manchmal ein Zuwenig (z. B. im Freeze oder im Stupor) an Verhalten erscheinen. Beides muss, da eine wertvolle Information für das „Erleben" des Gehirns und des Körpers, diagnostisch und psychoedukativ sorgfältig interpretiert und berücksichtigt werden. Es wird oft salopp und falsch als hysterisch, weil von außen gesehen nicht passend, attribuiert.

Damit sind alle relevanten Faktoren für das Verständnis dessen erwähnt, was Betroffene subjektiv erleben.

Die o. g. Diskrepanz, die als „vital spürbar" beschrieben wird, ist klinisch sehr bedeutsam und wird daher in Abbildung 1 schematisiert. Ihr Ausmaß lässt direkte Rückschlüsse auf das Ausmaß von Hilflosigkeit und somit potenziellem Kontrollverlust und Traumatisierung zu.

Diese Überlegungen stehen im Zentrum der Diagnostik und Behandlung bei allen Arten von psychischen Traumatisierungen. Ein wesentliches Ziel ist die Reduktion der Diskrepanz in Spüren, Fühlen, Denken und Handeln für die Betroffenen durch alle Mittel, die uns in Psychotraumatologie und traumaspezifischer Psychotherapie zur Verfügung stehen. Dies umfasst einerseits die Arbeit an der Gewissheit für die Patienten, dass das Ereignis vorbei ist (wenn dies so ist), und die unmittelbare Bedrohungsreduktion sowie andererseits den Aufbau von Ressourcen. Beides reduziert die in der Abbildung sichtbare „Schere".

Ein Beispiel für die in Abbildung 1 dargestellte Diskrepanz: Eine Person ist in einen Verkehrsunfall involviert, an der Fahrerseite ihres Autos fährt ihr jemand hinein. Die Person ist verletzt und eingeklemmt. Dies wird neben den körperlichen Schmerzen als große Schreckreaktion, vielleicht gefolgt von körpereigener Analgesie (Betäubung) wahrgenommen. Außerdem fühlt sie sich hilflos und ausgeliefert, bis sie mithilfe von hydraulischem Bergewerkzeug von der Feuerwehr herausgeschnitten werden kann.

Währenddessen erlebt sie wieder starke Körperanspannung und vielleicht Angst. Ihre Vorstellung von Sicherheit („so etwas passiert mir nicht") ist erschüttert, möglicherweise erlebt sie sich unangenehm anders als sonst, schämt sich ihrer Angstäußerungen und leidet darunter, dass sie der Situation über längere Zeit ausgesetzt und wie „auf dem Präsentierteller" ist. Sie weint und zittert und erlebt dies als massiven und unangenehmen Kontrollverlust, den sie so von sich nicht kennt.

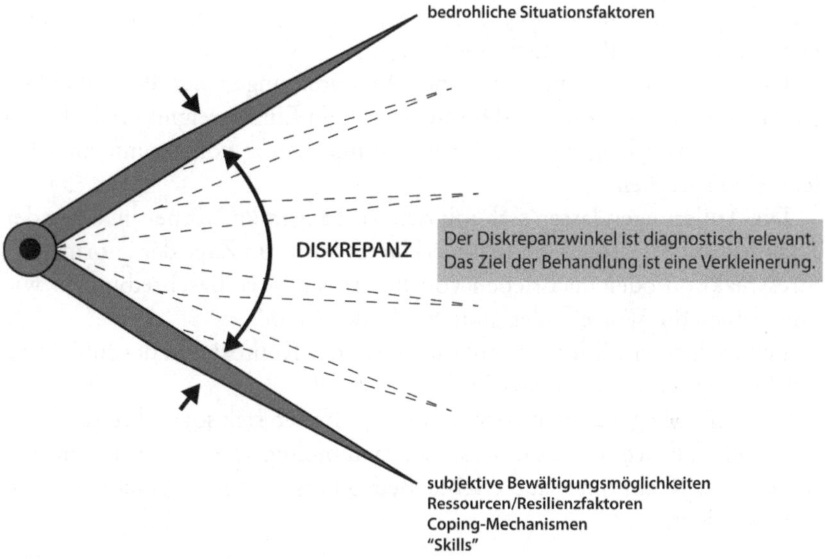

Abb. 1.: Diskrepanzwinkel zwischen bedrohlichen Situationsfaktoren und subjektiven Bewältigungsmöglichkeiten

Basales Wissen im Volksmund

Die Auswirkungen dieser Diskrepanz auf den verschiedenen Repräsentationsebenen des traumatischen Erlebens der Betroffenen soll als Quelle für traumaspezifische Diagnostik, Psychoedukation und den Aufbau einer Behandlunsgsbeziehung im Folgenden genauer und ganz praxisnahe erörtert werden:

In vielen Sprachen gibt es im Volksmund sehr präzise Beschreibungen des Erlebens von traumatischem Stress für alle erwähnten relevanten Repräsentationsebenen. Das ist ein Beleg dafür, dass Menschen schon sehr lange wissen, wie sich traumatischer Stress „anfühlt", lange bevor dieses Wissen kategorisiert und beforscht wurde.

Zum Bereich „vitales Diskrepanzerlebnis" (Repräsentanz von Extremstress im Körper) hören wir von Betroffenen Formulierungen wie: „geht mir an die Nerven", „geht mir an die Nieren", „schlägt sich mir auf den Magen", „mir dreht sich der Magen um", „verschlägt mir den Appetit", „sich vor Angst in die Hose machen", „zum Kotzen", „schnürt mir die Luft ab", „nimmt mir den Atem", „wie ein Schlag in die Magengrube", „da stellen sich mir alle Haare auf", „da läuft es mir kalt den Rücken hinunter",

„mir bleibt die Spucke weg“, „wie gelähmt“, „wie angewurzelt“, „mir gehorchten meine Beine nicht mehr“ etc.

Diese drastischen und deutlichen Beschreibungen der Befindlichkeit sind unabhängig davon, ob Menschen akut ein Einzelereignis erlebt haben oder ob sie von länger zurückliegenden und häufig vorgekommenen Erlebnissen sprechen.

Die Äußerungen lassen sich mit den Vorgängen im Körper im Zuge der Reaktion auf Stressoren eindeutig erklären. Sogar im Zuge der „normalen“ Stressreaktion oder im Erleben von Eustress gibt es Beschreibungen wie „mir fehlen die Worte“ oder „mir stockt der Atem“.

Letztlich determinieren somit die Dosis, der Kontext und das subjektive Erleben den Grad der Auswirkungen graduell.

Bei den oben genannten Beschreibungen finden sich sogar differenzierte inhaltliche Hinweise auf die verschiedenen biologischen reflexartigen Abfolgen von Reaktionen auf erlebte Bedrohung, die man beschreibt und unterscheidet:

1. Kampf- und Fluchtreflex: Äußerungen wie „nimmt mir den Atem“, „verschlägt mir den Appetit“, „sich vor Angst anmachen“ sind Hinweise auf die stammhirngesteuerte Kampf- und Fluchtreaktion.
2. Totstellreflex: Beschreibungen wie „wie gelähmt“, „wie angewurzelt“, „mir gehorchten meine Beine nicht mehr“ sind Hinweise auf den Reflex, wenn Kampf und Flucht nicht möglich sind oder nicht (mehr) helfen, auch „Freeze“ genannt oder in der „traumatischen Zange“ bei Michaela Huber (Erläuterung s. unten) (Huber 2020, Besser 2013).
3. Aufsplittung der Wahrnehmung: Aussagen wie „ich habe nur mehr den Baum neben der Autobahn gesehen“, „ich habe immer auf den Ring des Polizisten geschaut“, „ich kann mich nur an den Brandgeruch erinnern“ u. Ä. sind Hinweise auf den zunächst segensreichen Mechanismus des Gehirns, das nicht ertragbare Wahrnehmungsgesamtpaket zu portionieren, sprich zu dissoziieren (Abspaltung als Gegenteil von Assoziation, Trennen dessen, was eigentlich zusammengehört).
4. Weitere dissoziative Phänomene: Beschreibungen wie „ich habe keine Gefühle gespürt, ich habe nur funktioniert“, „es war wie im Nebel“, „ich stand neben mir“ u. Ä. weisen auf weitere dissoziative Phänomene hin, ebenfalls in der Situation segensreich, da es die unerträgliche Gesamtwahrnehmung modifiziert, vernebelt.
5. Ein Spezialfall von dissoziativem Erleben, die Blockade des Broca-Sprachareals im traumatischen Stress (s. weiter unten), zeigt sich in Formulierungen wie „sprachloses Entsetzen“, „mir fehlen die Worte“, „ich habe kein Wort herausgebracht“.

Diese sprachliche Nichtverarbeitung ist auch ein weiterer genialer Schutzmechanismus unseres Gehirns im Sinne von „Annahme verweigert“ – das schlimme Erleben soll nicht „codiert“, „gelabelt“ und somit nicht abgelegt werden.

Die Gefühle von Hilflosigkeit und schutzloser Preisgabe, auch Ohnmacht und Ausgeliefertsein (= gefühlsmäßige Spuren von Extremstress), die in der Definition beschrieben sind, finden sich in Formulierungen wie „wie ausgeliefert“, „fühle mich wie nackt“, „fühle mich wie ein Tier im Käfig“ etc.

Weitere typische Gefühlsbereiche, die im Kontext von psychischer Traumatisierung und somit bei entsprechenden Störungen eine Rolle spielen, sind die folgenden drei Bereiche: Aspekte von Ekel, Schuld, Scham, Aspekte von Angst, Furcht und – manchmal schon ein Weg in die Lösung – Aspekte von Wut, Ärger, Zorn.

Ein Lokführer, in dessen Dienst sich ein Mann suizidiert hatte, litt unter einer ausgeprägten PTBS und einer depressiven Symptomatik mit starken irrationalen Schuldgefühlen. Im Zuge der Behandlung mit EMDR tauchten in der zweiten Konfrontationssitzung erste Wutgefühle auf („Ich bekomme Wut, dass er mir und den Passanten dies angetan hat. Wie komme ich dazu?“). Diese Änderung des Leitaffekts (von Schuld zu Wut) war der Einstieg in eine realistische Umbewertung.

Die Erschütterung des Selbst- und Weltverständnisses (= kognitive Spuren von Extremstress) ist mit Beschreibungen wie „aus der Bahn geworfen, den Boden unter den Füßen wegzogen“, „nichts ist wie vorher, es wird nie wieder so sein wie vorher“, „es ist, als sei ein Teil von mir gestorben“, „wie vom Blitz getroffen“, „es gibt keine Zukunft mehr“, „Leben hat keinen Sinn mehr“, „alles aus“ illustriert. Diese Gedanken erinnern an die ganz ähnliche vorherrschende und normale Befindlichkeit in einer akuten Trauerreaktion.

Nutzen dieser Kenntnisse

Die umgangssprachlichen Beschreibungen unserer Patienten liefern uns als Experten unschätzbare Hinweise auf das Ausmaß des Erlebens bzw. ermöglichen Rückschlüsse, wie das Gehirn der Betroffenen die Situation „eingeschätzt“ hat, welches Ausmaß von Gefahr wahrgenommen bzw. als subjektive Wahrheit angenommen wurde. Somit sind sie

1. diagnostisch höchst relevant, weil direkte Rückschlüsse auf Neurobiologie und Physiologie möglich sind,

2. bieten sie sehr gutes und unmittelbares Material für gezielte entlastende Psychoedukation,
3. wird dadurch der Aufbau einer therapeutischen Beziehung gefördert, da Verstehen und Fachkompetenz deutlich werden,
4. Viertens sind sie Ansatz für konkrete Interventionen wie Übungen.

Darüber hinaus zeigen die Beispiele, wie wichtig und hilfreich es ist, Betroffene aufzuklären (Stichwort Psychoedukation) und Helfer zu schulen. Damit können die einen verstehen, was in ihnen vorgeht und dass sie sich nicht „abnormal" bewerten brauchen, und die anderen verstehen, warum sie welche Interventionen durchführen und warum diese wirken oder nicht wirken (Lasogga/Münker-Kramer 2021).

Alle Beschreibungen dieser konkreten Bestandteile des Erlebens und der Erinnerungen der Patienten sind weiterhin optimal in der praktischen therapeutischen Arbeit mit EMDR nutzbar. In der sogenannten Phase 3 (Bewertungsphase des Standardablaufes, Kap. 4.3.3) wird genau nach diesen Repräsentationsebenen gefragt.

Was geschieht im Gehirn?

Speziell seit etwa 2000 wurden mittels Positronen-Emissions-Tomographie (PET) oder Magnet-Resonanz-Tomographie (MRT) große Fortschritte zu den neuroanatomischen und neurobiologischen Repräsentanzen der Traumafolgestörungen gemacht (van der Kolk 1997, 2007; Rauch/van der Kolk 1996; Yehuda et al. 2001). Die faszinierenden Ergebnisse bestätigen sowohl die oben beispielhaft genannten Alltagserfahrungen und –beschreibungen im Kontext traumatischen Stresses als auch das klinische Wissen und die klinischen Symptome. Folgende Strukturen spielen mit spezifischen Aufgaben bei den beschriebenen Phänomenen eine wichtige Rolle, ihre Funktionsweise und Interaktion wird später beschrieben:

- limbisches System mit Amygdala („Mandelkern) – „Zuordnung von Signifikanz von Reizen",
- Hippocampus („Seepferdchen") – „kognitive Weltkarte",
- Thalamus – „Schaltstelle für sensorische Informationen".

In der Hirnrinde, dem Kortex, dem evolutionär jüngsten Teil des Zentralnervensystems, wird im Kontext des Verständnisses von Traumafolgestörungen vor allem der für die Interpretation und Integration verantwortliche frontale Kortex genannt, auch das schon erwähnte Broca-Areal, das Sprachzentrum im linken frontalen Kortex (van der Kolk 2005, Huber 2020). Es ist für die höhere Verarbeitung, Einordnung und Codierung von erlebten Erfahrungen sehr wichtig sowie für die Sprachproduktion (im Gegensatz zu Sprachwiedererkennung, für die das Wernicke-Sprachzentrum verantwortlich ist).

Nach Forschungen von Pagani et al. (2013) werden diese Thesen gestützt, da der linke frontale Kortex als möglicherweise sehr wesentliche Region für die Prozesse in der Phase des Reprozessierens mit EMDR angedacht werden kann (Kap. 3.5.2).

Wie läuft nun die „normale" Verarbeitung von Reizen/Wahrnehmungen ab: Die Reize und Informationen, die von außen kommen, werden nach kurzer Orientierungsreaktion zunächst unmittelbar zum Thalamus und von dort aus zur Amygdala weitergeleitet. Diese aktiviert dann je nach „Bedeutung" des Reizes die „not-wendigen" neurochemischen Vorgänge, z. B. die Ausschüttung der Katecholamine für die Kampf- und Fluchtreaktionen oder Panikreaktionen (z. B. van der Kolk 2007, Hüther/Sachsse 2007).

Bei einem normalen (das heißt in den individuellen relativen normativen Bezugsrahmen einzuordnenden) Reiz wird das sogenannte „cool system" in Gang gesetzt. Das bedeutet, dass die Information von der Amygdala in den Hippocampus (auch „kognitive Weltkarte, Bibliothek" genannt) weitergeleitet wird. Dort wird sie interpretiert und nimmt ihren weiteren Weg in die kortikalen Verarbeitungszentren, hier vor allem den frontalen Kortex und das Broca-Sprachzentrum („narrative Einordnung"). Hier kann dann die raum-zeitlich-logische Integration des Materials in vorhandene Erfahrungen und in die Lebensgeschichte erfolgen. Damit ist es eingeordnet, abgelegt und zu jedem beliebigen Zeitpunkt verfügbar, wenn dies nötig ist. Eine solche erfolgreiche und nachhaltige Informationsverarbeitung zeigt sich im Alltag so, dass jemand aufgrund eines Stichwortes relevante Informationen abrufen und sie mit angemessenem Affekt wiedergeben kann: So könnte z. B. auf die Frage „Was haben Sie getan, als Sie gehört haben, dass die Berliner Mauer gefallen ist?" eine durchaus berührte Beschreibung dieser Situation erfolgen mit Datums- und Kontextangaben sowie Beginn und Ende der Erinnerung. Dies nennt man Abruf aus dem sogenannten expliziten Gedächtnis (Huber 2020, Münker-Kramer 2009, Besser 2013).

Die Beantwortung einer Prüfungsfrage dagegen kann schon initial mit mehr Stress – im besten Fall Eustress – einhergehen. Solange die Dekodierung (Entschlüsselung) der Frage trotz erhöhter Erregung, die Abrufbarkeit und die Reproduktion aber noch funktionieren, wenn auch mit (angemessener) Aufregung, liegt der Vorgang im Normalbereich.

Anders sieht die Reaktion aus, wenn es sich um Erlebnisse handelt, bei denen die bisherigen subjektiven Erfahrungen oder das objektiv Ertragbare und Erwartbare „gesprengt“ werden. Es beginnt zunächst ähnlich: Der Thalamus nimmt die Information auf und leitet sie schnellstens zur Amygdala. Der Reiz wird als vitale Bedrohung, als „heiß“ identifiziert. Das müssen nicht unbedingt Bedrohungen von Leib und Leben, es können auch Demütigungen, psychosoziale Bedrohungen und Ähnliches sein.

Die reflexartige Notfallreaktion (Cannon 1932), das heißt Kampf/Flucht, wird mittels der Katecholamine Noradrenalin und Adrenalin und schließlich Cortisol in Gang gesetzt (Sachsse 2003). Der „kühle Kopf“ ist verloren, die Reaktions- und Anpassungsmuster aus Vernunft (kortikal) und Emotionen (subkortikal-limbisch) funktionieren nicht mehr. Wenn nun aber Kampf und Flucht trotz hoher sympathikotoner Erregung blockiert sind (z. B. Vergewaltigung, Demütigung vor der Schulklasse usw.) und die betroffene Person somit weder adäquat reagieren noch das Erlebte einordnen kann, bleibt der Körper ohne kortikale Einordnungsmöglichkeit des Erlebten sozusagen „in der nicht zu Ende gebrachten Stressreaktion stecken“. Es erschlafft der Organismus, durch den Parasympathikus gesteuert. Das ist biologisch gesehen der Totstellreflex. In der Natur sichert dieser das Überleben, da er dem Gegner signalisiert, nicht mehr angreifen zu müssen. Michaela Huber nennt dies „traumatische Zange“: „no fight, no flight“ führt zu „freeze“ (Huber 2020). Zu den körperlichen Spuren findet sich bei Rothschild (2002) unter dem Titel „Der Körper erinnert sich“ sehr viel Weiterführendes. Diese Erkenntnisse werden bei sämtlichen Behandlungsansätzen im Bereich der akuten und chronischen Belastungsreaktion – wenn auch verschieden intensiv und auf verschiedenen Ebenen – aufgegriffen. EMDR greift hier auch, wenn es um die Reorganisation der desorganisierten Wahrnehmungen auf den verschiedenen Ebenen geht (Shapiro 2022, Hase/Hofmann 2014).

In manchen Fällen bleibt – je nach Schwerpunkt der Bedrohung – die Übererregung im Körper stecken, in anderen Konstellationen springt der neurobiologische Schutzmechanismus der Dissoziation an. Die Wahrnehmung splittet sich und/oder Teile der Wahrnehmung werden komplett abgespalten (Sachsse 2004) und im sogenannten impliziten Gedächtnis gespeichert.

Dieser Teil des sogenannten Traumagedächtnisses wird auch als „heißer Speicher“ (implizites Gedächtnis) bezeichnet, da prozedural (nicht zusammenhängend organisiert) und amygdaloid (in der Amygdala angesiedelt). Dem gegenüber steht der sogenannte „kühle Speicher“, das explizite Gedächtnis, auch als narrativ ((chrono-)logisch geordnet und abrufbar) und hippocampal (im Hippocampus angesiedelt) bezeichnet (Huber 2020).

EMDR – und im EMDR möglicherweise genau die abwechselnde bilaterale Stimulation der beiden Hemisphären – unterstützt den Transport der Inhalte aus dem impliziten ins explizite Gedächtnis (vgl. auch Diskussion Wirkmechanismen des EMDR in Kap. 3.5.2). Inzwischen weiß man u. a., dass chronischer traumatischer Stress im Bereich schwerer und lang andauernder Traumatisierungen (Typ II, Kap. 3.3.1) sogar die Neubildung von Nervenzellen und neuronalen Netzwerken besonders im Hippocampus unterdrückt (Hüther 2002). Somit sind sogar strukturell-morphologische Auswirkungen zu verzeichnen. Man fand bei Erwachsenen, die in der Kindheit schweren Traumatisierungen ausgesetzt waren, „verkleinerte Hippocampusvolumina mit entsprechenden Defiziten im Bereich von kognitiver Verarbeitung, Kontextualisierung und Speicherung von Erfahrungen und Gelerntem" (Besser 2013, S. 44; Ehling et al. 2008). Dies bedeutet – und das wird im Bereich der Behandlungsplanung für EMDR bei komplex traumatisierten Menschen noch einmal genau zur Sprache kommen – dass man bei diesen Betroffenen ein großes Gewicht auf den Aufbau von positiven Erfahrungen und Ressourcen im Hier und Jetzt legen muss.

3.3 Überblick: Folgestörungen nach psychischer Traumatisierung

Um die Abstufungen der Auswirkungen traumatischen Stresses klinisch genauer zu beleuchten, sollen mögliche klinische Diagnosen nach Extremstresserleben genauer dargestellt werden.

3.3.1 Die Systematik von Lenore Terr: Typ-I- und Typ-II-Traumatisierung

Die Basis für den Überblick über Folgestörungen nach psychischer Traumatisierung ist die Systematik der Psychiaterin Lenore Terr. Sie war die Erste, die theoretisch sinnvoll und sehr praxisrelevant zwischen sogenannten Typ-I-Traumata (Folgen eines unerwarteten Einzelereignisses) und Typ-II-Traumata (als Folgen mehrmaliger, sich wiederholender oder auch andauernder psychischer Traumatisierungen) unterschied (Terr 1991).

Psychische Traumatisierung nach Typ I:
Folgen eines unerwarteten Einzelereignisses wie z.B. Vergewaltigung, Überfall, Unfall, Naturkatastrophen, technische Katastrophen u.Ä., auch Zeugenschaft

Psychische Traumatisierung nach Typ II:
Folgen mehrmaliger, sich wiederholender oder auch andauernder kumulativer Traumata, z.B. andauernde sexuelle und/oder physische und/oder physische Gewalt, länger dauernde Entführung, Folter, Vernachlässigung u.Ä., auch Zeugenschaft

Bei der Behandlungsplanung für EMDR (Kap. 4) wird auf diese Systematik zurückgegriffen, da sie gerade dort sehr wesentlich, klärend und hilfreich ist.

Aus der Aufzählung in der obenstehenden Definition ergibt sich der wesentlichste Unterschied. Er ist neben der Schwere der Schädigung auch für die Behandlungsplanung und Gestaltung der therapeutischen Beziehung determinierend: Bei Typ-I-Traumatisierungen sind größtenteils „fremde“ Ursachen vorhanden – Natur, Technik, „zur falschen Zeit am falschen Ort“, auch wenn es sich um interpersonelle Gewalt wie bei Überfällen oder auch Vergewaltigungen handelt. Dies ist bedeutsam für die Attribution, die Zuschreibung der Ursache für ein Ereignis, und für die Verarbeitung eines Ereignisses durch die betroffene Person.

Je fremder oder weiter weg von den Betroffenen als Personen die Ursache ist, desto eher ist das Erlebte ins Weltbild und Selbstbild einzuordnen, sprich, desto geringer ist die „Erschütterung von Selbst- und Weltverständnis.

Bei **Typ-II-Traumatisierungen** sind die Verursacher ausschließlich andere Menschen. Je näher diese nun auch noch dem eigenen sozialen Umfeld oder sogar der eigenen Familie sind, desto schlimmer ist die Auswirkung auf Selbstbild und Weltbild. Wenn bei Kindern die Verursacher der Traumatisierung, das heißt die Täter, vielleicht sogar im engsten Bindungssystem sind, ist die Auswirkung fatal.

Je früher außerdem diese Arten von Übergriffen beginnen, desto „toxischer“ sind sie und desto mehr verursachen sie Welt- und Selbstbildveränderungen (wenn vorher ein brauchbares, klares, gesundes Welt- und Selbstbild bestand).

Im schlimmsten Fall – früher Beginn, lange Dauer und primäre Bindungsperson als Täter – besteht kaum eine realistische Chance, ein „brauchbares, haltbares“ Welt- und Selbstbild zu entwickeln.

Menschen sind die längsten „Nesthocker“. (Kleine) Kinder sind für eine gesunde psychosoziale Entwicklung auf Geborgenheit, Liebe, Fürsorge, Förderung angewiesen. Wenn sie stattdessen schädlichen Umständen ausgesetzt sind, massive Gewalt erfahren oder sie stark vernachlässigt werden, nehmen sie maßgeblichen Schaden. Es werden ihnen damit entweder Dinge zugefügt, wie die in der Definition erwähnten Arten von purer Gewalt, oder sie bekommen Bedingungen vorenthalten, die entwicklungs- und lebensnotwendig sind. Damit kann sich kein vertrauensvolles Verlassen auf die Welt, die Zukunft und andere Menschen entwickeln. Dazu kommt, dass keine Ressourcen als Gegengewicht vorhanden sind. So sind neben einer massiven Stressregulationsstörungsysmptomatik schwere Beeinträchtigungen des Selbst- und Weltverständnisses sowie der Vorstellungen von der Zukunft vorprogrammiert. Diagnostisch kann das z. B. in der weiter unten beschriebenen Symptomatik der komplexen posttraumatischen Belastungsstörung und Schlimmerem münden (Herman 2003, Besser 2013, Huber 2020/2023 u. a.).

Eine Verfeinerung der Systematik

Die Typ-I- und Typ-II-Traumatisierungen, die wie erörtert massive Unterschiede aufweisen, werden in untenstehender Abbildung jeweils noch einmal unterteilt und damit erweitert. Das ist hilfreich für eine differenzierte Diagnostik der aus den Traumatisierungen resultierenden Folgestörungen und gibt außerdem auch für die konkrete Behandlungsplanung wichtige Anhaltspunkte.

Die Unterteilung stammt von Besser (2004) und wurde in einigen Details von Münker-Kramer (2009) ergänzt.

Die Unterteilung erfolgt im Bereich der Typ-I-Traumatisierungen nach der Anzahl der Ereignisse: Trifft ein potenziell traumatisierendes isoliertes Einzelereignis auf eine an sich psychosozial gut ausgestattete Person (Monotrauma) oder treffen mehrere verschiedene potenziell traumatisierende Einzelereignisse auf eine an sich psychosozial gut ausgestattete Person (Multitrauma)?

Im Bereich der Typ-II-Traumatisierungen wird die Aufteilung nach dem Zeitpunkt des Beginns der sich immer wiederholenden ähnlichen oder gleichen Taten getroffen: Der Begriff sequenziell bezeichnet mehrere bis viele immer gleiche Ereignisse mit einem Beginn nach dem achten bis zehnten Lebensjahr.

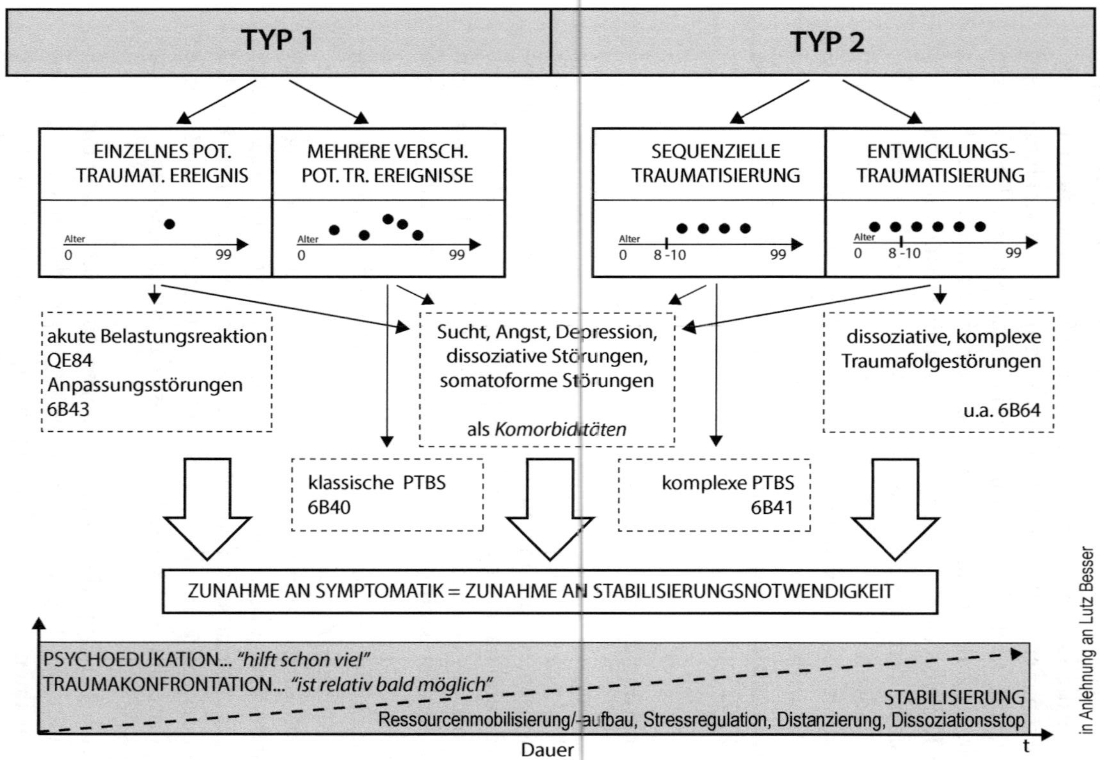

Abb. 2: Psychotraumafolgestörungen im Überblick, relevante Diagnosen und Hinweise für die Behandlungsplanung: Verhältnis zwischen Traumakonfrontation und Stabilisierung: Basissystematik von Terr (Herman 2003), erweitert von Besser (2004) und ergänzt von Münker-Kramer, (Münker-Kramer 2009)

Der Begriff Entwicklungstraumatisierung bezeichnet „immer wieder ähnliche oder gleiche" Ereignisse/Taten mit einem Beginn vor dem achten Lebensjahr.

Die unterschiedlichen Konsequenzen für die Entwicklung und die klinischen Folgen werden später noch genauer illustriert.

Wenn wir zurück auf Abbildung 2 blicken, finden sich als nächstes die Namen verschiedener potenzieller Diagnosen im Bereich der Traumafolgestörungen, weiterhin die Codierungen nach ICD-11 (WHO, 2024).

Die links aufgeführten Diagnosen erwachsen aus den links dargestellten Ereignistypen, die rechten Diagnosen aus den rechts dargestellten Ereignistypen. Somit geht es von der „leichtesten", temporären Akuten Belastungsreaktion (ABR, QE64) ganz links sowie möglichen Anpassungsstörungen (6B43) bei einem ungünstigen Verhältnis zwischen Belastung und Ressourcen (Abb. 1, Diskrepanzwinkel) zur chronifizierten klassischen PTBS (6B40). All das sind mögliche Diagnosen nach einem oder mehreren Einzelereignissen. Die möglichen Komorbiditäten können sich schon sowohl aufgrund von nicht bewältigten Einzelereignissen entwickeln als auch Konsequenz schwerer Typ-II-Traumatisierungen sein. Sie haben dann unterschiedlich starke Ausprägungen (nach Einzelereignis z. B. möglicherweise leichtes Suchtverhalten, nach chronischer Traumatisierung ein schweres Suchtproblem). Auf der rechten Seite der Abbildung 2 finden sich schließlich Diagnosen von schweren, komplexen Traumafolgestörungen, z. B. die Dissoziative Identitätsstörung (DIS, 6B64). Sie ist die extremste Folge schwerer Entwicklungstraumatisierung aufgrund der oben dargestellten ungünstigsten Konstellation. Dazwischen ist die komplexe Posttraumatische Belastungsstörung genannt (6B41), die nach intensivem Bemühen von van der Kolk und Herman seit 1992 nun endlich in die ICD-11 aufgenommen worden ist.

Das inhaltliche Verständnis dieser grafisch-technischen Anordnung der Diagnosen unter den Arten potenzieller Traumatisierung hat für die traumaspezifische Behandlungsplanung eine immense Bedeutung. Von Besser sehr einfach, aber plakativ und einprägsam beschrieben: Für Intervisionen, Fallbesprechungen oder individuelle Konzepterstellung gilt: „Sowas kommt von sowas!" (Besser 2004). Diese Aussage ist alles andere als banal. Sie bezeichnet die Erkenntnis, dass bestimmte Ereignisse und Erlebnisse logisch, biologisch, psychologisch und unvermeidbar und unleugbar bestimmte Schädigungen nach sich ziehen. Umgekehrt gilt das Gleiche: Bestimmte Störungsbilder resultieren aus bestimmten Ursachen. Nicht mehr und nicht weniger. Das soll durch zwei Beispiele illustriert werden:

1. Jemand ist nachweislich psychosozial-lebensgeschichtlich „gut aufgestellt", hat viele Ressourcen in der Gegenwart und es sind keine größeren Belastungen in der traumaspezifischen Anamnese eruierbar. Dieser Person passiert ein Überfall mit hohen situativen Risikofaktoren und einer langen Exponiertheit sowie passagerer peritraumatischer Dissoziation (während des Ereignisses dissoziieren). Daraus ergibt sich insgesamt eine erhöhte Wahrscheinlichkeit für eine akute Belastungsreaktion, möglicherweise eine Chronifizierung, wenn keine Erstbetreuung stattfindet, möglicherweise auch Komorbiditäten. Niemals aber eine schwere dissoziative strukturelle Störung.
2. Jemand hat schwerste strukturell dissoziative Symptome, schweres selbstverletzendes Verhalten sowie große Lücken in der biografischen Erinnerung. Hier muss man davon ausgehen, dass schwere Typ-II-Traumatisierungen vorliegen – „sowas kommt von sowas". Das wird auch in einschlägigen Studien bestätigt. So fand van der Kolk bei Personen mit Traumatisierungsbeginn im Erwachsenenalter auch bei klassischer PTBS deutlich bessere Behandlungserfolge – „substantially better treatment response than those with child-onset trauma" (van der Kolk 2007, S. 44). Dies wurde im follow up nach sechs Monaten noch deutlicher.

Der nächste Bereich in Abbildung 2, die beiden langgezogenen übereinanderliegenden Dreiecke, geben Hinweise für die Behandlungsplanung im Sinne der Fragen: Wann ist Traumakonfrontation möglich, wie viel Stabilisierung braucht der Patient? usw.

Bei diagnostisch abgesicherten Monotraumata (= Einzelereignisse), bei denen die Belastung auf eine relativ stabile Grundpersönlichkeit mit Ressourcen und guter Einbettung trifft, ist Psychoedukation alleine schon sehr hilfreich und wirksam. Wir haben es hier mit einer sogenannten „funktionellen Störung" zu tun: Die Person funktioniert partiell nicht so wie sonst und die Erfahrungen und das dysfunktionale Erleben, wie sie oben beschrieben wurden, stellen sich möglicherweise ein. Die Person ist über einzelne Trigger affizierbar, umschriebene neuronale Belastungsnetzwerke „feuern". Die dem gegenüberstehenden Ressourcennetzwerke, sprich neuronal verankerte Erfahrungen von Glück, Geborgenheit, Sicherheit, Selbstwirksamkeit, Freude u. Ä. sind zahlreich, gut ausgeprägt und auf allen Repräsentationsebenen aktivierbar, auch körperlich. Hier kann relativ bald eine Traumakonfrontation mit den verschiedensten Methoden erfolgen (Münker-Kramer 2006, auch Lasogga/Münker-Kramer 2021, Luber 2014). So kann EMDR hier mit seiner speziellen Wirkung der spontanen, inneren Regeln folgenden Zusammensetzung von Fragmenten und deren Neuverschaltung im Reprozessieren (van der Kolk 2011) einzigartige Dienste leisten. Illustrationen und praktische Beispiele finden sich in Kapitel 4.3.4. Nach dem Erleben von Multitraumata ist häufig natürlich „mehr desselben" nötig, und es bedarf mehr Stabilisierung im Sinne von Ressourcenmobilisation oder sogar Ressourcenaufbau, je nach vorhandenen Ressourcen. Hiervon wird im Kapitel „Stabilisierung" (Kap. 4.3.2) differenziert die Rede sein.

Bei Typ-II-Traumatisierungen ist die Sache naturgemäß deutlich komplizierter und anders: Hier kommt zu den basalen und in diesem Fall deutlich höheren Hilflosigkeits- und Ausgeliefertseinserfahrungen und zur Dysregulation, die auch Stresscoping notwendig machen, graduell abgestuft auch noch die massive Bindungs-/Beziehungserschütterung hinzu. Die Taten werden ja – und das ist fatal – von anderen Menschen zugefügt.

Ein Verbrechensopfer, das acht Jahre lang (von zehn bis achtzehn) unter schlimmsten Umständen gefangen gehalten worden war, sagte auf die Frage, wie sie das durchgehalten habe, in ihrem ersten Interview nach der Flucht sinngemäß: „Es war bei uns zu Hause nicht einfach, da die Eltern sich haben scheiden lassen, aber mir wurde von allen Seiten glaubhaft versichert, dass ich geliebt werde …." Wenn dies so erlebt wurde, illustriert es in berührender Weise einen wesentlichen Unterschied im Erleben: Hatte jemand trotz schwerer nachfolgender Schädigung vorher die Chance, mit einem Grundkapital ins Leben zu gehen, das auf der Erfahrung basiert, sich in dieser Welt willkommen gefühlt zu haben (geliebt, versorgt, gefördert), hat er auch die Chance, nach lang anhaltender späterer Traumatisierung dort wieder anknüpfen zu können, im hier und Jetzt wieder Fuß fassen zu können und korrigierende Erfahrungen zu machen. Das gilt auch nach schwerer (sequenzieller) Typ-II-Traumatisierung und macht den grundlegenden Unterschied zur schlimmsten Form, der Entwicklungstraumatisierung, aus. Die Unterscheidung in „sequenzielle Traumatisierung" und „Entwicklungstraumatisierung" ist ja lediglich – jedoch mit wesentlichen Konsequenzen – eine Unterscheidung nach dem Alter des Beginns: Wie lange hatte jemand die Chance, oben Beschriebenes zu erfahren, bevor er den Belastungen ausgesetzt war. Extreme Folgen sind schwere dissoziative Störungen, im schlimmsten Fall die Dissoziative Identitätsstörung, bei der sich die Struktur der Persönlichkeit aufspaltet bzw. nicht einheitlich entwickelt im Sinne von „Wurzel, Stamm und Krone" (vgl. auch Illustration in Abb. 5, S. 106). So etwas physisch und psychisch zu überleben, kann dazu führen, dass sich der Organismus der vollständigen Abschottung dieser Erfahrungen bedient – bis hin zur strukturellen Störung inklusive Dissoziation –, wie es sich eben in den erwähnten Diagnosen niederschlägt und im Folgenden noch ausgeführt wird.

Ein fataler Nebeneffekt dieser Entwicklungen kann die Attribution sein, selbst schuld zu sein. Welche Erklärung bleibt dem Kind, wenn das, was passiert, mit normalen menschlichen Maßstäben nicht erklärbar ist? Dieses Erklärungsmuster wird leider auch durch die Täter zusätzlich „bedient" und genutzt.

Daraus ergibt sich (rechte Seite der übereinanderliegenden Dreiecke in der Abb. 2), dass für diese Patienten Trauma*konfrontation* oft eine geraume Zeit noch kein Thema ist. Alltagsstabilisierung, kompetenter Umgang mit dem eigenen Stress und ein grundsätzliches „Ja" zu sich selbst stehen absolut im Vordergrund. Nicht wenige dieser Patienten sind damit sehr zufrieden, weil es mehr ist, als sie je hatten: zu erleben, dass „der Alltag einen Hauch von Langeweile hat" (Hofmann, mündliche Aussage während eines EMDR-Fortgeschrittenenkurses 2001 in Schaffhausen). Es gilt, das als Lebenswirklichkeit der uns anvertrauten Patienten zu respektieren, zu erkennen und anzuerkennen.

Die genannten Fakten sind für die Behandlungsplanung mit Traumatherapie und EMDR essenziell (Kap. 4.3.2 und 4.3.8).

Ganz unten in der Abbildung sind die Zunahme der Zeitdauer der Traumatisierung, damit einhergehend die Dauer der Stärke der Symptomatik und dem wiederum folgend die angenommene Dauer der Stabilisierungsnotwendigkeit noch einmal visualisiert.

Der dargestellte Überblick und alle Hintergrundüberlegungen bestimmen Behandlungspläne, Fallbesprechungen und Psychoedukation in Einzelpraxen, stationären Einrichtungen sowie Beratungsstellen. Die Visualisierung hilft dabei.

Die erwähnten Diagnosen werden im nächsten Kapitel inhaltlich ausführlicher erläutert.

In den Kapiteln 4.3.1 und 4.3.2 dieses Buches wird zur Erläuterung und zum Verständnis der differenzierten Behandlungsplanung bei EMDR auf diese Darstellungen und Hintergrunderklärungen zurückgegriffen.

Die Überlegungen werden dort um die Bedeutung für die spezifischen Wirkungen des EMDR ergänzt.

Bedeutung für die EMDR-Behandlung

Auf Basis der dargestellten Neurobiologie ist deutlich, dass das Vorrangige bei Typ-I-Traumatisierungen die Stressregulationsstörung im Erleben und Verhalten ist. Damit besteht ein wesentlicher Baustein der Behandlung aus Psychoedukation und Stresscoping.

Das grundsätzliche Umgehenkönnen mit Distress im Sinne eigener Fähigkeiten und Fertigkeiten kann das Erleben und Entstehen traumatischen Stresses reduzieren. Fischer und Riedesser (2023) sprechen hier vom Vorhandensein „subjektiver Bewältigungsmechanismen“ beim Opfer (Abb. 1).

Demzufolge ist der gesamte Bereich der Typ-I-Traumatisierungen ein sehr gut evaluierter und theoretisch klarer Einsatzbereich für EMDR (s. genauer auch bei Diagnosen und Behandlungsplanung mit EMDR in Kap. 4.3). Je gesünder die betroffene Person strukturell ist, desto besser kann eine Integration gelingen.

Soviel an dieser Stelle plakativ und aus Abbildung 2 ersichtlich:

Im Bereich der Typ-I-Traumatisierung mit entsprechender Stabilität wäre es in vielen Fällen „unterlassene Hilfeleistung“, wenn nicht recht bald nach Beginn der Behandlung mit Traumakonfrontation in medias res gegangen würde. Dementgegen wäre im Bereich der Typ-II-Traumatisierungen bei schwer entwicklungstraumatisierten Patienten Traumakonfrontation möglicherweise fahrlässig und ein Behandlungsfehler.

Im Folgenden sollen die wichtigsten für EMDR relevanten Diagnosen im Überblick und systematisch genauer sowie auch in ihren Interaktionen beschrieben werden.

3.3.2 PTBS als „Mutter“ der Diagnosen nach psychischen Traumatisierungen

Die erste offiziell und in internationalen Leitlinien anerkannte Diagnose nach psychischer Traumatisierung war die klassische PTBS.

Die Anerkennung der Störung basierte auf Selyes Stresskonzept (Selye 1950). Wichtig ist an dieser Stelle, den Konnex zwischen den historischen Wurzeln der psychologischen Stressforschung und den modernen Konzepten der Psychotraumatologie herzustellen. Sie liegen eng beieinander und bringen zwei Forschungsrichtungen, die sich lange in getrennte Richtungen entwickelt haben – Körper vs. Seele/Geist -wieder zusammen. Die PTBS soll hier aus drei Gründen als erste Diagnose näher erörtert werden:

1. Ihre Leitsymptome erklären sich zwingend aus der soeben dargestellten Neurobiologie/Neurophysiologie der körperlich-mental-psychischen Reaktionen auf Extremstress.
2. Sie bildet die Basis für weitere Differenzierungen und somit den Kern der traumareaktiven Störungen nach überwältigenden Einzelerfahrungen.
3. Sie war die Diagnose, mit der EMDR initial entwickelt und beforscht wurde, und die Erfolge bei ihrer Behandlung helfen, die zentralen Aussagen des AIP-Modells und die zentrale Wirkung von EMDR zu verstehen.

Leitsymptom Übererregung

Im dargestellten „Steckenbleiben" der Übererregung aufgrund der Gefahrensituation im Extremstress (Kap. 3.2.2) liegt der Ursprung des ersten erwähnten Leitsymptoms der PTBS: Übererregung, Hyperarousal. Es kann in all seinen Facetten auf sogenannte Trigger (Auslöser) hin über Jahrzehnte bestehen bleiben.

Im Folgenden findet sich ein Beispiel für die unmittelbare, bewusst nicht steuerbare physiologische Hyperarousal Reaktion:

> Nach einer massiven Mobbingsituation über fast zwei Jahre in einem Team reagiert eine Patientin mit massivem Herzklopfen bis hin zum Gefühl, umzufallen, und sofortiger Unfähigkeit, sich zu konzentrieren – „einen kühlen Kopf zu bewahren" –, sobald sie das E-Mail-Programm des Arbeitscomputers anschaltet. Über E-Mails war ein großer Teil des Mobbings gelaufen. Die körperliche Reaktion ist zu Beginn der Behandlung vollkommen unbeeinflussbar durch kognitive Gegenstrategien wie „es ist vorbei, es wird nichts mehr kommen."

Interessant ist auch, dass es sich bei dem Mobbing „nur" um eine psychosoziale Bedrohung handelt, es haben keine körperlichen Übergriffe stattgefunden. Dennoch hat es sich massiv körperlich niedergeschlagen.

In der Darstellung des praktischen Vorgehens wird dieses Beispiel noch einmal im Kontext der Bereiche, in denen sich Symptome bilden können, aufgegriffen (Kap. 4.3.3 bis 4.3.5).

Ein weiteres Beispiel soll illustrieren, wie eine sehr lange zurückliegende eingekapselte Hyperarousal-Erfahrung in extremer Lebensgefahr 60 Jahre später aktiviert wurde. Dies ist eine sogenannte „PTBS mit spätem Beginn":

Die Autorin bearbeitete mit dem Betreuungsteam in einer Supervision einen Fall, in dem ein betagter und an einem Hirntumor erkrankter Patient besprochen wurde. Er war ehemals Kampfflieger im Zweiten Weltkrieg gewesen, der sich einmal über Schleudersitz in Todesgefahr retten musste. Er entwickelte – 60 Jahre später – extreme Körpersymptome und Reaktionen bei einer Umlagerung vom Bett auf die Trage im Pflegeheim.
Dies machte große Schwierigkeiten in der Betreuung. Da aufgrund der fortgeschrittenen Krebsdiagnose, der körperlichen Befindlichkeit und der mentalen Beeinträchtigung keine Aufarbeitung des posttraumatischen Erlebens mehr möglich war, wurde eine so weit wie mögliche Triggervermeidung besprochen und entspannte die Situation maßgeblich.
Es musste angenommen werden, dass durch die nachlassende Hirnfunktion kognitive Bewältigungsmechanismen („Jetzt spüre ich die alte Geschichte wieder, das war ja sehr gefährlich, aber so war das halt im Krieg") für seine Erfahrungen während des Krieges nun nicht mehr griffen und allein die physiologischen Trigger fatal wirkten. Der Patient erlebte die damalige Erfahrung als Körpererinnerung quasi „wie real". Der Sohn hatte in einer folgenden Fremdanamnese von dem Vorfall erzählt, aber auch dazugesagt, der Vater habe dies immer als Heldentat erzählt …

Leitsymptom Intrusionen

Neben der körperlichen Betroffenheit findet sich auch mental ein deutliches Symptom, das seinen Ursprung in der zuvor bereits dargestellten Reaktion auf Gefahr hat: die oft starken sensorischen Erinnerungsfragmente, die ja aufgrund der „Überflutung" kortikal nicht entsprechend weiterverarbeitet und möglicherweise aufgesplittet wurden.

Dadurch können Erinnerungen mitunter nicht im expliziten Gedächtnis gespeichert und nicht chronologisch in die Biografie in Zeit und Zusammenhang eingeordnet und integriert werden, beispielsweise visuelle (Sehen: z. B. verstümmelte Leichen), auditive (Hören: z. B. Reifenquietschen vor dem Unfall), olfaktorische (Geruch: z. B. das Rasierwasser des Vergewaltigers oder Alkoholatem des Täters bei lang andauernder sexueller Gewalt), gustatorische (Geschmack: z. B. Blutgeschmack bei einem Unfall), kinästhetische (z. B. Berührung eines Toten im Zuge einer Bergung als Feuerwehrmann) Erinnerungsfragmente.

Diese bleiben somit unzusammenhängend im impliziten Gedächtnis „stecken" (nicht integrierte Bilder, Eindrücke, Körpererinnerungen).

Aufgrund dessen sind sie in der Folge unwillkürlich und ungesteuert jederzeit auslösbar und wiedererlebbar (Huber 2020, van der Kolk 2007,

Besser 2013). Intrusionen können sozusagen als „Stressoren aus der Vergangenheit", die über aktuelle Trigger aktiviert werden, verstanden werden. Diese aktuellen Trigger müssen an sich keine realen (unkonditioniert!) Stressoren sein.

Sie stellen das zweite Leitsymptom der PTBS dar: die realistisch wirkenden Wiedererinnerungen, auch „Flashbacks" oder „Intrusionen" genannt. Diese werden „wie im Hier und Jetzt real stattfindend" erlebt, sobald sie aktiviert sind. In gewisser Weise gilt das auch für Körpererinnerungen, wie sie im aufgeführten Beispiel des Kampffliegers aufgetreten sind.

Diese Fragmente sind oft nicht verständlich und können dementsprechend angst- und schamauslösend sein. Sie könnten von den Betroffenen mit psychiatrischem Halbwissen („ich sehe und höre etwas, was nicht da ist") und leider auch manchmal von Fachleuten mit Halluzinationen verwechselt und falsch oder auch gar nicht adäquat diagnostiziert werden. Dies führt bedauerlicherweise auch heute noch häufig zu Fehldiagnosen in Richtung psychotischer Symptome (Münker-Kramer 2009).

Aus diesem Fehlinterpretieren der Intrusionen („mit mir stimmt etwas nicht, ich sehe Dinge, die nicht da sind") können sich weitere Folgen wie z.B. sozialer Rückzug und Substanzmissbrauch als Sekundärsymptome aus Scham und zur Betäubung bzw. Eindämmung der (scheinbar) sensorischen Symptome ergeben.

Leitsymptom Vermeidung

Eine weitere „Möglichkeit", Auslöser und somit Symptome zu reduzieren, ist es, diese konsequent zu vermeiden. Dieses Vermeidungsverhalten ist das dritte Leitsymptom der PTBS. Dies kann einerseits eine äußere Vermeidung sein im Sinne der Vermeidung von Orten, Personen, Medien, um an das Geschehene nicht erinnert zu werden. Andererseits kann man aber auch innere Vermeidung beobachten. Dies bedeutet, dass Betroffene versuchen, Gedanken an das Geschehene oder mit dem Geschehenen verbundene Emotionen zu unterdrücken. Hier liegt eine der Quellen für die Komorbidität Sucht (Kap. 3.3.4).

3.3.3 Spezialphänomen Dissoziation

Dissoziation hat ihren Ursprung zunächst als Bewältigungsmechanismus in einer unaushaltbaren Situation (z.B. Rothschild 2002, Huber 2020). Schon Pierre Janet hat dies vor mehr als 100 Jahren beschrieben (Kap. 3.4).

Dissoziation ist ein neurobiologischer Reflex (kein neurotischer Abwehrmechanismus wie oftmals missverstanden) auf Extremstress. Sie kann somit analog zur körpereigenen Analgesie verstanden werden. Sie schaltet sich autonom als Schutzmechanismus z. B. mit dem Ausschütten körpereigener Opiate ein, sobald für das volle Bewusstsein nicht ertragbare Schmerzen wahrgenommen werden müssen. Damit kann der Betroffene die Situation ertragen. Beide – körpereigene Analgesie für das Aushalten des körperlichen Schmerzes, der sonst unerträglich wäre, und Dissoziation, um die psychisch-mentalen Belastungen aushalten zu können, die sonst unerträglich wären – sind in der Situation segensreiche Mechanismen und Lösungen, um Unaushaltbares auszuhalten. Im psychotraumatologischen Sinne ist *somit oftmals das Symptom von heute die Lösung von damals.*

Später können sich diese „Lösungen" bei dysfunktional gespeicherten Erinnerungen, die im impliziten Gedächtnis lagern, auf Trigger hin aktiveren. Diese Art von Erinnerungen sind nicht integriert und somit „versteht" das Gehirn nicht, dass die Bedrohung im Hier und Jetzt nicht mehr real ist, sondern ins Dort und Damals gehört.

Das wesentliche therapeutische Ziel von Traumaintegration ist, dem Gehirn nachhaltig „klarzumachen", dass die reale Bedrohung vorbei ist (vgl. Beispiel Autounfall in den Kap. 4.3.2 bis 4.3.6).

Ein Beispiel ist eine Patientin, die in einer ganz normalen Alltagssituation im Drogeriemarkt aus für sie unersichtlichen Gründen in ihrer bewussten Wahrnehmung aus dem Nichts heraus und von einer Sekunde auf die andere mit massiven körperlichen Reaktionen konfrontiert gewesen war. Sie musste auf die Toilette rennen, sich übergeben, zitterte und schwitzte am ganzen Körper und fühlte sich komplett „bamstig" (österreichisch: gefühllos, gelähmt, betäubt, weggetreten) und wie eine Marionette.

Aufgrund dieses sie sehr erschreckenden „dysfunktionalen" Erlebens („ich gehöre eingeliefert") begab sie sich in Behandlung. Im Zuge der Exploration, Anamnese und „Triggeridentifikation" stellte sich heraus, dass in der Drogerie jemand im Nebengang ein Rasierwasser ausprobiert hatte. Dieses war dasselbe gewesen wie jenes, das der Täter bei ihrer Vergewaltigung zwei Jahre vorher benutzt haben musste.

Es war eine orale Vergewaltigung gewesen und die Patientin hatte an Details keine bewusste Erinnerung gehabt, nur, dass sie sich „wie tot" gefühlt hatte. Somit hatten sich über den bewusst gar nicht wahrgenommen olfaktorischen Trigger „Rasierwasser" die damaligen Körperempfindungen inklusive offensichtlich der damaligen Schutzmechanismen aktiviert. Auf die damalige (körpereigene) Analgesie wiesen Beschreibungen wie „bamstig" und auf Dissoziation die Schilderung „wie eine Marionette" hin. Auch die

sogenannte Depersonalisation („ich bin nicht dabei“) wurde in der Situation im Drogeriemarkt in Sekundenbruchteilen aktiviert.
Die Situation konnte über Psychoedukation deutlich entlastet werden („ich bin nicht verrückt, mein Körper, der damals klug reagiert hat, hat sich plötzlich erinnert und die Lösungen von damals sind die Symptome von heute“).
Die Belastung in der Erinnerung konnte in drei EMDR-Sitzungen aufgelöst werden, auch die Körpererinnerung, die sich im Übergeben gezeigt hatte.

Für den Schutzmechanismus Dissoziation gilt: Dissoziative Phänomene reichen von kurzer sogenannter dissoziativer Amnesie bis hin zu Jahren des Lebens, über denen Wolken der Amnesie liegen. Zum Beispiel kann die Amnesie bei einem Unfall über die fünf Sekunden nach dem Aufprall bestehen, weil das der schlimmste Moment war und dieser dem Gehirn nicht zugemutet wird. Dies ist ein typisches Beispiel für eine funktionelle Störung – für den Moment, den u. U. ein Trigger in einer Fahrsituation im Hier und Jetzt auslöst, ist man weggetreten und war es auch in der Vergangenheit.

Wenn Dissoziation in der Vergangenheit chronisch zu viel und zu lange als „Bewältigungsmechanismus“ „eingesetzt“ werden musste, sprich „not-wendig“ war, kann es in letzter Konsequenz so weit gehen, dass das Gesamtgefüge der Persönlichkeit daran zerbrechen kann (komplexe strukturelle Dissoziation bis hin zur Dissoziativer Identitätsstörung). Dies war beim Überblick über Traumafolgestörungen schon einmal Thema als fatalste Folge schwerer Entwicklungstraumatisierungen (Kap. 3.3.1). Hieraus ergibt sich die Wichtigkeit des Erfassens des Ausmaßes von Dissoziation im Zuge der traumaspezifischen Anamnese. Daraus lassen sich wichtige Rückschlüsse auf das Ausmaß der Belastung und somit auf die behandlungstechnische Notwendigkeit der Stabilisierung und Zurückhaltung mit der Traumakonfrontation ziehen.

3.3.4 Komorbiditäten im Kontext psychischer Traumatisierung

Neben den direkten Psychotraumadiagnosen wie akute Belastungsreaktion, klassische Posttraumatische Belastungsstörung, komplexe posttraumatische Belastungsstörung und schwere dissoziative Störungen finden sich in der Übersicht (Abb. 2) auch klassische psychische Störungen wie Sucht, Angst, Depression, somatoforme Störungen, dissoziative Störungen (die sogenannten „kleinen“ dissoziativen Störungen außer der Dissoziativen Identitätsstörung) als Komorbiditäten (Krankheiten, die sich „dazu anlagern“) (u. a. Fischer/Riedesser 2023).

Sie ergeben sich logisch aus den neurobiologischen Grundfakten und aus den Leitsymptomen. Sie können sich – und das ist wichtig und sei hier noch einmal erwähnt – sowohl bei Typ-I-Traumatisierungen, also Monotrauma und Multitrauma, als auch im Kontext von Typ-II-Traumatisierungen, d. h. sequenziellem und Entwicklungstrauma „ansiedeln". Warum:

Angststörungen

Aus dem Vermeiden der Auslöser (situativ und intrapsychisch) können sich verschiedene Angststörungen als Komorbidität entwickeln: Sozialängste, Agoraphobien, auch generalisierte Angststörungen und Panikattacken:

Eine junge, 18-jährige Frau, die vergewaltigt worden war, entwickelte neben der posttraumatischen Symptomatik zunächst eine Sozialangst, dann eine generalisierte Angststörung und nahm überall potenzielle Täter und Gefahr wahr.

Ein 45–jähriger Lokführer, der vor dem Ereignis (Unfall an einer Eisenbahnkreuzung) „gut aufgestellt" gewesen war, entwickelte Sozialängste, weil er ständig befürchtete, auf das Ereignis angesprochen zu werden, da er dann sofort in ein Hyperarousal geriet, das er nicht kontrollieren konnte und das sogar in panikattackenähnlichen Zuständen endete.

Suchterkrankungen

Suchtmittelabusus ist im Bereich der Traumafolgeerkrankungen nicht selten als Selbstmedikation zu verstehen. Suchtmittel können zur unmittelbaren Beruhigung in Situationen von akutem und chronischem Hyperaurosal dienen. Auch zur Kontrolle bzw. „Vernebelung" von Intrusionen sind sie „geeignet".

Ein Bankbeamter litt nach einem Überfall (der Täter hatte ihm die Pistole über eine Minute lang an die Schläfe gehalten, während sein Kollege Geld aus dem Tresor in eine Tasche packen musste) unter sehr intrusiver Symptomatik und daraus folgenden Schlafstörungen. Er berichtete, dass er nun statt eines Seidls (0,2 l Bier, österreichisch) abends zwei Krügerl (je 0,5 l Bier) trinke, um die Bilder loszuwerden und sich zu benebeln, auch, damit er besser schlafe.

Wenn jemand im Zuge von sequenzieller oder Entwicklungstraumatisierung massiven jahrelangen emotionell-physiologisch-kognitiven Beeinträchtigungen ausgesetzt war, kann im Vergleich mit dem obigen Beispiel erahnt werden, dass der „Bedarf an Selbstmedikation" exponentiell höher ist.

Depressive Störungen

Aus dem Erleben der Hilflosigkeit sowohl in einmaligen oder chronischen Situationen direkt als auch im Umgang mit den späteren Symptomen kann sich „erlernte Hilflosigkeit" ausprägen. Weiterhin können die Selbstabwertung und das Erleben der mangelnden Selbstwirksamkeit zu depressiven Entwicklungen führen.

Dies war bei oben erwähntem Lokführer neben den Angststörungen der Fall. Er hatte außerdem vom Hausarzt aufgrund der nicht erkannten ereignisbedingten chronischen Übererregung (Stressregulationsstörung), die sich klinisch über Schlafstörungen, Reizbarkeit, Konzentrationsstörungen und verstärkte Schreckreaktion zeigte, sowohl schwere Schlafmittel als auch Anxiolytika bekommen. Diese lähmten ihn dermaßen, dass er sich „bis morgens um 11 wie ein Zombie" fühlte, außerdem aufgrund der Medikamente und der posttraumatischen Symptomatik Erektionsstörungen entwickelt hatte, was ihn sich zusätzlich als „kein Mann mehr" erleben ließ.

Somatoforme Störungen

Die Entwicklung somatoformer Störungen als Komorbidität ergibt sich aus direkten Körpererinnerungen. Dies sind teilweise abgekoppelt gespeicherte Wahrnehmungsteile des Erlebten. Sie ergeben sich oft direkt aus dem Geschehenen:

So entwickelte ein Feuerwehrtaucher, dessen Kamerad bei einem gemeinsamen Einsatz durch einen Strudel zu Tode gekommen war, organisch weder erklär- noch behandelbare Parästhesien am rechten Arm und an der rechten Hand. Im Zuge der Traumabearbeitung stellte sich heraus, dass diese Hand den Kollegen so lange festgehalten hatte, wie es ging, bevor er von dem Strudel losgerissen wurde und unterging. An diesen Moment hatte sich der Mann nicht erinnert, aber in der Bearbeitung stellte er sich definitiv als der schlimmste des ganzen Geschehens dar und hatte zusätzlich zur blockierenden und irrationalen Überzeugung „Ich bin schuld“ geführt. Beides ließ sich auflösen.

Eine Frau mit schwerer Entwicklungstraumatisierung (sadistische sexuelle, körperliche, seelische Misshandlungen im Alter von drei bis 13 Jahren) hatte chronische, organisch nicht erklärbare Unterleibsentzündungen. Dies ist ein Beispiel aus dem Bereich der Typ-II-Traumatisierungen.

Diese Symptome sind oft in der herkömmlichen Psychotherapie behandlungstechnisch nicht mehr erreichbar, weil Sprache hier ein limitierendes und limitiertes Instrument ist.

Dissoziative Störungen als Komorbidität

Neben der schweren Entwicklungstraumafolgestörung, der Dissoziativen Identitätsstörung (lt. ICD-11 6B64, früher Multiple Persönlichkeit), die an dieser Stelle nicht gemeint ist, finden sich sowohl bei Typ-I- als auch bei Typ-II-Patienten „kleinere“ dissoziative Störungen / dissoziatives Erleben und Verhalten.

Sie tauchen bei den Patienten als Symptome auf heutige, oft nicht „adäquate“ und auch oft nicht bewusst identifizierbare Auslöser hin auf. Sie machen Angst, bedeuten Kontrollverlust, und auch sie werden von Betroffenen und auch von Fachpersonal nicht selten als psychotische Symptome missinterpretiert oder noch salopper als „hysterisch“ bezeichnet.

In Wirklichkeit können diese „Ausfälle“ aber nachvollziehbar sein, wenn man die bewussten oder unbewussten Trigger (spezifische Auslöser, oft Sinneseindrücke oder situative Trigger, die im Erlebnis auch da waren (s. Bsp. Frau im Drogeriemarkt, S. 53) gemeinsam mit den Patienten identifiziert.

Folgende dissoziative Störungen können zum Beispiel auftreten: dissoziative Amnesie (6B61), Depersonalisation („es geschieht, aber ich oder Teile von mir sind nicht dabei“), Derealisation („es geschieht nicht“), peritraumatische Dissoziation (während des Ereignisses abgespaltene Wahrnehmung; 6B66, Partielle DIS 6B65).

Einige dieser Phänomene sollen im Folgenden mit praktischen Beispielen illustriert werden:

Jemand entfernt sich nach einem Autounfall ohne bewusstes Zutun vom Geschehen und wird entfernt vom Unfallort aufgegriffen. Er hat nicht Fahrerflucht begangen, er kann sich gar nicht daran erinnern, wie er an den Ort kommt – dies ist die dissoziative Fugue.

Jemand berichtet in der Anamnese eines schweren Busunfalls, bei dem er fast gestorben wäre, dass er nach der Bergung am Hang gesessen sei, den umgekippten Bus weiter unten gesehen habe, die Rettungskräfte nur gesehen, ihr Sprechen aber nicht gehört habe, da es wie in einer Glasglocke gewesen sei, und dass er überlegt habe, ob er tot sei und das alles vielleicht nur von außen betrachte. Hier werden Depersonalisation und auch die dissoziativen Sensibilitäts- und Empfindungsstörungen deutlich: Das Geschehene wird wahrgenommen, aber der Betroffene ist in der Szenerie nicht wirklich enthalten. Außerdem ist der Bereich des Hörens abgeschaltet. Dieser Patient entwickelte einen organisch nicht erklärbaren Hörsturz.

Eine Frau, die schwerste sexuelle und körperliche Gewalt als Kind durch die primären Bindungspersonen erlebt hat, berichtet von dem sie sehr belastenden Phänomen in der Gegenwart („ich möchte schließlich eine gute Mutter sein ...") – sie nennt es „Störung": Die Kinder kommen aus der Schule (1. und 2. Klasse) und berichten durcheinander von den Geschehnissen des Vormittags. Sie möchte zuhören, plötzlich hört sie die Kinder nicht mehr, sieht nur noch, wie sich die Münder bewegen, bekommt ein benommenes Gefühl und alles rauscht in ihrem Kopf (dissoziative Sensibilitäts- und Empfindungsstörungen, nach außen als dissoziativer Stupor sichtbar). Kurz danach hat sie das Gefühl, dass sie sich „wegbeamt" wie die „Bezaubernde Jeanny" (eine Fernsehserie aus den 1970er Jahren, in der die Hauptperson sich „beamen" konnte in Momenten, in denen sie sich entfernen wollte). Sie kommt aus diesem „Zustand" erst zu sich, wenn die Kinder an ihr zerren und rufen: „Mama, Mama, sei wieder die Mama".
Diese sehr berührende Geschichte, auch aufgrund der natürlichen „Reorientierungsintervention", die die Kinder setzen, die merken, dass die Mutter weggedriftet ist (dissoziativer Stupor), ist ein Beispiel für komplexe Folgen bei Typ-II-Traumatisierungen. Die Muster aktivieren sich im Jahr 2009 bei einem banalen Reiz (vollkommen generalisierter Stressor durch die Kinder, die auf sie einreden), der zu einer Reaktion führt, die im Hier und Jetzt gar nicht angemessen ist und ein Symptom darstellt. Früher (in den 1970er Jahren, in der Kindheit der Patientin) war das „Wegbeamen" für sie ein fundamenteller psychischer Überlebensmechanismus in schlimmen, unaushaltbaren Bedrohungssituationen (wie oben beschrieben – Dissoziation als letzter Ausweg).

Bei einer Frau wird nach einem Unfall einige Monate später über einen banalen Trigger eine ca. 20-sekündige Sequenz des Geschehens erinnert, die vorher nicht da war, aber einen Mosaikstein des schlimmsten Moments ausmacht – ein Beispiel für dissoziative Amnesie.

Aus den verschiedenen Beispielen wird deutlich, dass sich vielfältige (Hinter-)Gründe für die Ausbildung spezifischer Komorbiditäten im Kontext traumatischer Erfahrungen bieten – bei allen Arten psychischer Traumatisierung. Das heißt, dass bei diesen Symptomatiken auch immer die „Traumabrille" diagnostisch mitlaufen sollte (Münker-Kramer 2017a). Selbstverständlich gibt es auch *nicht traumabedingte* Ängste, Süchte, Depressionen – bei somatoformen Störungen ist dies selten, bei dissoziativen Störungen kaum der Fall.

Aufgrund des bisher Erarbeiteten gilt für die Bewertung der Komorbiditäten selbstverständlich auch, dass die Ausprägung bei Typ-II-Traumatisierungen oft langwieriger, generalisierter (s. das Beispiel der Frau mit den Kindern) und dramatischer sein kann.

Außerdem werden sie leider auch oft gar nicht als Komorbidität erkannt und „nur" klassisch psychotherapeutisch behandelt – unabhängig vom Hintergrund eventuell bestehender psychotraumatischer Erfahrungen. Dies kann dazu führen, dass den Patienten wesentliche Ansätze – wie EMDR – nicht zur Verfügung stehen. Mir selbst ist es in meiner rein verhaltenstherapeutisch orientierten Praxis viele Jahre so gegangen.

3.3.5 Komplexe PTBS – DESNOS

Die Typ-II-Traumatisierungen finden leider nicht selten im Kontext von primären Beziehungen statt. Daraus ergeben sich über die reine Stressregulationsstörungsproblematik komplexe Dynamiken von Bindung, Schuld, Scham, „Lebenskonzept" und Attributionen.

Weiterhin kommt im Sinne der sogenannten Traumadynamik das „veränderte Selbst- und Weltverständnis" massiv erschwerend hinzu.

Seit Ende der 1990er Jahre beschreiben namhafte Experten wie Judith Herman und Bessel van der Kolk eine pragmatische Diagnose (Herman/van der Kolk 1987, Huber 2020). Sie wurde in umständlicher angloamerikanischer Bezeichnung DESNOS (= disorder of extreme stress not otherwise specified) genannt: Störung nach Extremstress, die anderweitig nicht spezifiziert wurde.

Im Deutschen hat sie schon lange als komplexe posttraumatische Belastungsstörung Einzug in die Fachliteratur gehalten (Abb. 2). In einem exzellenten Artikel dazu gehen Reddemann, Driessen et al. bereits 2002 im deutschen Fachmagazin „Nervenarzt“ sogar so weit, „die Annahme eines Diathese-Stress-Modells der Borderline-Persönlichkeitsstörung mit Traumatisierung als notwendige, aber nicht hinreichende Bedingung zu postulieren“ (Driessen et al. 2002, S. 820). Nach über 25 Jahren hat sie erfreulicherweise endlich einen fundierten Stellenwert in der ICD-11 erhalten (Maerker/Köllner 2011). Die komplexe PTBS umfasst über die Symptome der klassischen PTBS hinaus folgende Symptombereiche:

Typ-II-Traumatisierung als Außenereignis
1. plus Störungen der Affektregulation (hier besteht der Bezug zu toxischem Stress wie bei der klassischen PTBS),
2. plus Bewusstseinsveränderungen wie z. B. Amnesien und andere dissoziative Phänomene,
3. plus gestörte Selbstwahrnehmung/–bewertung,
4. plus gestörte Wahrnehmung des Täters,
5. plus Probleme in Beziehungen und im zwischenmenschlichen Kontakt,
6. plus Veränderungen des Wertesystems und der Zukunftseinstellungen.

In der klinischen Wirklichkeit in psychiatrischen Einrichtungen (z. B. Pernjak 2008) oder auch in Einrichtungen der Jugendwohlfahrt etc. ist die komplexe posttraumatische Belastungsstörung nicht mehr wegzudenken, auch wenn sie als diagnostische Kategorie selten aktenkundig wird.

In diesen beiden Bereichen wäre sicher einiges anders zu beurteilen, wenn diese diagnostische Brille öfter aufgesetzt würde. Mit der Aufnahme in die ICD-11 ist hier weiter zu hoffen. Ansätze wie Traumapädagogik, die die Schulung der Mitarbeiter pädagogischer Einrichtungen unter anderem über dieses klinische Wissen und seine praktischen Auswirkungen in deren konkreter Realität diese Dinge forciert, leisten hier auch Wesentliches (Bausum et al. 2013).

Für die Behandlung der komplexen PTBS mit EMDR bedarf es in der Anamnese- und in der Stabilisierungsphase, aber auch im direkten Vorgehen bei der Traumakonfrontation speziellerer und anderer Behandlungsstrategien als bei Typ-I-Traumatisierungen (Hofmann/Lehnung 2024). Dies wird in Kapitel 4 thematisiert.

Fundierte und kompetente Darstellungen zu Entstehung, Behandlung und Ausmaß weiterer schwerster Typ-II-Traumatisierungen finden sich u. a. bei Huber (2020 und 2023), Brisch (2004), van der Kolk (2007) und Reddemann (2003).

Hier sind immer zunächst intensive Ressourcenaktivierung (soweit vorhanden, z. B. bei sequenziellem Trauma „von vorher“) oder Ressourcenaufbau vonnöten. Davor und begleitend ist die Anleitung zu allen Arten von Stresscoping wichtig. Damit wird trainiert, den Sympathikus grundsätzlich soweit „herunterzufahren“, dass überhaupt Ressourcen wahrnehmbar (als Wahrheit nehmbar) sind. Das ist einerseits Teil einer potenziellen Vorbereitung für EMDR, es ist aber auch per se in jeder Art von Psychotherapie mit solcherart traumatisierten Menschen angezeigt.

3.4 Geschichte der Psychotraumatologie

Die Geschichte der Psychotraumatologie ist seit fast 200 Jahren geprägt vom Wechsel zwischen Leugnen und Erkennen im Kontext gesellschaftlicher Strömungen und relevanter Interessenvertretungen. Die folgende kurze Darstellung beschränkt sich auf die US-amerikanisch-europäische Geschichte, da unsere Behandlungsansätze und speziell EMDR in dieser Tradition stehen. Selbstverständlich gibt es auch andernorts eine identifizierbare Geschichte der Beschäftigung mit dem Umgang mit psychischer Traumatisierung: Es soll keine US-amerikanisch-europazentrierte Erlebens- und Wissensdominanz suggeriert werden.

Die Geschichte ist geprägt durch zwei Hauptstränge: Gewalt an Kindern und Frauen im Bereich der familiären Gewalt und Gewalt an Männern im Krieg. Im Buch von Judith Herman, in dem ein guter Überblick zu diesen beiden geschichtlichen Strängen gegeben wird, findet sich sinngemäß die Äußerung, dass es von den Auswirkungen her wenig Unterschied macht, ob der Diktator sich in der Familie oder im Staat befindet (Herman 2003).

Im Zuge der Bemühungen Ende der 1970er Jahre um die offizielle Anerkennung der PTBS als erste Diagnose, die deklariert, dass Ereignisse von außen psychische krankheitswertige Störungen verursachen können, arbeiteten die Interessenvertreter der Opfer genau dieser beiden Bereiche – Frauenbewegung und Veterans Administration – zusammen. Daher kommt gerade der PTBS eine hohe Bedeutung zu, obwohl sie inzwischen aus inhaltlichen Gründen „eine Diagnose von vielen“ ist (Abb. 2 und Ausführungen in Kap. 3.3).

Neben dem im Folgenden dargestellten kurzen Abriss der Wissenschaftsgeschichte der Psychotraumatologie stellen Fischer und Riedesser (2023) die Naturgeschichte der Psychotraumatologie in einem interessanten lesenswerten Kapitel vor. Bei van der Kolk (2007), Herman (2003), Sachsse et al. (2004) und Seidler (2013) kann man ebenso vertiefend und detailreich nachlesen.

Begriff und erste Erwähnungen von Reaktionen

Doch von Anfang an: Im Altertum bedeutete das griechische Wort „travma" „Leck an Schiffen". Es ist nachvollziehbar, dass dieser Begriff an sich für die Wunde im medizinischen Sinne benutzt wurde. Ein havariertes Schiff bedeutete sicher für Altertumsvölker eine Verletzung des Lebensnervs. Bei Fischer und Riedesser (2023) findet sich in dieser Tradition, wie oben erwähnt, eine lange Abhandlung darüber, dass es legitim ist, das Pendant Psychotrauma dem medizinischen Traumabegriff zur Seite zu stellen. Der modernere Begriff Psychotrauma hat sich im deutschsprachigen Raum seit ca. dem Jahr 2000 langsam eingebürgert.

Erste Erwähnungen von Reaktionen, die mit heute beschriebenen Symptomen der akuten Belastungsreaktion oder der posttraumatischen Belastungsstörung vergleichbar sind, finden sich in Beschreibungen aus dem Nordengland der industriellen Revolution um 1835. Der Psychiater John Eric Erichsen berichtete von Unfallbetroffenen im Bereich des Eisenbahnbaus, die merkwürdige Reaktionen zeigten – quasi ein Zuviel oder ein Zuwenig an „Verhalten" (Erichsen 1867). Dies wurde zunächst „Erichsen's disease" genannt, später wird es durch die Verbindung zur „Eisenbahn" als „railroad-spine" bezeichnet (Fischer-Homberger 1970). In einer biologistischen Sichtweise vermutete er die Ursache für die merkwürdigen Verhaltensweisen der Betroffenen in der Rückenmarksflüssigkeit, die durch die Erschütterungen im Kontext der Unfälle verändert werde. Zu dieser Zeit wurde im Kontext der Konzepte zur traumatischen Neurose auch über das Rückenmark als der Sitz der Seele spekuliert.

Erforschung von Psychotrauma bei Frauen: Charcot, Janet, Freud

In Frankreich veröffentlichte um 1860 ein Mediziner namens Ambroise Tardieu eine gerichtsmedizinische Studie, die auch heute noch aktuell sein könnte. Er konstatierte, dass in hohem Ausmaß sexuelle Gewalt und Vergewaltigung an Kindern vorkämen. Er beschrieb das sogenannte „Battered Child Syndrom" (Tardieu 1857). Es definiert sich als nicht unfallbedingte, aber gewaltsame, körperliche oder seelische Schädigung eines Kindes durch aktives verletzendes Verhalten oder durch unterlassenen Schutz durch ein Familienmitglied oder eine Eltern-/Erwachsenen- oder Betreuungsperson. Dies deckt sich mit den Beschreibungen verschiedener Varianten der Entwicklungstraumatisierung (Kap. 3.3.1). Weiterhin könnte seine Arbeit ein Auszug aus Jugendamtsakten oder Berichten von Kinderschutzteams in Unfallkrankenhäusern der Gegenwart sein. Dass derartige

Missstände Mitte des 19. Jahrhunderts von offizieller Seite beschrieben wurden und dennoch erst über 100 Jahre später Reaktionen folgten, ist nebenbei erschreckend.

Dies wurde um 1880 in einer Gegenbewegung unter der Führung von Alfred Fournier abgetan mit der Begründung, dass die Aussagen, auf denen der Bericht basierte, als „kindliche Mythomanie“ zu verstehen seien – kindliche Lügensucht –„Vortäuschung geschlechtlicher Angriffe durch kleine Kinder“ (Sachsse et al. 2004, S. 8).

Das Beispiel ist insofern bedrückend, als sich hier ein Phänomen zeigt, das im oben genannten Wechsel von Anerkennung und Leugnung auf verschiedenen Ebenen und durch verschiedene Zeiten sowie gesellschaftliche Realitäten bestehen bleibt: Gesellschaften, kleinere Gemeinschaften wie dörfliche Strukturen, Institutionen wie Kirchen u.Ä., Familien, ja sogar die Betroffenen selbst tendieren dazu, etwas, das nicht sein kann, als nicht existent zu verleugnen/zu dissoziieren. „Was nicht sein kann, das nicht sein darf!“ Dies ist leider brandaktuell.

Frankreich wurde in der Geschichte der Psychotraumatologie allerdings noch in ganz anderer Weise berühmt. In den 1880er Jahren bis 1893 wurde der Psychiater Jean Martin Charcot (1825–1893) mit seinen Studien zu „Fallsucht“ in der Salpetrière, einem Vorstadtkrankenhaus in Paris, bekannt (Fischer/Riedesser 2023). Er beschäftigte sich als aufgeklärter, antiklerikal eingestellter, bürgerlicher und naturwissenschaftlich denkender Wissenschaftler damit zu beweisen, dass die Fallsucht, dies war der damalige Begriff für Epilepsie, eine neurologisch-organische Ursache hätte und keine Besessenheit sei. Die „Fallsüchtigen“ waren zu dieser Zeit zum größten Teil eingekerkert, angebunden und man nahm an, sie seien vom Teufel besessen. Charcot stieß auf eine weitere Gruppe von Patientinnen, die eine andere Art von Fallsucht aufwies (heute als dissoziative Bewegungsstörung oder dissoziativer Krampfanfall bezeichnet). Ihn interessierte die Symptomklassifikation dieser „Hysterikerinnen“, wie er sie nannte. Seine bahnbrechende Forschung fand unter regem Interesse der (Fach-)Öffentlichkeit statt, seine Vorlesungen, die berühmten Leçons du Mardi – Dienstagsvorlesungen – erfreuten sich höchsten Interesses. Die Frauen wurden „vorgeführt“, die Symptome und Reaktionen wurden – in heutiger psychotraumtologischer Sprache – getriggert, um sie immer besser und detaillierter katalogisieren und klassifizieren zu können (Herman 2003). Charcot starb 1893, zwei seiner Schüler arbeiteten an wichtigen Themen weiter:

Pierre Janet (1859–1947) beschäftigte sich mit einem speziellen Symptombereich, der *Dissoziation*, in all ihren Facetten und beschrieb diesen neurobiologischen Schutzreflex nahezu so, wie auch heute noch in der einschlägigen Fachliteratur des 21. Jahrhunderts zu lesen ist: Ein Ereignis wird zusammen mit den damit verbundenen Emotionen und sensorischen Reizen abgespalten. Das spontane Auftreten aufgrund von Auslösern über sogenannte Affektbrücken, das wir heute beschreiben, war auch damals schon Thema. Leider wurde seine Forschung wenig beachtet. Er beschrieb außerdem die heute noch gebräuchlichen *Phasen der Traumabehandlung*.

Sigmund Freud (1856–1939) war der andere – berühmtere – Schüler von Charcot. Er beschäftigte sich mit der *Ätiologie der Hysterie*, ihrer Krankheitsentstehung. Gemeinsam mit Josef Breuer arbeitete er nach seiner Rückkehr nach Wien einige Jahre bis 1896 intensiv an der Frage, was den merkwürdigen Symptomen der betroffenen Frauen zugrunde liegen könnte. Diese Forschung führte 1896 zur ersten Erwähnung des „psychischen Traumas" in einem Aufsatz und in einem Vortrag zur „Ätiologie der Hysterie". In diesem Werk wurden klar sexuelle inzestuöse Übergriffe auch im Familienkontext als Ursachen der Symptome seiner Patientinnen thematisiert – Töchter und Frauen der besseren Wiener Gesellschaft. Diese Tatsache, gemeinsam mit der „Unsäglichkeit" seiner Forschungsergebnisse, bewirkte maximale Ignoranz bei den Fachkollegen in Wien: „Ein Vortrag über Ätiologie der Hysterie [...] fand bei den Eseln eine eisige Aufnahme und [...] die seltsame Beurteilung: Es klingt wie ein wissenschaftliches Märchen." (Freud zitiert nach Fischer/Riedesser 2023, S. 39). Dieses Zitat stammt aus einem Brief Freuds an seinen Freund Wilhelm Fließ (Freud 1985). Die verhängnisvolle Erfahrung – die Gesellschaft zu dieser Zeit in Wien (monarchistisch, katholisch, Bürgertum) war noch nicht reif für seine Erkenntnisse – führte in den folgenden Jahren fatalerweise zu einer diametralen Umkehr in Freuds Theoriengebäude. Dieses wurde von seinen Schülern weiter perfektioniert. Freud war also sehr nahe dran gewesen an aus heutiger Sicht höchst aktuellen und sehr modernen Erkenntnissen und hätte vielen Menschen Leid erspart, wenn er dabei geblieben wäre. 1896 war er selbst noch überzeugt vom revolutionären, bahnbrechenden Gewicht seiner wissenschaftlichen Erkenntnisse: „Und dies, nachdem man ihnen (den „Eseln", Anm. d. Verf.) die Lösung eines mehrtausendjährigen Problems, ein caput nili, aufgezeigt hat!" (Freud zitiert nach Fischer/Riedesser 2023, S. 37 und Hirsch 2004, S. 9).

Kriegstraumatisierungen

Die andere Schiene der Erkenntnisse bzw. Erlebnisse mit psychischer Traumatisierung fand einen ersten erwähnten Höhepunkt im Ersten Weltkrieg: Die Militärpsychiatrie, so sie so zu nennen ist, beschrieb ab ca. 1916 bei Soldaten die sogenannte „Schützengrabenneurose" („shell shock" nach dem englischen Psychiater Charles Myers). Die Betroffenen wurden aufgrund ihres äußerlich sichtbaren Verhaltens auch „Kriegszitterer" genannt (aus heutiger Sicht ein extremes Zeichen von stecken gebliebenem Hyperarousal mit den bereits genannten neurobiologisch-neurophysiologischen Hintergründen). Damals wurde dieses Verhalten entweder organisch-somatisch durch Erschütterungen des zentralen Nervensystems begründet oder die Personen wurden als Simulanten abgetan, als sogenannte Vaterlandsverräter und Rentenneurotiker. Etwa 80.000 Soldaten (höhere Dunkelziffer) erkrankten an den Symptomen. Die „Therapie" bestand vorrangig aus Kaltwasser- und Elektroschocks. Ein erster berühmter deutschsprachiger Antikriegsroman in zwei Teilen erschien 1928 und schildert eindrücklich die psychischen Qualen: „Im Westen nichts Neues" und „Der Weg zurück" von Erich Maria Remarque. Die Verfilmung wurde unter dem Einfluss der Nationalsozialisten 1930 und dann noch einmal 1933 endgültig verboten. Das hatte hohe politische Symbolkraft.

In der Weimarer Republik entstand neben den vielen Einzelschicksalen ein großes Rentenproblem mit diesen Betroffenen, sie wurden gebrandmarkt und stigmatisiert und ihre Beschwerden als endogen abgetan.

Abgesehen von den vielfältigsten psychischen Traumatisierungen auf allen Seiten, die ihren Ursprung im Zweiten Weltkrieg haben und bis in die Gegenwart reichen, immer noch wirken und teilweise heute erst beforscht werden, soll hier nur auf einen für die Behandlungsformen im Bereich der Psychotraumatologie relevanten Meilenstein eingegangen werden. Alles andere würde den Rahmen sprengen.

Die Landung der Alliierten in der Normandie am 6. Juni 1944, dem „D-Day", war der Beginn der psychologischen Nachsorge für Militär in kleinen Gruppen. Diese gezielten Interventionen waren Vorläufer moderner Systeme wie das Critical Incident Stress Management, bei denen systematische psychologische Einsatznachsorge bei Einsatzorganisationen einzeln und in der Gruppe betrieben wird (Everly/Mitchell 2002). Ein Militärpsychiater, Dr. Glen Srodes, führte mit einzelnen Gruppen erste Entlastungsgespräche. Dies führte zu besserer Gruppenkohäsion und verminderte das Auftreten von Symptomen.

Abram Kardiner (1891–1981), ein Psychoanalytiker in New York, war einer der wenigen Psychiater zu dieser Zeit, der Kriegsfolgen erkannte und behandelte. Er beschrieb sie sehr treffend als „traumatic neurosis of the war“ und „Physioneurose“ im Gegensatz zur Psychoneurose. Dies war bereits sehr nahe an der heutigen Definition des Hyperarousal-Symptoms der PTBS.

Wesentlich war in seiner Arbeit auch die in heutigen Behandlungskonzepten selbstverständliche Rolle der „Zeugenschaft“ von „außen“, der „parteilichen Abstinenz“ des Behandlers. Herman berichtet in ihrem Buch (2003) von einem Offizier, der genau dies als sehr bedeutsam und zu dieser Zeit einzigartig anmerkte, als Kardiner eher bescheiden dessen Dank für die Behandlung abwehrte.

In „Traumatic neurosis of the war“ (Kardiner 1941) beklagt auch Kardiner die Ignoranz der Gesellschaft – die „phasenweise auftretende Amnesie, die die Forschungen auf diesem Gebiet immer wieder unterbrochen hatte.“ (Herman 2003, S. 39).

Der Weg in die Anerkennung der PTBS als 1. Psychotraumafolgestörung

In der Nachkriegszeit wurden mehrheitlich die Psychotraumata aus dem Krieg ignoriert bzw. wahrscheinlich gemeinsam verdrängt bis sogar dissoziiert. Man wollte/musste, um das Grauen von Leid, Scham, Verlust und Schuld sowie die vielfältigen schrecklichen konkreten Erinnerungen im wahrsten Sinne des Wortes hinter sich zu lassen, nach vorne schauen. Die Film- und Musikindustrie der 1950er Jahre sowie das Sich-in-die-Arbeit-und-den-Aufbau-Stürzen stützt diese Vermutung: oberflächlich, in Pastellfarben und leichtfüßig. Dies findet hier Erwähnung, da sich gerade seit etwa 2006 vermehrt Literatur und Zeugenberichte zu den Spätfolgen der zunächst ignorierten schweren Traumatisierungen dieser Generation findet. Vor allem auch mit EMDR gibt es hier vielversprechende Ansätze, die dessen tiefer gehende Wirkweise im Erreichen und Neubewerten dysfunktional gespeicherter Erinnerungen nutzen können. In der Psychologie und Psychiatrie wird sogar vom Übertragen von Traumata auf Kinder und Enkel, der transgenerationellen Transmission, gesprochen. Hier bietet der Forschungsbereich der Epigenetik neuere Erkenntnisse (Kegel 2015).

Entscheidende Impulse für eine längst fällige Anerkennung der direkten Auswirkung psychischer Traumatisierungen auf die körperlich-seelisch-mentale Befindlichkeit einer Person ergaben sich aus den allgemeinen gesellschaftlichen Umwälzungen der 1960er und 1970er Jahre: sexuelle Revolution, Änderung des Selbstverständnisses der Frauen, Studentenunruhen etc. Material lieferten zudem einerseits Korea- und Vietnamkrieg, in denen die Traumatisierung von Männern im Vordergrund stand und schließlich nicht mehr wegzuleugnen war. Nach dem Vietnamkrieg gab es in den USA fast eine Million Veteranen mit teilweise erheblichen psychischen Kriegsfolgen, die letztlich nicht mehr zu ignorieren oder umzuattribuieren waren. Die Frauenbewegung auf der anderen Seite prangerte massiv, nachhaltig und unüberhörbar die Auswirkungen von häuslicher Gewalt auf Frauen und Kinder an. Die feministische Forschung bot ähnliche Krankheitsbilder, auch Komorbiditäten bei Frauen und Kindern, wie sie in den Akten der Veterans Administration zu finden waren. Nach vielen Jahren des Leugnens waren diese gemeinsamen Bemühungen 1980 schließlich mit einem historischen Durchbruch erfolgreich:

Die PTBS wurde von der Weltgesundheitsorganisation auf der Basis von Hans Selyes Stresskonzept als erste Diagnose anerkannt, bei der ein Außenereignis „amtlich" ohne weitere organische Ursache zu psychischen, emotionellen und mentalen Problemen, Symptomen und gar zu einer identifizierbaren und benennbaren Störung führen „durfte" (s. oben genauere Beschreibung) (Herman 2003, Fischer/Riedesser 2023). Diese Anerkennung stellte einen Quantensprung und Paradigmenwechsel dar.

Sie geschah 120 Jahre nach Tardieu, ca. 100 Jahre nach Charcot, Janet und Freud und 60 Jahre nach den „Kriegszitterern", offensichtlich weil die Zeit endlich reif und es gesellschaftlich nicht mehr möglich war, dieses Phänomen wegzuleugnen.

Der Weg in die Theorie und Praxis von Behandlung und Versorgung

Von da an ergaben sich in Diagnostik, Akutpsychologie und Traumatherapie rasante Entwicklungen von Konzepten und Methoden zur Versorgung: Critical Incident Stress Management (Everly/Mitchell 2002), EMDR (Kap. 2), weitere traumafokussierte Behandlungsstrategien, die Diagnostik und Behandlung von Komplextraumata, der „4er-Bereich" in der ICD-10, das neue Kapitel DSAS (Disorders specifially associated with Stress) im ICD-11, Bindungstheorie etc. (s. dazu auch Literaturempfehlungen und die zitierte Literatur in diesem Buch).

Seit 20 Jahren zieht nun auch die Grundlagenforschung explodierend nach. So belegt die neurobiologische Forschung mittels bildgebender Verfahren die vorherigen (Er-)Kenntnisse:

1. altes Volkswissen um Trauma, in Kunst und Alltag festgehalten (vgl. z. B. die Alltagsbeschreibungen aus Kap. 3.2.2).

2. Beschreibung von Reaktionen seit 200 Jahren (z. B. beginnend mit Eric Erichsen)
3. Beschreibung von Symptomen seit 140 bis 160 Jahren (Tardieu, Charcot u. a.).
4. offizielle Diagnosen (seit 40 Jahren).

Das alte Erkennen und langsam erworbene und zusammengetragene Wissen bekommt wissenschaftliche Bestätigungen. Die Entwicklungen schreiten rasant voran, die Literatur zu Diagnostik, Versorgung, Beratung, Akutintervention, Therapie und „Haltung“ von und bei Psychotraumafolgestörungen wächst unaufhörlich.

Die Forschung bestätigt den Alltag, es geht noch weiter: Ein Beispiel dafür ist die Tatsache, dass mittels bildgebender Verfahren (PET – Positronen-Emissions-Tomographie) oder f-MRT (funktionelle Magnet-Resonanz-Tomographie) die *Blockade des Broca-Areals während der Konfrontation mit Traumamaterial* und die gleichzeitige Übererregung des limbischen Systems nachgewiesen werden konnte. Nachher, bei Beschäftigung der Patienten mit neutralem Material, stellte sich das Bild umgekehrt dar. Alltagsaussprüche wie „mir fehlen die Worte“ oder „ich kann keinen kühlen Kopf bewahren“ (Kap. 3.2.2) werden somit neurobiologisch bestätigt. EMDR und die daraus erwachsene Forschung zum ganzen Spektrum von Traumafolgestörungen spielen dabei eine Schlüsselrolle und sind ein wichtiger Motor für diese Forschung geworden.

3.5 Das AIP-Modell – das Theoriemodell hinter EMDR

Nach dieser ausführlichen und grundlegenden Einführung in Neurobiologie/Physiologie von Extremstress, relevante Diagnosen und Zusammenhänge und in die geschichtliche Entwicklung und Verankerung dieser Erkenntnisse soll nun auf die dem EMDR zugrunde liegende Theorie fokussiert werden. Dies wiederum soll die genaue Beschreibung der Methode vorbereiten (Kap. 4) und das Verständnis der praktischen Grundprinzipien fundieren.

EMDR adressiert Einzelerinnerungen und Erinnerungsnetzwerke, die physiologisch, kognitiv, in Sinneswahrnehmungen und emotionell gespeichert sind, und erreicht somit alle bei der Beschreibung von Psychotraumafolgestörungen beteiligten Repräsentanzebenen (Münker-Kramer 2021, Hase et al. 2013 u. a.). Es handelt sich dabei um Verbindungen von

Einzelerinnerungen, deren Existenz wir uns in Form von Neuronenverbindungen vorstellen (Besser 2013) können.

Diese Erinnerungen werden im Alltag evident, wenn sie dysfunktionell gespeichert sind. Das bedeutet, dass sie nicht in bestehende Logik, Wertesysteme, Erklärungsmodelle und auch physiologisch normale Abläufe und Empfindungen eingebettet sind und dadurch körperliche und/oder emotionelle und/oder mentale, die Homöostase störende Symptome verursachen. Sie belasten uns somit im Alltag, sobald sie aufgrund von Auslösern – sogenannten Triggern – plötzlich, unerwartet und auch oft ohne bewusste Wahrnehmung angestoßen werden und ihre Wirkung entfalten.

Bei einem Mann, der als Fußgänger einen schweren Unfall hatte, riefen zwei Geräusche (Bremsenquietschen und Hupen) die Erinnerung an diesen Unfall massiv hervor. Dies ging in Sekundenschnelle so weit, dass er vollkommen die bewusste Kontrolle verlor und sich an der Wand kauernd wiederfand (Fugue-Phänomen aus der damaligen Situation wurde aktiviert). Weiterhin fehlten ihm einige Sekunden der Erinnerung (dissoziative Amnesie wurde aktiviert) und er empfand genau den starken Schmerz an seiner Schulter, die extrem verletzt gewesen war (Erinnerungsnetzwerk: Körpererinnerung). Das innere mentale „Verdauen" hatte noch nicht ausreichend gewirkt, die Erfahrung war vollkommen unintegriert. Über den Trigger Geräusch kam die „Gesamtladung" der vergangenen Situation hoch, und die ursprüngliche Unfallsituation wurde wie real erlebt. Bezogen auf das von Gunther Schmidt thematisierte Phänomen (Anm. der Autorin: dass die damalige Lösung oft das heutige Symptom produziert, vgl. Kap. 3.3.3) kann man sagen: Alle damaligen „Lösungen" wurden auch hier in der Triggersituation wieder mit aktiviert und imponieren im wahrsten Sinne dieses Wortes als Symptome. Der Mann selbst bezeichnete sich als hysterisch ...

Das Beispiel dieses Patienten wird in anderen Facetten im Kapitel 4 wieder aufgegriffen, um dort Spezielles zu illustrieren.

In Abhängigkeit davon, wie stark, komplex, „unverbunden", sprich „unintegriert" diese Erinnerung ist (s. auch Typ-II-Traumatisierungen in Kap. 3.2.2), kann das im AIP-Modell konstatierte autonome Selbstheilungssystem diese Erinnerungen im Alltag bearbeiten, „wegarbeiten" und integrieren oder eben nicht.

Man kann es sich so vorstellen wie den Verdauungstrakt für Nahrung, die wir täglich aufnehmen. Nehmen wir an, die Menge und die Art unserer Tagesnahrung war uns bekannt, unser Magen ist daran gewöhnt, hat genug Zeit zum Verdauen, die entsprechenden und passenden Enzyme und Verdauungssäfte stehen zur Verfügung und der Verdauungstrakt kann unter diesen Voraussetzungen ganz normal während der Nacht arbeiten. Am nächsten Tag ist in diesem Fall alles „erledigt“ bzw. umgewandelt und eingebaut oder für die Ausscheidung vorbereitet und es geht einem gut. Ist einer oder sind mehrere der oben genannten Faktoren nicht in dieser Weise gegeben, geht es einem nicht gut und man leidet unter diversen Symptomen.

Genauso funktioniert es im Gehirn. Hier scheint der bereits erwähnte REM-Schlaf über die schnelle bilaterale Stimulation des Gehirns, sprich das „In-Kontakt-Bringen der beiden für unterschiedliche Dinge verantwortlichen Hemisphären“ (Gehirnhälften), für diesen mentalen Verdauungsprozess verantwortlich zu sein (Stickgold 2002). Auch hier gilt: Dinge, in dem Fall Erlebnisse, die wir kennen, an die wir gewöhnt sind, die auch vielleicht Neues oder auch Schwieriges enthalten, kann unser „Hirn-Verdauungssystem-AIP“ integrieren, solange es Kategorien ähnlich Bibliothekskategorien gibt, die die Erlebnisse integrieren, wegpacken, einordnen können.

Am nächsten Morgen ist dann oft der Effekt erzielt, dass Dinge, über die man am Abend vielleicht noch intensiv gegrübelt oder über die man sich gegrämt hat, leichter oder weniger relevant oder vielleicht sogar unwichtig erscheinen.

Etwas wird neu bewertet, integriert, modifiziert, uminterpretiert, metabolisiert – in einem mentalen Verdauungsprozess.

Ich selbst habe dazu zwei Redewendungen meiner Mutter aus dem Alltag in Erinnerung, wenn ich abends über Ärgernisse oder Sorgen erzählt habe: „Schlaf mal drüber!“ und „Morgen sieht die Welt ganz anders aus“!

Diese auf den ersten Blick banalen Weisheiten treffen aber ziemlich gut das Gefühl und drücken vielleicht diesen Effekt oder auch Prozess laut AIP-Modell aus.

Diesen Effekt beschreiben auch Patienten nach EMDR-Behandlungen: „Es ist nicht mehr so wichtig“. „Es ist verblasst.“ „Ich weiß es noch, ich sehe es, aber ich bin im Körper ruhig.“ „Es ist weit weg, ich weiß, dass es war, aber es belastet mich nicht mehr.“

Dies ist das im AIP-Modell konstatierte und jedem von uns innewohnende mentale Selbstheilungssystem, das autonome Informationsprozessieren, das besonders während des Schlafens seine Wirkung entfaltet. Es benennt das Wirkmodell hinter der EMDR-Methode. Dazu Shapiro:

> „Letztendlich beinhaltet die AIP-Hypothese, dass die als Ziel gewählte Information im Laufe einer Sequenz von Phasen der Selbstheilung verarbeitet wird, deren Verlauf assoziierten Erinnerungskanälen folgt. Die

so bewirkte Transmutation ist an allen Elementen der Information zu erkennen." (Shapiro 2022, S. 88).

Die in diesem Zitat beschriebene Hypothese des autonomen Prozessierens über Kanäle findet sich exakt so im praktischen Erleben während der Phase des Reprozessierens im EMDR-Ablauf wieder (Kap. 4.3.4). Es nimmt die Beschreibung von EMDR als ein „im Hier und Jetzt" des therapeutischen Settings nachvollzogenes/nachjustiertes Prozessieren der belastenden Erinnerung vorweg.

Shapiro hatte ihr Modell ja zunächst lediglich „accelerated information processing" (beschleunigte Informationsverarbeitung) genannt (Shapiro 2022). Dann wurde der soeben erwähnte besondere Neubewertungs- und Neuvernetzungseffekt erkannt und beschrieben – das „R" im EMDR – und dieses „adaptive" fand auch Einzug in den Namen AIP-Modell durch die Umdeutung des „A" (aus „accelerated" wurde „adaptive"). Inzwischen gehen wir davon aus, dass das „R" fundamental dabei helfen kann, neben der bekannten Anwendung im Bereich der Typ-I-Traumatisierungen auch den Teufelskreis von Auswirkungen schwerer Traumatisierungen zu durchbrechen.

Van der Kolk weist auf die in Kapitel 2.8 erwähnte ACE-Studie (ACE = Adverse Childhood Events) von Vincent Felitti (Felitti 1998, Felitti 2004) hin. Sie zeigte u. a., dass im Bereich schwerer Kindheitserlebnisse 80 % der Täter Familienmitglieder sind. Hier ist jede Art von Möglichkeit willkommen, diese Teufelskreise von dysfunktionalem Verhalten und psychischer Traumatisierung zu unterbrechen (van der Kolk 2011, Shapiro 2014).

Die Überforderung des inneren mentalen Verdauens

Stress, Traumata und andere äußere Bedrohungen können dieses System überfordern. Dies geschieht, wenn das Material zu viel ist, zu schlimm, zu unerwartet kommt, ohne, dass Kategorien zur Einordnung zur Verfügung stehen oder Mechanismen wie Kognitionen zur (Um-)Bewertung und Entkräftung vorhanden sind.

Diese Kategorien zur Einordnung können, unserer Metapher der Verdauung folgend, zum Beispiel mit Enzymen verglichen werden.

Wenn hier also etwas Benötigtes fehlt, wird der Betroffene möglicherweise wach, oft inmitten physiologischer Übererregung wie Herzklopfen und/oder Schwitzen, als wäre er im Moment der Gefahr oder der Demütigung o. Ä., der vielleicht erlebt wurde (Münker-Kramer 2006, Münker-Kramer 2017). Wenn er nicht wach wird, ist er am nächsten Morgen vielleicht einfach gar nicht entlastet bzw. erlebt im Alltag die typischen Symptome von Traumafolgestörungen bzw. Komorbiditäten.

EMDR scheint dieses immanente Prinzip zu nutzen, indem es im therapeutischen Setting nach guter Vorbereitung diesen Effekt simuliert und das „Material nachprozessiert".

Das ist in der Arbeit mit Typ-I-Traumapatienten in den EMDR-Prozessen autonom sichtbar, „es läuft wie von selbst". Bei Behandlung von Typ-II-Traumapatienten muss das Nachprozessieren zusätzlich vorbereitet und unterstützt werden, es braucht daher viel mehr Stabilisierung und andere Zugangswege (s. Einweben und „umgedrehtes Standardprotokoll" bei Behandlungsplanung in Kap. 4). Die Logik der Postulate des AIP-Modells greift jedoch auch hier.

In der schon erwähnten rezensierten Studie von Pagani (2012) finden sich bei der EMDR-Behandlung in bildgebenden Verfahren Aktivierungen speziell im präfrontalen Kortex, der für Integration, Analyse, Bedeutungsgebung und Bewertung als relevant erachtet wird. Die neurobiologischen Forschungen von van der Kolk (1987, 1997), Rauch/van der Kolk (1996), Jatzko/Ruf (2007) und Sack (z. B. 2008 und 2011) gingen dem voraus. Das AIP-Modell erklärt somit viele Phänomene, die inzwischen im klinischen Alltag beschrieben wurden, und die subjektiven Wirkungen, die die Patienten beschreiben. Dies sei stichwortartig zusammengefasst (Hofmann / Lehnung 2024):

- Das adaptive Selbstheilungssystem, für das der REM-Schlaf eine wesentliche Rolle zu spielen scheint (Stickgold 2002), verarbeitet laufend autonom belastende Alltagserlebnisse.
- Dysfunktional gespeicherte Erfahrungen/Erinnerungen sind Ursachen von Störungen, Reaktionen, Symptomen und dysfunktionalem Verhalten.
- Das Selbstheilungssystem, das mit der Verarbeitung nicht mehr fertig wurde, wird durch die EMDR-Behandlung dabei unterstützt, Erfahrungen/Erinnerungen, die in die Vergangenheit gehören, (endlich) auch dorthin zu transportieren.
- Dafür wird die Simulation dieser bilateralen Stimulation im therapeutischen Setting nachgestellt.
- Das „Hier und Jetzt" unterscheidet sich wirklich, klinisch und subjektiv vom „Dort und Damals": Die im impliziten Gedächtnis gespeicherte Erinnerung wird ins explizite Gedächtnis befördert.

Ein wesentlicher Begriff auch zum Verständnis der Weiterentwicklung von EMDR für andere dysfunktional gespeicherte Erinnerungen neben den klassischen Folgestörungen nach Psychotrauma ist der der „pathogenen Erinnerung". Er wurde von Hofmann/Lehnung (2024) geprägt und ist auch direkt aus dem AIP-Modell abzuleiten. Hofmann, aber auch schon Shapiro, postulierte zunächst unter dem Begriff „small t"–Trauma verschiedene Lebenssituationen und Beziehungskonstellationen, in denen man sich pathogene Erinnerungen „aufhalsen" kann. Plakativ beschreibt dies auch Besser: „[...] jene scheinbar weniger katastrophalen Ereignisse, die in sozialen Beziehungskontexten mit Schreck, Angst, Demütigung, bestürzender Beschämung und großer Peinlichkeit, [...] Verunsicherung oder [...] Schuld verbunden sind." (Besser 2013, S. 45). Auf diesem Hintergrund, so Hofmann und Hase (Hofmann/Hase 2014), können auch viele komorbide Störungen ausgelöst werden. Laut AIP-Modell kann EMDR hier ebenfalls Behandlungserfolge erzielen, nicht nur bei „big t"–Traumata im Gegensatz zu den oebn definierten „small t"-Traumata. Dazu ein Zitat aus dem Hauptvortrag von Shapiro beim 15. EMDR Europa Kongress in Edinburgh am 29. Juni 2013: „EMDR therapy directly addresses the physiologically stored memory networks that underlie both psychological problems and mental health. The AIP model guides both case conceptualization and clinical application. The model and procedures will be explored in relation to diverse populations".

Abschließend sei festgehalten: So einfach das Modell vordergründig scheint, so wertvoll und wichtig ist es für den klinischen Alltag mit Psychoedukation und Verständnis der neurobiologischen Hintergründe der Beschwerden. Somit findet seine praktische Bestätigung in den klinischen Erfolgen der EMDR-Behandlungen laufend in den Behandlungsräumen der Praktiker statt.

Francine Shapiro begann in ihrer Forschung zum AIP-Modell und zu EMDR ebenfalls bei der eng umgrenzten PTBS, postuliert aber schon länger eine Ausweitung auf die Behandlung anderer pathogener Erinnerungen (Shapiro 2012, Hofmann/Lehnung 2024 sowie Kap. 2.8 und 6 dieses Buches).

3.5.1 EMDR und allgemeine Wirkfaktoren in der Psychotherapie

An dieser Stelle im Übergang von der allgemeinen Darstellung des AIP-Modells zur Diskussion der spezifischen Wirkmechanismen soll ein Blick auf moderne generelle Annahmen über Wirkfaktoren in der Psychotherapie geworfen werden. Damit sollen das AIP-Modell und EMDR auch in diesem Kontext beleuchtet werden.

Klaus Grawe (1947–2005) hat in dieser Frage einen wesentlichen Beitrag geleistet. Er stellte erstmals generellere Betrachtungen zu übergreifenden Wirkfaktoren und darüber, wie weit sie in den jeweiligen therapeutischen Ansätzen realisiert sind, über die schulenspezifischen Theoriebildungen zu psychotherapeutischer Effektivität hinweg an. Diese Überlegungen passen gut zu traumatherapeutischen Ansätzen, speziell zu EMDR: Beim Verständnis der Wirkweise von EMDR ist es auch sehr angemessen und zielführend, die Wirkung genereller und neurobiologisch geleitet zu diskutieren.

Grawe (2004) postulierte fünf Wirkfaktoren, die kurz skizziert werden und in Bezug zu EMDR gesetzt werden sollen:

1. **Wirkfaktor Ressourcenaktivierung:** Dieser Punkt, der die Notwendigkeit betont, dass neben der Betrachtung der Defizite und ihrer Bearbeitung die Ressourcen der Patienten mitgedacht, miterfasst und präsent sein müssen, ist eine conditio sine qua non in traumatherapeutischen Ansätzen generell und im EMDR im Speziellen.
   Die spezifische Anamnese und Stabilisierung sowie das Reprozessieren in Phase 4 des EMDR basieren auf der Logik, dass Entlastung und Verarbeitung maßgeblich über die (Neu-, Wieder-)Verbindung zwischen Belastungen und Ressourcen geschehen.
2. **Wirkfaktor Problemaktualisierung:** Auch dieser Punkt ist ein wesentlicher Aspekt im EMDR. In der Anamnese und dann auch speziell in der Auswahl und Bewertung der repräsentativen Erinnerung und ihrer zugehörigen Komponenten sowie der immer wiederkehrenden Reevaluation der Zielerinnerungen ist er verwirklicht. Die gezielte Aktualisierung der zentralen Problembereiche auf der inneren Bühne ist Problemaktualisierung par excellence.
3. **Wirkfaktor Problembewältigung:** Die notwendige Reevaluation der Belastung, die Veränderung der positiven Zielkognitionen sowie deren Verankerung, die Übertragung der Erkenntnisse aus den Traumakonfrontationssitzungen mit EMDR in die Gesamttherapie und damit in den Alltag mittels adäquater Methoden und Techniken, all das geschieht mit dem Ziel der Problembewältigung. Ohne im Alltag eine verbesserte

Erlebens- und Verhaltensqualität real zu sehen, wird im EMDR kein Erfolg konstatiert. Dies ist das Maß für den Behandlungserfolg.

4. **Wirkfaktor motivationale Klärung:** Die Klärung der Grundmotivation zur Psychotherapie ist in der allgemeinen Traumapsychotherapie und im EMDR ebenfalls Grundregel, der anfängliche obligatorische „informed consent" sowie die immer wieder neue Abklärung der spezifischen Motivation für den nächsten Schritt – auch anhand der im EMDR benutzen Visualisierungen. Technisch wird dies z. B. in der Besprechung des sogenannten Stopzeichens (Patient kann jederzeit aktiv das Reprozessieren abbrechen, dies wird immer wieder thematisiert, um höchstmögliche Mitkontrolle zu erhalten). Es ist indirekt Motivationsabklärung.
5. **Wirkfaktor Therapiebeziehung:** Dies wird im folgenden Kapitel sogar als expliziter Wirkmechanismus des EMDR erläutert und ist somit ohnehin ein als zentral betrachteter Faktor.

Wenn man nun generell das Prinzip der Patientenorientierung über die Methodenorientierung stellt, wie es bei Grawe Thema ist, trifft das auf die Theoriebildung und gelebte Praxis von Traumatherapie und EMDR vollkommen zu. Beide werden per se als eklektizistisch gesehen und müssen so arbeiten.

Das wird ganz pragmatisch evident daran, dass die Teilnehmergruppen bei Ausbildungen in diesem Bereich sich praktisch aus allen therapeutischen Grundrichtungen zusammensetzen und jeweils „dazulernen" und integrieren müssen.

Alle oben genannten Aspekte werden in der Beschreibung des konkreten therapeutischen Vorgehens im folgenden Kapitel 4 von Anamnese zu Reevaluation und Integration des Erarbeiteten in den Alltag vollkommen evident.

Diese kurze Betrachtung sollte die Neugierde auf die Betrachtung der Annahmen über spezielle Wirkfaktoren beim EMDR wecken und diese außerdem validieren.

3.5.2 Annahmen über Wirkmechanismen bei EMDR

Das AIP-Modell hinter EMDR hat sich aus klinischen Beobachtungen über die Wirksamkeit entwickelt.

Mittlerweile ist die Effektivität, die Wirksamkeit von EMDR durch viele Studien auch im Vergleich zum bei Traumafolgestörungen neben EMDR am meisten verwendeten und evaluierten Verfahren, der TF VT, bewiesen (van Etten/Taylor 1998, Bisson et al. 2007, Chen et al. 2014, Power et al. 2002). In den relevanten Leitlinien ist EMDR auch anerkannt (Kap. 2.6.1).

Zur Effizienz, der Wirtschaftlichkeit, gibt es ebenfalls klare Aussagen. Das Wichtigste dabei ist, dass EMDR mit weniger Sitzungen und ohne Hausaufgaben auf gleiche Effektstärken (Shapiro 2012, van Etten/Taylor 1998) kommt. Somit ist es auch aus volkswirtschaftlicher Sicht empfehlenswert. Dies beinhalten z. B. die Empfehlungen des National Institute of Clinical Excellence (NICE 2005).

Eine Konsequenz davon ist, wie erwähnt, die Genehmigung von EMDR als Richtlinientherapie für PTBS durch den G-BA seit Oktober 2014. Dies erfolgte aus guten Gründen und nach jahrelanger Evaluierung der vorliegenden Studien. Neben diesen beiden Strängen – Evidenz der Wirksamkeit und Evidenz der Wirtschaftlichkeit – wurde parallel in breiter wissenschaftlicher Beforschung die Methode an sich laufend verfeinert.

Bei aller Klarheit über Effektivität und Effizienz sind die genauen zugrunde liegenden Wirkmechanismen nach wie vor nicht geklärt. Man geht inzwischen mit Sicherheit davon aus, dass es eine Kombination mehrerer Faktoren ist. Es gibt eine Anzahl von ernst zu nehmenden Annahmen und Ansätzen, aber kein monokausaler Ansatz hat sich bisher tatsächlich durchsetzen können.

Dazu Shapiro in einem Interview (transkribiert und übersetzt durch die Verf.) mit Dr. Joany Spierings anlässlich des 10. EMDR Europa Kongresses in Amsterdam im Juni 2009:

„Was ist der zugrunde liegende Wirkmechanismus von EMDR?"

„Dies ist nicht nur einer. Dies gilt aber für jede andere Art von Psychotherapie auch. Auch bei den meisten Medikamenten wissen wir nicht genau, was der zugrunde liegende Wirkmechanismus ist. Wir müssen uns also nicht nur auf die Augenbewegungen als Wirkmechanismus stürzen, weil es viele Prozeduren in EMDR neben den ABW [Anm. der Verf.: Augenbewegungen] oder anderen Formen von bilateraler Stimulation gibt, die einen Effekt haben.

Es wird so sein, dass es beim EMDR Verändeurngen in zahlreichen kortikalen Strukturen geben wird. Wenn man der Auffassung ist, man müsse nur „die Amygdala dekonditionieren", greift das zu kurz, da wir aus den Forschungsergebnissen [zu Behandlungserfolgen: Anm. der Autorin] derzeit nur mittels „vorher-nachher" [black box: Anm. der Autorin] schließen können. Daher wissen wir, dass die Amygdala und das limibische System vorher und nachher unterschiedlich reagieren. Aber daraus zu schließen, dass wir „die Amygdala dekonditionieren" müssen, ist eine Behauptung, für die es keine beweise gibt. Die Amygdala hat ja keine exekutive Funktion, mit deren Untersuchung man beginnen könnte. Es ist also reduktionistisch und zu einfach, etwas zu behaupten und festzuhalten, bei dem die Forschung in Wikrlichkeit erst am Anfang steht. Innerhalb der nächsten zehn bis 20 Jahre werden wir die Neurobiologie besser verstehen."

Bei den meisten Therapiemethoden gibt es wenige bis keine Beweise/Aussagen zu den genauen Wirkfaktoren. Interessanterweise liegen bei EMDR vielfältige Hypothesen und auch konkrete Forschung vor. Dies ist bei anderen Psychotherapiemethoden auch der Fall. Interessanterweise legt man bei EMDR aber scheinbar einen strengeren Maßstab an, nicht nur jenseits der von EMDR überzeugten Forscher und klinischen Anwender, sondern auch innerhalb dieser Gruppe. Dafür gibt es zwei Gründe, die miteinander wirken:

1. Die Methode wirkt nach wie vor so „phantastisch" (im doppelten Sinne), dass man sich als kritischer Beobachter schwer tut, sie als Mainstream-Psychotherapiemethode zu nehmen. Hier findet sich also etwas, das nachweislich wirkt und dennoch exotisch scheint.
2. Auf der anderen Seite arbeiten viele anerkannte Kliniker begeistert mit der Methode und immer mehr Forscher beschäftigen sich damit und bestätigen die Wirkung – es ist einer der am besten beforschten psychotherapeutischen Ansätze, und dies seit 35 Jahren. Somit sollte es unbestritten sein, dass EMDR im Mainstream angekommen ist.

Dennoch gibt es mehr interne Rechtfertigungswünsche und -anforderung von außen als bei lange etablierten Methoden. Dort sind diese Diskussionen im Zuge der generellen Wirkung von Psychotherapie jahrzehntelang gelaufen. Die Verhaltenstherapie hat mit der Lerntheorie ein klares Theoriekonzept, das sehr nachvollziehbar ist, und sie misst definierterweise nur, „was man sehen kann". Seit die Black Box mit der kognitiven Wende geöffnet wurde, gibt es auch hier Annahmen über Wirkmechanismen im Gehirn, die Theorie dazu zu haben und die Wirkung zu sehen, wird aber als suffizient erachtet. In der tiefenpsychologischen Tradition begnügt man sich noch viel mehr nur mit Theorie und Wirkungsnachweis.

Weder tiefenpsychologische noch kognitive noch systemische noch humanistische Therapien haben sich so beharrlich um den Beweis für die eigene Existenzberechtigung bemüht. Theorien existierten natürlich, die Wirkmechanismen sind aber nach wie vor nicht geklärt und die Wirksamkeit ist auch nicht so systematisch bewiesen wie bei EMDR und TF VT (Kap. 2.5).

EMDR ist aus dem Drang heraus, seine „merkwürdige“ Wirksamkeit zu „beweisen“, sozusagen „by the way“ zu der bestuntersuchten Therapieform geworden. Dennoch befreit es sich – das Vorgenannte weitgehend ignorierend – erst ganz allmählich aus einem scheinbar gefühlten Dilemma: „Die Wirkung ist so merkwürdig, wie kann man das nur erklären?“ und „Es wirkt einfach schnell und sensationell, das spüre und sehe ich und auch meine Patienten.“

Es gibt einen wichtigen Unterschied zwischen dem Streben und dem Gebot nach „Wirksamkeitsstudien“ und dem Streben nach „Studien zu Wirkmechanismen“.

Die Wirksamkeit einer Methode oder eines Verfahrens nachzuweisen ist unumgänglich, conditio sine qua non – eine Unabdingbarkeit, ohne die es nicht geht. Das gilt für die Medizin, die Naturwissenschaft, auch für Bereiche wie den Verkauf und das täglichen Leben. Es ist sozusagen Ehrensache, um seriös und glaubwürdig zu sein, und das ist auch notwendig, um eine Sache „verkaufen“ zu können und Konsumenten zu schützen, seien es Gebrauchsgegenstände, Therapien, Autos oder Medikamente.

Den Wirkmechanismus im Bereich der Geisteswissenschaft, zu denen die Psychologie als der Psychotherapie zugrunde liegende Wissenschaft gehört, nachzuweisen, ist schwieriger, teilweise sogar ein gewisser Luxus, die Kür jenseits der Pflicht. Genau zu wissen, warum etwas wirkt, ist sehr beruhigend und natürlich auch sehr seriös, aber nicht immer möglich. Man wird in diesem Fall aber nicht unbedingt die Anwendung vermeiden, verbieten und infrage stellen. Dafür gibt es viele Beispiele.

EMDR sieht exotisch aus und wirkt schnell und deutlich. Das ist wohl per se unheimlich. Die Wirkung war bereits beobachtbar, bevor eine schlüssige Theorie „dahinter“ entwickelt wurde. Das ist bei den meisten Therapieformen umgekehrt. Möglicherweise hat sich daher von Beginn an ein starker Impuls entwickelt, die Wirksamkeit zu beweisen.

Genau hier setzt man in der Beforschung der Wirkmechanismen an. Das Reprozessieren ist wie erwähnt ein Kernstück der Veränderung (Psychotherapie = Arbeit an Veränderung) und Shapiro würde ihre Therapieform heute gerne „Reprozessierungstherapie“ nennen, anstatt des sperrigen, aber eingeführten Namens EMDR (Kap. 2).

Folgende hervorstechenden Merkmale des „R“, des Reprozessierens, im EMDR seien hier noch einmal kurz erwähnt, um sie bei der Erörterung eventueller miteinander arbeitender Wirkmechanismen präsent zu haben:

Merkmale des Reprozessierens

- Reattribuierung alter belastender Erinnerungen, die der Kern der heutigen Symptome sind,
- neue Etiketten/Labels für alte Erinnerungen/Erfahrungen,
- neue Verbindungen zwischen Netzwerken,
- neue Überschriften,
- neue Einordnungen, Wiedereinordnungen,
- Transformation passiert von *innen*(!),
- Informationen werden an passendere Netzwerke angebunden,
- Blockaden zwischen Ressourcennetzwerken und Belastungsnetzwerken werden aufgehoben und Erinnerung verwandelt sich,
- Konsolidierung vager Überzeugungen,
- neue Anpassungen.

Im Folgenden finden sich einige Zitate der Patienten zur Erfahrung des „R" im Sinne von neuen Betrachtungsweisen bzw. neuer Vernetzung:

> „Ich sehe es jetzt völlig anders." „Es belastet mich nicht mehr so, weil ich mehr Abstand habe." „Das Schuldgefühl ist nicht mehr das Vordergründige, ich merke auch Wut." „Natürlich bin ich o.k., ich bezweifle das nicht mehr." „Ich war das Kind, ich war nicht verantwortlich." „Ich sehe da ein Bild, aber ich spüre körperlich keine Belastung mehr und keine Emotionen dazu." „Ich sehe es jetzt eher als Comic Strip."

Das Reprozessieren (später als Phase 4 des EMDR benannt) kann allerdings, dies sei hier trotz des Forschungs- und Aufmerksamkeitsfokus auch deutlich gesagt, nur in Verbindung mit und bei verantwortungsvoller Einbettung in die anderen sehr strukturierten Phasen des EMDR seine klinische und heilende Wirkung für die Betroffenen entfalten.

Nach diesem eher klinischen Einstieg in das Kapitel sollen die zentralen Hypothesen erörtert werden. In diesem Kontext wird (als Letztes) auf zwei ältere Hypothesen hingewiesen, die beweisen sollten, dass EMDR nichts Spezielles sei. Sie wurden von Kritikern in der Vergangenheit eingebracht und sind inzwischen widerlegt. Da sie sich aber immer wieder in der Diskussion finden, werden sie kurz aufgegriffen.

Es gibt wie erwähnt mit hoher Wahrscheinlichkeit mehrere Wirkfaktoren, die interagieren.

Die bifokale Aufmerksamkeit und die therapeutische Beziehung

Ein wesentlicher Aspekt beim EMDR ist wie erwähnt die Tatsache, dass die Patienten im therapeutischen Setting mit dem Kern einer repräsentativen schlimmen Erinnerung (Belastungsknoten, Belastungsnetzwerk) über alle Repräsentationsebenen von Trauma möglichst maximal in Kontakt gebracht, „hineingetriggert" werden.

Damit wird die belastende Erinnerung – das „Dort und Damals" – die sonst autonom über bewusste oder unbewusste Trigger im Alltag auftritt, absichtlich hervorgeholt – allerdings im sicheren und durch den Therapeuten begleiteten „Hier und Jetzt".

Die Patienten stehen also in ständigem geleiteten Wechsel „mit einem Fuß in der Vergangenheit und mit einem Fuß in der Gegenwart" (vgl. auch Shapiro 2012, S. 401). Dies wird ihnen auch so vermittelt und der Übergang zwischen dem einen und dem anderen Aufmerksamkeitszustand wird bewusst begleitet und gestaltet. Die Patienten müssen deutlich im Hier und Jetzt im kurzen Austausch mit dem Therapeuten ankommen und kurzen Abstand zum belastenden Material haben. Die wiederholte Erfahrung der Patienten ist also: Ich schaffe es, mit dem Belastenden deutlich in Kontakt zu sein und dann aber im Hier und Jetzt auch wieder auftauchen zu können. Dies erhöht Selbstwirksamkeitsempfinden und Vertrauen in die Methode sowie in den Therapeuten.

Auch während der Patient mit der Erinnerung in Kontakt ist, bleibt der Therapeut über nonverbale und paraverbale Signale wie „Mhh", „O.k.", „Atmen Sie gut weiter" sowie wenn nötig mit kurzem Mitatmen in Kontakt. Dies wird subliminal auch wahrgenommen im Sinne des Gehaltenseins, Nichtalleineseins (s. auch genaue Beschreibung der praktischen Realisierung in Kap. 4.3.5)

So werden auch Phasen mit deutlicherem emotionalem Prozessieren in diesem Sinne intensiver begleitet. Shapiro erwähnt in diesem Kontext auch den Begriff „empfundene Bewältigung" (Shapiro 2022). Diesen speziellen Wirkfaktor untersucht und beschreibt Mark Dworkin sehr intensiv in seinem Buch „EMDR and the Relational Imperative – the Therapeutic Relationship in EMDR Treatment" (Dworkin 2005). Hase und Brisch (2022) sind dieser Frage nachgegangen. Letztlich kann man an dieser Stelle auch generelle Überlegungen zur Wirkung der therapeutischen Beziehung andenken – wie in allen Psychotherapiemethoden.

Working Memory – Arbeitsgedächtnis

Eine weitere Hypothese über eine Wirkkomponente ist die des sogenannten Arbeitsgedächtnisses, des „working memory“. Sie postuliert, dass es eine begrenzte Kapazität von Arbeitsspeicher gibt, der zu einem bestimmten Moment dem Gehirn zur Verfügung steht.

Im Kontext von EMDR könnte dies bedeuten, dass der Patient, wenn man ihm einen Außenreiz bietet, während er mit altem Material, Bildern etc. in Kontakt ist, von diesem Material abgelenkt ist und es nur begrenzt Raum und Wahrnehmung einnimmt bzw. einnehmen kann und damit nur begrenzt belastend empfunden wird. Dazu sind in den letzten Jahren zahlreiche Studien durchgeführt worden (Theeuwes et al. 2009, Tsai/McNally 2013, Leer et al. 2014). Die Studien zeigen u. a., dass das intrusive Material, also die Erinnerung an die Belastung, weniger lebendig ist.

Dies ist durchaus ein Effekt, den die Patienten nach EMDR berichten. Somit wird der Anteil der Desensibilisierung während der EMDR-Behandlung mit dieser Hypothese beleuchtet, die Phänomene der qualitativen Restrukturierungen und heilsamen Umdeutungen berührt sie allerdings nicht.

In diesem Kontext sind auch die für die psychotherapeutische Arbeit im Bereich der Traumatherapie speziell relevanten Erkenntnisse interessant, die besagen, dass durch das Reaktivieren einer Erinnerung synaptische Verbindungen für eine bestimmte Zeit labil und somit beeinflussbar werden. Dies wurde bereits vor mehr als zehn Jahren von Manfred Spitzer konstatiert, von Gehirnforschern wie Joseph Le Doux ebenfalls thematisiert und einem Beitrag 2012 wieder aufgegriffen (Spitzer 2012). Es wird sicher Anlass weiterer Forschung sein.

Die Orientierungsreaktion

In diesem Kontext wird auch die Hypothese der Orientierungsreaktion, die man ja aus der biologischen Psychologie kennt, diskutiert. Auch der Kontakt des Patienten mit dem Hier und Jetzt ist eine Art Orientierungsreaktion, die vom Material ablenkt bzw. sogar weitergehend eine Neuorientierung ermöglicht. So zitiert Shapiro Stickgold, dass „die OR REM-ähnliche ... Mechanismen in Gang setzt, die...Integration in das sematische Gedächtnis erleichtern" (Shapiro 2022, S. 479). Neueste Studien untersuchen wieder, ob auch die Außenwahrnehmung eines Fixpunktes einen distanzierenden Effekt erzeugen kann (Sack 2014).

In der Gesamtschau dessen, was man klinisch erlebt, muss man sagen, dass dies zwar möglicherweise ein Faktor ist, dass aber das Besondere der Neubewertung (s. o.), das im Reprozessieren beobachtbar ist – das inhaltliche Plus im „R" von EMDR –, durch diese rein wahrnehmungspsychologischen Phänomene ebenfalls nicht schlüssig erklärbar ist.

Die bilaterale Stimulation

Die bilaterale Stimulation (BLS) mit verschiedenen Methoden wie Augenbewegungen, die durch vor dem Auge des Patienten ausgeführte horizontale Fingerbewegungen des Therapeuten erzeugt werden, oder (Handrücken-)Tapping durch den Therapeuten, Geräte oder Töne, ist ein weiteres Charakteristikum und ein möglicher wesentlicher Wirkmechanismus und wurde lange als „der" Wirkmechanismus gehandelt. Die BLS stellt nun einerseits eine Außenorientierung dar. Die Frage, ob die Bilateralität entscheidend ist, wird in neuerer Zeit auch kontrovers diskutiert. Man weiß aus früheren Studien von Sack, dass der Beginn der bilateralen Stimulation eindeutig eine Aktivierung des Parasympathikus in Gang setzt, d. h. schon nach kurzer Zeit physiologisch beruhigend wirkt (Sack et al. 2008). Diese körperliche (Entspannungs-)Wirkung kann also definitiv konstatiert werden. Ältere Annahmen, dass die bilaterale Stimulation auch eine Kommunikation der beiden Hemisphären begünstigt, sind nach wie vor aufgrund der klinischen Beobachtungen und der Selbstbeschreibungen zwar nahe liegend, aber immer noch nicht eindeutig bewiesen, da auch z. B. vertikale oder diagonale Augenbewegungen (ABW) Wirkung zeigen.

Auch die Frage, ob es signifikante Unterschiede zwischen den verschiedenen Arten der BLS gibt, ist nach wie vor eine Forschungsfrage und Studien dazu werden durchgeführt (u. a. Niewenhuis et al. 2012).

Sogar Studien, in denen BLS und fixe Außenorientierung mit Kontrollgruppen ohne jegliche Außenstimulierung verglichen werden, sind (s. o.) durchgeführt worden (Sack et al. 2014). Hier zeigte sich ein deutlicher Unterschied in der Effektstärke zwischen den beiden Gruppen mit Außenkontrolle auf der einen Seite und der Gruppe ohne Außenkontrolle auf der anderen Seite. Demgegenüber steht die in der renommierten Fachzeitschrift Nature 2019 von einem koreanischen Forschungsteam hochrelevante Studie zur signifikanten Wirkung von BLS im Tierversuch (Baek et al. 2019).

Weiteres sind bifokale Aufmerksamkeit und BLS zusammen möglicherweise sehr potente Wirkanteile sind im Sinne der Gebundenheit im „Hier und Jetzt“ und der Aktivierung des Parasympatikus. Die qualitative Veränderung wurde in diesen Studien nicht erfasst, hier sind entweder über die Hemisphäreninteraktion noch andere Mechanismen beteiligt oder es passiert übergeordnet vor allem im linken präfrontalen Kortex.

Darauf weist wie erwähnt eine Studie von Pagani et al. (2012) hin. Der präfrontale Kortex ist der aus heutigem Stand des Wissens am höchsten entwickelte Teil unseres Kortex. Hier finden Neubewertung, Assimilation, Mutation, Umattribuierung statt. Unter EMDR wird das verblüffend sichtbar: „Nach dem Modell der adaptiven Informationsverarbeitung (AIP) tritt der Augenblick der Einsicht und Integration dann ein, wenn zwei neuronale Netzwerke (Anm. der Verfasserin: die vorher komplett voneinander getrennt und unerreichbar füreinander waren) sich miteinander verbinden.“ (Shapiro 2022, S. 73)

Das Ausmessen des Belastungsnetzwerkes: Die Vorbereitung und Fokussierung

Wie vorstehend ausgeführt, gibt es inzwischen sehr viel Forschung mittels bildgebender Verfahren wie MRT und PET zu den genauen Wirkmechanismen im Gehirn während des Reprozessierens im EMDR.

Neben diesem neurobiologischen Fokus wird bei der Frage nach der Wirksamkeit weniger Aufmerksamkeit auf die „handwerklich-behandlungsplanerisch-therapeutische Vorgangsweise“ gelegt. Ein exaktes und sorgfältiges Erfassen der Zusammenhänge und Hypothesen im Kontext von Anamnese und Behandlungsplanung sind bereits essenziell.

Weiterhin wird wenig Gewicht auf die Wirkung der Vorbereitung in der Behandlungsplanung einerseits und die Phasen 1 bis 3 andererseits gelegt.

In diesem Sinne vertritt die Autorin die Hypothese, dass hier ein Grundstein gelegt wird für die präzisen und punktgenauen Veränderungen in den „richtigen“ Netzwerken. Damit ist gemeint, dass die notwendige Veränderung und Neuorganisation von Neuronennetzwerken durch die gezielte Triggerung bestimmter Themengebiete dann optimal funktionieren kann, wenn diese Prozesse durch die Vorbereitung auf den verschiedenen Repräsentanzebenen der Belastung „auf die Schiene gestellt sind“. Dann fährt der Zug sozusagen von alleine, die Weichen sind gestellt, und es ist alles vorbereitet. Die weiteren Bestandteile der Wirkfaktoren können unter dieser Vorarbeit optimal zum Tragen kommen.

Außerdem kommt in dieser gemeinsamen Vorbereitung, Behandlungsplanung und überlegten Auswahl der Zielerinnerungen (targets – das, was man bearbeiten und verändern möchte) sehr viel Psychoedukation zum Tragen. Das geschieht per se durch diese gemeinsame Arbeit, aber auch explizit über angemessene (Er-)Klärungen. Der Gedanke erinnert an den Begriff des „mindful experiencing – being“ (Teasdale 1999) im Kontext der „mindfulness“ Ansätze. In der Behandlungsplanung und Konzeptualisierung beim EMDR in der Vorbereitung auf die gezielte Traumakonfrontation kann viel Selbstwirksamkeitserleben aktiviert werden, indem hier der Patient aktiv dabei mitarbeiten muss, sich im wahrsten Sinne des Wortes ein Bild über seine Belastungen und deren Zusammenhang mit den aktuellen Beschwerden zu machen (Belastungs- und Ressourcenübersicht, Kap. 4.3.1).

Dies stärkt auch Selbstwirksamkeits- und Kontrollerleben. Zusammen mit Hypothesenbildung bereitet es beim Weg durch die Konfrontation mit der traumatischen Erinnerung den autonomen Zugang zu Ressourcen vor – den Zugriff auf andere Bewertungen und Netzwerke.

Anders gesagt, könnte abhängig vom Traumatyp (Indikation!) das, was zur Entlastung und Neubewertung mehr oder weniger dringend benötigt wird, unterstützt durch bifokale Aufmerksamkeit und bilaterale Stimulation, zum Einsatz kommen – besonders wirksam und effizient, wenn es bereits (vor-)bereitet ist. In der klinischen Erfahrung ist genau dies sichtbar.

Hier setzen dann spezifische neokortikale noch weitgehend unerforschte Mechanismen an: „Insgesamt scheinen während des EMDR-Prozesses vor allem die Aktivierungen spezifischer Netzwerke (vor allem im präfrontalen Kortex) eine zunehmende Entlastung der Zielerinnerung (Desensibilisierung) sowie eine Aktivierung anderer (Erinnerungs-)Netzwerke, eine Kontextualisierung – mit gelegentlichen Aha Effekten – und eine Neubewertung zu ermöglichen.“ (Hofmann/Galley 2014, S. 94)

Phänomene wie diese sind wie erwähnt klinisch sichtbar, werden in Beispielen im praktischen Vorgehen später illustriert werden und neben den direkten Mechanismen während des Prozessierens in der gemeinsamen Arbeit vorher vorbereitet.

Die REM-Schlaf-Hypothese

Shapiro selbst hat von Beginn an eine Parallele zu Phänomenen gezogen, die auch im sogenannten REM-Schlaf (REM = Rapid Eye Movement) vorkommen. Neben verschiedenen Stellen, an denen sie dies in ihren Publikationen ausführt (Shapiro 2022), findet sich diese Überlegung mit allen weiteren offenen Fragen auch in oben bereits einmal erwähntem Interview anlässlich des 10. Europäischen EMDR Kongresses in Amsterdam (Juni 2009 mit Dr. J. Spierings):

> „Gut, am Anfang dachte ich, es geht in den REM-Schlaf-Prozess hinein. Dies schien Sinn zu machen und es passte zu der Beobachtung, dass Du vor dem Schlaf an etwas Belastendes denkst und später, wenn Du aufwachst, entwickelt sich das Gefühl, dass Du damit besser umgehen kannst. Und ganz am Anfang, 1989, dachte man, dass die ABW keinen Zweck hätten, außer den Bereich der Träume zu „scannen". Aber noch einmal, es fühlte sich so an, dass es Sinn macht, dass sie eine Funktion haben. Bob Stickgold [Anm. der Verf.: Stickgold 2002, s. Kap. 2] machte eine Analyse dazu und die neue Forschung zeigt, dass im REM-Schlaf Konsolidierung erfolgt, dass Überlebensinformation prozessiert wird und Erinnerungen. Das heißt, dass es heutzutage mehr angenommen wird, und Leute wie Stickgold sorgen dafür, die neurobiologische Basis zu den Prozessen zu bereiten. Ich bin sicher, dass die Antwort gefunden werden wird. Aber natürlich – da wir es ja im Wachzustand machen – denke ich, dass noch mehr Faktoren dazukommen."

Shapiro bezieht sich hierbei auf Hypothesen von Stickgold, nach denen neurobiologisch die bilaterale Stimulation Mechanismen in Gang setzt, die episodisch-emotionale Erinnerungen aktivieren und diesen den Übergang ins semantische (explizite) Gedächtnis und somit die kortikale Verarbeitung erleichtern:

> „We propose that the repetitive redirecting of attention in EMDR optimally configured to support the cortical integration of traumatic memories into general semantic networks. We suggest that this integration can then lead to a reduction in the strengh of hippocampally mediated episodic memories of the traumatic event as well as the memories' associated, amygdala-dependent, negative affect." (Stickgold 2002, S. 61)

Beides ist im EMDR klinisch sichtbar – konkret mit der Veränderung der sogenannten positiven Kognition als auch der deutlichen Reduktion der emotional-physiologischen Belastung nach dem Reprozessieren.

Bei dem Versuch, dies zu beforschen, kann im Experiment dabei nun lediglich der Versuch gemacht werden, einen Faktor der komplexen Vorgänge beim „R" zu fassen. Mehr dieses komplexen Reprozessierens wirklich seriös zu erfassen, ist in strukturierten RCT schwierig. Man kann somit in Studien zu den Einzelwirkkomponenten nach wie vor sprichwörtlich nur „den Scheit aus dem Feuer" nehmen, obwohl das „R", das klinisch sichtbar und subjektiv für Patient und Therapeut erlebbar ist, letztlich das Charakteristische von EMDR zu sein scheint. Auch seriöse neurobiologisch orientierte Forscher wie van der Kolk sagen nach vielen Jahren der Forschung ganz offen, dass genau diese Komponente des schnellen Neuverknüpfens von Fragmenten faszinierend sei und er nicht wisse, was dahinter stecke und daher annehme, dass mehrere Wirkmechanismen zusammenspielen (van der Kolk 2011).

Die Expositions-/Habituationshypothese

EMDR kommt aus einer verhaltenstherapeutischen Tradition und in der ersten Phase, noch unter dem Namen EMD, war es auch von Shapiro so gesehen worden, als Expositionstechnik wie die Systematische Desensibilisierung. Mit der Erkenntnis, dass mehr passiert – symbolisiert durch die Hinzunahme des Buchstabens „R" für Reprozessieren – wurde dies anders.

EMDR und die Logik der Exposition und Habituation sind auch inhaltlich deutlich zu unterscheiden. Die Basis von Habituation ist, dass man immer wieder an dasselbe Ereignis, dieselbe angstmachende Situation und genau an diese herangeführt wird und dadurch Gewöhnung erreicht werden soll.

Bei EMDR wird das ganz bewusst nicht gemacht. Man lässt den Assoziationsprozess autonom laufen und geht im Negativen auch nicht zu demselben Trigger zurück. Dies widerspricht Habituation diametral. Wenn man verhaltenstherapeutische Diktion benutzt, würde man mit dem, was man bei EMDR macht, wiederholte „Vermeidung" zulassen – der Patient geht dahin, wo er hingeht, wo die Assoziationskette ihn hinführt.

Weiterhin widerspricht die Tatsache, dass man die Aufmerksamkeit zwischen den Phasen der inneren Konfrontation immer wieder aktiv ins Hier und Jetzt holt, der Desensibilisierung per se.

Somit ist deutlich, dass die konkrete Konzeption im praktischen Vorgehen gänzlich anders und das Ganze theoretisch anders untermauert ist. Dies hat Francine Shapiro schon 1991 vollzogen, als sie EMD in EMDR umbenannte.

Ist EMDR Hypnose?

Dies ist auch eine häufig gehörte Frage oder auch eine Annahme – wahrscheinlich aufgrund dessen, wie es von außen aussieht, wenn man einen EMDR-Prozess betrachtet, ohne viel darüber zu wissen. Da sich die Elektroenzephalogramme (EEG) von Patienten in Hypnose und während des Prozessierens unter EMDR deutlich unterscheiden, ist dies nicht stichhaltig. Bei EMDR befinden sich die Patienten nicht in tranceähnlichen Zuständen, sondern sie haben ein Wach-EEG (z. B. Nicosia 1995). Damit ist diese Frage schnell geklärt.

Zusammengefasst: Der Beweis der Wirksamkeit ist inzwischen gelungen, wie die beeindruckende Menge an Studien (RCT und Metaanalysen) zeigt! Die Wirkmechanismen sind allerdings nach wie vor nicht geklärt.

Es wird weiterhin intensive und immer detailreichere und elaboriertere Forschung zu Wirksamkeit und Wirkmechanismen geben. Als Nebeneffekt davon entsteht – und das ist auf jeden Fall ein Erfolg, auch wenn es noch lange dauern kann, bis es zweifelsfreie, durchschlagende und endgültige Beweise für den wesentlichen Wirkmechanismus gibt –, dass all das unaufhörlich zur Verbesserung der klinischen Anwendungen führt.

Außerdem gibt es schon deutlich mehr Forschung als zu den meisten anderen Therapiemethoden und das bedeutet, dass es heutzutage möglich ist, mit Freude klinisch mit EMDR zu arbeiten, es zu vermitteln und provokant etwas ganz Umgekehrtes zu denken und zu sagen:

Die langjährige intensive Forschung zu EMDR kann vielleicht Hinweise auf die Wirkweise von Psychotherapie allgemein bieten und somit kann sich der Nutzen möglicherweise umkehren: „Vielleicht kann EMDR als eine primär subkortikal ansetzende Behandlungsmethode uns in diesem Zusammenhang ja […] auch helfen, nicht nur einige Patientengruppen besser zu behandeln, sondern auch einige der offenen Fragen der Psychotherapieforschung zu beantworten.“ (Hofmann/Hase 2014, S. 42) Shapiro geht noch ein wenig weiter und postuliert: „Insofern könnte EMDR in vielerlei Hinsicht einen neuartigen Einblick in die Aktivitäten des Gehirns ermöglichen.“ (Shapiro 2022, S. 416)

4 Der therapeutische Prozess

In diesem Kapitel soll konkret und detailliert das genaue Vorgehen in der therapeutischen Arbeit mit EMDR dargestellt werden. Dabei wird bewusst aus didaktischen Gründen die grundsätzliche Herangehensweise bei umgrenzten Belastungen (Typ-I-Traumatisierungen) hergeleitet, erklärt und beschrieben, wie es auch im didaktischen Aufbau der Ausbildung an den zertifizierten Instituten üblich ist.

Die Methode ist so komplex, dass es wichtig ist, zunächst das basale Modell zu verstehen und anwenden zu können. Es soll vorangestellt werden, dass alle beschriebenen Phasen des therapeutischen Vorgehens immer nur im Kontext der anderen und im Kontext der theoretischen Annahmen des AIP-Modells gesehen und bewertet werden sollten. Isolierte, rein als Technik angewendete Einzelschritte sind nicht EMDR in seiner Gesamtheit.

Notwendige Modifikationen zur Anwendung bei komplex(er) Traumatisierten werden ebenfalls an den jeweils passenden Stellen erwähnt, wenn auch nicht in extenso ausgeführt. Detaillierte praktische Spezialanwendungen über Traumafolgestörungen hinaus und zu speziellen Zielgruppen würden den Rahmen dieses Buches sprengen, ich gebe allerdings konkrete Hinweise, wo sich Literatur dazu findet. Ein Überblick über aktuelle und neue Entwicklungen in der Anwendung von EMDR kann außerdem in Kapitel 6 nachgelesen werden.

Die Auswirkungen des AIP-Modells

Die basalen Hypothesen des AIP-Modells haben Auswirkungen auf die grundlegende Haltung und das therapeutische Vorgehen mit EMDR.

Nach dem AIP-Modell liegen ja hinter akuten Belastungen nicht hinreichend verarbeitete, dysfunktional gespeicherte, pathogene Erinnerungen (Kap. 3, speziell 3.5.2). Diese Fragmente harren einer Integration ins explizite Gedächtnis und werden in der Behandlungsplanung mit EMDR Zielerinnerungen (targets) genannt. Es können zukünftige Herausforderungen, aktuelle Reaktionen auf Trigger hin oder alte Erinnerungen sein.

Sie sind nicht zu verwechseln mit Zielzuständen – anzuzielenden Verhaltensweisen, Erlebensweisen, einer Begrifflichkeit, wie sie z.B. in der Verhaltenstherapie üblich ist.

Aus der Notwendigkeit einer genauen Erfassung der hinter dem dysfunktionalen Erleben und/oder Verhalten steckenden inneren Logik ergibt sich eine grundsätzliche Haltung, die in der traumaspezifischen Psychotherapie per se üblich ist: Die Patientinnen sind Expertinnen für ihr Leben, ihre Erfahrungen, ihre jetzigen Beschwerden. Wir als Therapeutinnen bemühen unser Fachwissen, unsere Methoden und unsere Fähigkeiten, uns zusammen mit den Patientinnen ein Bild darüber zu machen, um was es gehen und wie man Abhilfe schaffen könnte. Daraus folgt zwingend, dass man von Beginn an, von der Erstbegegnung und der Anamnese an, mit der Patientin als Partnerin gemeinsam Hypothesen bildet, danach handelt, sie verwirft oder verifiziert und auf dieser Basis gemeinsam weiterarbeitet. Im Zuge der gemeinsamen Arbeit in den Phasen 2 bis 8 im EMDR-Ablaufschema ist das sehr deutlich, omnipräsent und ein wesentlicher Wirkmechanismus. Daraus folgt allerdings nicht, dass man keine Verantwortung übernimmt. Das tut man sehr stark. Es bedeutet nur, dass man von Beginn an eigene Hypothesen und geplante Schritte offenlegt und deren Hintergrund in angemessener und für die jeweilige Patientin nachvollziehbarer und von der Stabilität her zumutbarer Weise erklärt (Psychoedukation), um sie „ins Boot zu holen". Dies hat bei Traumatisierten eine doppelte Bedeutung und einen doppelten Wert: Es bedeutet eine Mitkontrolle, nachdem die meisten dieser Patientinnen deutliche Erfahrungen von Kontrollverlust gemacht haben. Somit ist diese Mitkontrolle immens wichtig und ein Faktor für Heilung per se.

Darüber hinaus ist es eben auch ein „Ingredienz" für die therapeutische Beziehung. An dieser Stelle sei erwähnt: EMDR ist aufgrund seiner vordergründigen Exotik eine Methode, die eine „Guru-Haltung" aufseiten der Therapeuten begünstigt: „Ich mache da etwas Spektakuläres, Exotisches und dann geht es Dir besser, weil ich so ein Zauberer bin!" Diese Haltung kommt vor, wird gelebt, ist aber strikt abzulehnen.

Vielmehr kann man – auch im Sinne des AIP-Modells – wunderbar und authentisch auf Basis der oben beschriebenen Haltung der beiden Experten, die sich gemeinsam ein Bild zu machen versuchen über das, was da wohl los ist (s. auch spätere Fallbeispiele), der Arbeit Folgendes zugrunde legen: Beide (Patientin und Therapeutin) bemühen sich, alle Voraussetzungen und Rahmenbedingungen vor, in, nach und zwischen den Sitzungen zu schaffen, damit das Gehirn der Patientinnen seine Arbeit zu

Ende bringen kann auf dem Weg zur Ganzheit einer Erfahrung und somit zu Gesundheit (Luber 2009).

Damit sorgt man mithilfe der Methode dafür, dass die aus verschiedenen Gründen stecken gebliebene Information weiter prozessieren kann – nicht mehr und nicht weniger. Im Zuge der beschriebenen Haltung wird dies auch immer wieder gemeinsam gewürdigt, und es wird reflektiert, wie man die wichtigsten Ergebnisse und Erkenntnisse daraus in das gesamttherapeutische Setting und sukzessive auch in den Alltag übertragen kann (Kap. 4.3.8).

Damit ergibt sich ein transparentes, strukturiertes Vorgehen gemeinsam mit den Patientinnen, bei dem die Therapeutin weiß, wie die Methode funktioniert, und die Patientinnen (Gehirn, Körper, Gefühle) das Material und die Richtung liefern.

Eine Metapher: Wie bei einer Zugfahrt mit der Patientin als Passagierin, bei dem die Therapeutin Schaffnerin und Lokführerin mit allem Wissen und allen notwendigen Fähigkeiten ist, aber nicht weiß, wo die Reise hingeht, wo man ein- und aussteigt, welche Ausflüge man macht, was man auf der Reise sehen wird, wo es schwierig wird, wo genau das Ziel ist und wie es aussieht. Diese Metapher wird später noch einmal mit der konkreten Instruktion an die Patientinnen verbunden.

Die generelle Logik der Behandlungsplanung

Bei der Arbeit mit EMDR beziehen wir uns, wenn wir mit Traumafolgestörungen arbeiten, immer auf die in Kapitel 3.3 vorgestellte Logik der Einteilung von Traumafolgestörungen (Abb. 2). Die Behandlungsplanung und die Entscheidung, wann und ob EMDR bei welcher Situation mit der jeweiligen Patientin einzusetzen ist, orientiert sich somit primär am Traumatyp und Subtyp und an der aktuellen inneren und äußeren Stabilität der Patientin. Dies gilt für die basale Indikationsentscheidung, aber auch für das laufende Monitoring der Behandlungsplanung und die Definition des Behandlungsziels.

Protokolle, Ablaufschemata und Techniken

Im EMDR unterscheidet man zwischen verschiedenen „Handwerkszeugen", die einer nützlichen Unterscheidung in drei Bereiche – vom Allgemeinen zum Speziellen – folgen:

- Protokolle
- Ablaufschemata
- Techniken

Das sind methodische Ebenen und Rationale. Ihr Verständnis und der souveräne Umgang mit ihnen ist Voraussetzung für ein Erlernen des Ansatzes und seine erfolgreiche therapeutische Anwendung. Nur auf dieser Basis ist der beste Nutzen für die Patientinnen zu erreichen.

Das vorliegende Kapitel wird in das Verständnis von und den Umgang mit diesen Arbeitsebenen im EMDR einführen und die dahinter liegende Logik erklären. In Kapitel 4.3 in Abbildung 4 ist diese Logik illustriert.

4.1 Protokolle

Verschiedene Protokolle im EMDR beschreiben die zugrunde liegende Logik für die Behandlungsplanung: Mit welchen Zielerinnerungen arbeitet man warum, wann und in welcher Reihenfolge – das ist quasi die Metaebene. Die Entscheidung, welchen dieser möglichen Wege der Behandlungsplanung man im EMDR nimmt, ist deutlich abhängig von der Art der Traumatisierung und somit dem Ausmaß der Stabilität der Patientin.

Das Standardprotokoll

EMDR in seiner traditionellen Anwendung im Bereich der Behandlung von Traumafolgestörungen geht in seinem grundsätzlichen Vorgehen nach dem für PTBS sehr gut evaluierten und weltweit standardisierten EMDR-Standardprotokoll, auch 3-pronged protocol (Shapiro 2022, Münker-Kramer 2021b, Luber 2009) genannt, vor. Diese Bezeichnung, Protokoll mit drei Ansatzpunkten, bedeutet konkret: Je umgrenzter die belastende Erinnerung ist (Abb. 5), desto direkter, gezielter und schneller kann man in die Bearbeitung der in der Vergangenheit liegenden Traumaerinnerung gehen.

Im Standardprotokoll werden zunächst die belastenden Erinnerungen der Vergangenheit („primäres Traumamaterial"), dann die Trigger in der

Gegenwart, die zu dysfunktionalem Verhalten und Erleben im „Hier und Jetzt“ führen, und zuletzt die antizipierten Herausforderungen in nächster Zukunft systematisch bearbeitet.

Dieses Vorgehen gilt grundsätzlich auch, wenn quantitativ mehr Belastungen im Sinne mehrerer unabhängiger potenziell traumatisierender Ereignisse (Multitrauma, Abb. 2) vorliegen. In diesem Fall wird bei jedem einzelnen Ereignis jeweils für sich dieses 3–stufige Vorgehen angewendet.

Anhand eines Monotrauma-Beispiels soll diese Logik schematisch illustriert werden (Abb. 3). Die Grundzüge dieser Darstellung werden im Rahmen der Erklärung des gesamten Kapitels immer wieder zur Verdeutlichung verwendet und erweitert werden.

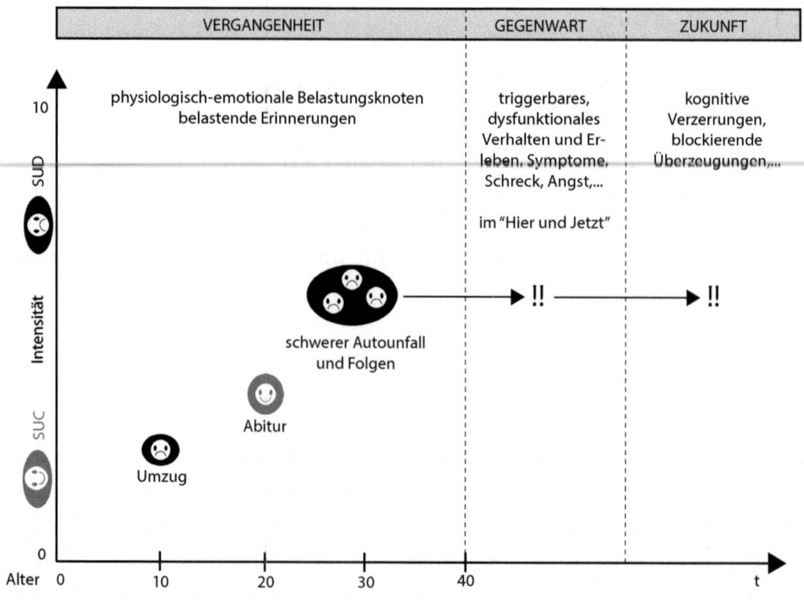

Abb. 3: Belastungsüberblick Monotrauma-Patientin, Behandlung mit Standardprotokoll (V, G, Z)

Die y-Achse kennzeichnet den *zum Zeitpunkt der Exploration durch die Patientin subjektiv empfundenen Grad der Belastung* (subjective unit of discomfort, auch manchmal disturbance, distress genannt, SUD-Wert), *wenn sie in Kontakt mit den umgrenzten belastenden Erinnerungen geht.*

Diese Skala ist keine willkürlich erstellte spontane Festlegung, aber auch keine Erfindung von Shapiro, sondern geht auf Joseph Wolpe zurück. Er ließ im Zuge seiner jahrelangen Arbeit mit Angstpatienten subjektiv empfundene Belastung auf einer Skala einschätzen (Wolpe 1969). 30 Jahre später wurde diese Skala von Kaplan et al. validiert. Sie verglichen die Werte der SUD-Skala von 224 Studenten mit der bereits validierten MAACL (Multiple Affect Adjective Check List) und dem weit verbreiten und lange bewährten STAI (Strait Trait Anxiety Inventory) sowie diese untereinander. Die mittelmäßig hohe Korrelation zwischen SUD und MAACL von 0.53 und SUD und STAI von 0.69 lässt nach Meinung der Autoren „einige Unterstützung für die Validität der SUD-Skala zu“ (Kaplan et al. 1995, S. 195). Kim et al. (2008) haben die Validität der SUD-Skala im EMDR im Vergleich zu zwei anderen gängigen Screeninginstrumenten untersucht.

Die SUD-Skala hat eine Ausprägung von 0 (= keine subjektiv spürbare Belastung im „Hier und Jetzt“ in Kontakt mit der Erinnerung) bis 10 (= maximal vorstellbare subjektiv spürbare Belastung im „Hier und Jetzt“ in Kontakt mit der Erinnerung) und ist eines der beiden wichtigen Messinstrumente im EMDR.

Von den Belastungen her lässt sich in der Abbildung ein kleines Ereigniscluster um einen Autounfall mit schweren Verletzungen herum finden. Diese sind durch mit Minuszeichen gefüllte Punkte in einer Ellipse dargestellt. Weiterhin ist ein anderes Einzelereignis mit 10 Jahren (SUD von 3, Schulwechsel mit Verlust der Freunde) zu verzeichnen. Diese Ereignisse (Verlust von Bindungen mit 10 Jahren und Autounfall mit 30 Jahren) haben keinen inhaltlichen Zusammenhang miteinander. Sie stehen daher isoliert in der Landkarte. Das letzte Ereignis hat einen engen Zusammenhang mit den gegenwärtigen Symptomen. Im Zuge der Anamnese wird all dies erhoben und, wenn möglich, auch geklärt, ob die Patientin einen Zusammenhang zwischen aktuellen Beschwerden und diesem Erlebnis sieht oder ob man als Therapeutin einen solchen vermutet und wenn ja, warum. Ist dies der Fall, würde man das Ereignis möglicherweise als Zielerinnerung definieren und primär bearbeiten. Im angeführten Beispiel ist dies der Fall. Aktuelle unangemessene Schreckreaktionen, fast Panikanfälle in ähnlichen Verkehrssituationen beeinträchtigen die Patientin derart, dass sie sich in Therapie begeben hat, da auch die Familie darunter zu leiden beginnt und der Alltag problematisch wird. Nach der Bearbeitung dieser Erinnerung werden dann die aktuellen Trigger (Autos, die von links kommen, Bremsenquietschen, ein bestimmtes Licht), schließlich die künftigen Herausforderungen (geplante Urlaubsreise nach Kroatien in den nächsten Sommerferien) bearbeitet (siehe mittlerer und rechter Teil der Darstellung – Gegenwart, Zukunft). Letzteres ist eine Art „Impfung" bzw. Rückfallprophylaxe: Eine potenzielle Befürchtung in der Zukunft wird durchprozessiert, um die potenzielle Belastung zu entschärfen. Man kennt diese Logik auch aus der Verhaltenstherapie, aus dem mentalen Training im Sport, aus der Arbeit mit Imaginationstechniken allgemein. Beim EMDR ist es angereichert durch die Phase 4, das Reprozessieren.

In der Erfassung dieser drei Dimensionen liegt auch die grundsätzliche Zieldefinition beim EMDR: Was will man bearbeiten, wo erwartet sich die Patientin Erleichterung – in eben diesen Bereichen!

Ein anderes Beispiel aus dem Bereich Belastungen (nicht Trauma im engeren Sinne): Eine 49-jährige Patientin kommt mit einer für sie und ihr Erleben sehr ungewöhnlichen Ängstlichkeit beim Gehen und einer „Dünnhäutigkeit" auch schon darüber hinaus (emotionell, mental), wie sie es ausdrückt. Sie bezeichnet es als „sich selbst leid tun", Unzufriedenheit, Angst, zu fallen, Verlust von Spontanität und als die Befürchtung, sukzessive Souveränität zu verlieren (= dysfunktionales Erleben und Verhalten im Hier und Jetzt).
Dies steht in großer Diskrepanz zu grundsätzlicher Stabilität und Selbstwirksamkeit, die sie normalerweise empfindet. Die weitere, auch traumaspezifische Anamnese (Kap. 4.3.1) deckt einen gefährlichen Wanderunfall vor 1,5 Jahren mit anschließender OP und längerer körperlicher Rehabilitation auf, die medizinisch erfolgreich verlaufen ist. Sechs Wochen vor dem Aufsuchen therapeutischer Hilfe war eine zweite OP, bei der orthopädisches Material aus diesem Knöchel entfernt worden ist, nötig. Die Patientin bezeichnet den Unfall und die Folgen als noch nie vorher erfahrenes Hilflosigkeits- und Abhängigkeitserleben (Erschütterung des Selbstbildes, „so kenne ich mich nicht, das bin nicht ich", und auch des Weltbildes, „so etwas passiert mir nicht, so schnell kann es gehen, man weiß nie" u. Ä.).
Weitere Unfälle und Beinahe-Unfälle können exploriert werden. Sonst finden sich keine Auffälligkeiten oder biografisch erinnerlichen besonderen Belastungen.
Bei dieser Patientin handelt es sich nicht um eine Traumatisierung im Sinne des IDC oder DSM, jedoch um eine dysfunktional gespeicherte Belastung, deren Auswirkungen den Alltag kontaminieren und auf die Gesamtbefindlichkeit auch schon gefährlich generalisieren. Hier könnte der Beginn einer spezifischen oder generalisierten Angststörung lauern.
Somit ist im Sinne der Bearbeitung einer pathogenen Erinnerung, nicht im Sinne eines Traumas, eine Indikation für EMDR gegeben: Es kann damit

geholfen werden. Folglich wird nach kurzer Stabilisierung das Ereignis an sich mit EMDR bearbeitet, dann die Triggersituationen (Stiege gehen, auf nassem Waldboden gehen – hier war der Unfall passiert, usw.), dann eine zukünftige Situation, in der sie mit ihrem Mann im Mittelgebirge wandern gehen wird.

In diesem Beispiel sollte die Behandlungsplanung im Sinne des Standardprotokolls anhand einer belastenden Einzelerinnerung bei gleichzeitig vielen vorhandenen Ressourcen beschrieben werden. Eine solche Konstellation wurde in Kapitel 3 (vgl. auch Abb. 5) im Bereich von Monotrauma theoretisch illustriert. Metaphorisch gesagt steht hier dem kleinen, abgegrenzten „Traumanetzwerk/Belastungsnetzwerk“ (Neuronenverbindungen, die die Belastungen im zentralen Nervensystem repräsentieren und die außerdem im Bereich der Gefühle und Körperempfindungen vital repräsentiert sind) ein großes Ressourcennetz, ebenfalls auch gefühlsmäßig und körperlich aktivierbar und spürbar, entgegen. Daher wird jemand mit einer solchen Erfahrung eines schweren Autounfalls mit viel Kontrollverlust, Angst und Schmerzen möglicherweise in ähnlichen Verkehrskonstellationen wie der vergangenen Unfallsituation dieses isolierte, aber kräftige Netzwerk spüren. Es kann einhergehen mit plötzlicher körperlicher Übererregung, Angst, u. U. dem Gedanken „ich verliere die Kontrolle, es ist aus“, möglicherweise werden sogar konkrete Erinnerungsfragmente aktiv und wirken wie gegenwärtig real.

Dieses Erleben ist aber auf genau solche spezifischen Triggersituationen beschränkt. In der Arbeit mit der Patientin können daneben gegenwärtige Situationen von Kontrolle und Genuss und Lebensfreude aktiviert werden, die dem isolierten dysfunktionalen Erleben und Verhalten entgegenstehen und sich im EMDR-Prozess oft spontan und hilfreich als „Gegenmittel“ zur Belastung in der Phase des Reprozessierens (Durcharbeiten der Erinnerung in Phase 4) quasi von alleine etablieren und entlasten.

Das umgedrehte Standardprotokoll

Bei Typ-II-Belastungen ist das primäre Traumamaterial, Ergebnis länger dauernder interpersoneller Traumatisierungen (Kap. 3, DESNOS, und Kap. 6), oft in großen Belastungsnetzwerken im impliziten Gedächtnis gespeichert. Diese sind untereinander über unterschiedliche sogenannte Affektbrücken (emotionell-physiologische Verbindungen zu anderen, in diesem Fall älteren, ähnlichen Erfahrungen) verbunden. Ebenso sind dieses primäre und das sekundäre Traumamaterial (Zusatzbelastungen, die sich aufgrund der Grundbelastung dazu entwickelt haben) oft verbunden. Das ist die diametral entgegengesetzte Situation zur isolierten Typ-I-Traumatisierung und erfordert daher eine diametral entgegengesetzte Behandlungsplanung mit EMDR.

Bei beiden Arten von Typ-II-Traumatisierung ist massiv mehr und längere Vorarbeit – Erklärung, Psychoedukation und Stabilisierung – notwendig. Wenn man dann klinisch verantwortungsvoll entscheidet, auch hier mit EMDR zu arbeiten, kommt das sogenannte *umgekehrte Standardprotokoll* nach Hofmann und Lehnung (2024) zur Anwendung.

Dabei wird das für Typ I erwähnte klassische Vorgehen umgedreht, um schonender und langsamer und ausgehend von der Alltagsstabilisierung vorzugehen.

Man beginnt mit dem, von dem man annehmen kann, dass es eine heutige Folge der alten Belastungen ist und sich in modifizierter Form zeigt.

Fallbeispiel: Triggerbare Feinmechanikerin, sequenzielle Traumatisierung im Hintergrund

Hierbei handelt es sich um ein Beispiel, bei dem die Betroffene primär „dysfunktionales" Erleben und Verhalten im „Hier und Jetzt" berichtet und deshalb Hilfe sucht.

Die 23-jährige Patientin, Feinmechanikerin, sozial gut integriert, beruflich bisher erfolgreich, kommt über einen Psychiater mit der Diagnose Panikattacken, die seit ca. einem halben Jahr immer wieder massiv auftauchen, in die Therapie. Bei der genauen Anamnese und der sogenannten situativen Verhaltensanalyse (das Vorgehen war zunächst verhaltenstherapeutisch angelegt) stellen sich der Zeitpunkt des Beginns der Symptomatik und der Auslöser bald heraus. Nach einem Vorgesetztenwechsel von einem eher ruhigen, berechenbaren Abteilungsleiter hatte kurz vor Beginn der Symptomatik ein eher cholerischer Vorgesetzter die Leitung übernommen, der oft abrupt und laut und schimpfend den Arbeitsbereich betrat.

In diesen Situationen erlebte sich die Patientin dann völlig „wie ein anderer Mensch, wie ein kleines Kind".

Bei der genaueren Analyse stellt sich eine Kindheit mit cholerischem alkoholkranken Vater mit über Jahre ausgelebter Gewalt an der Mutter dar, der sie sich aber seit Jahren „entwachsen" fühlt. Der Vater ist schon länger verstorben, mit der Mutter hat sie guten Kontakt.

Es erfolgt daraufhin eine genauere traumaspezifische Anamnese und es wird deutlich, dass die heutigen Symptome durch das Verhalten des neuen Chefs ausgelöst wurden und die sonst kommunikativ kompetente Patientin völlig „subkortikal", „ohne Zugang zum Kortex und zu klarer Analysefähigkeit" offensichtlich mit Hyperarousal reagierte, was völlig ihre Erwachse-

nenkompetenz blockierte – bis hin zur aus der Traumaforschung bekannten Blockade des Broca-Areals. Sie beschrieb „von einem Moment zum anderen fassungslos und ohne Worte und ohne Denkfähigkeit“ zu sein.
Nachdem wir miteinander Hypothesen aus der Psychotraumatologie besprochen hatten und mögliche Zusammenhänge zwischen den plötzlich real und massiv aufgetretenen Hilflosigkeitssituationen, die das Klima der Kindheit geprägt hatten, und der jetzigen Reaktion anlässlich des cholerischen Auftretens des Vorgesetzten aufgedeckt waren, konnten wir Schlüsselerinnerungen identifizieren, die repräsentativ für die damalige Lebens- und Belastungssituation waren.
Eine in naher Zukunft wahrscheinlich auftretende ähnliche Situation wird zunächst mit EMDR bearbeitet, daraufhin die Auslöser in der Gegenwart.
Es werden dann Schlüsselerinnerungen durchgearbeitet, bei denen es einerseits um Erleben von Hilflosigkeit und Ausgeliefertsein von einem Moment auf den anderen (angesichts der Ausbrüche des Vaters) ging, die sich offensichtlich im Erleben des Chefs schlagartig aktivieren („ich bin ausgeliefert“ – vs. „ich kann heute etwas tun“), oder andererseits um Demütigung als Auswirkung auf den Selbstwert („ich bin das Letzte“ vs. „Ich verdiene Respekt und angemessenen Umgang“). Dies wurde einerseits mit EMDR bearbeitet und dann verhaltenstherapeutisch mit kognitiver Arbeit und Rollenspielen „nachbearbeitet“. Kern war jedoch das angesichts des Auslösers „Chef“ auftretende plötzliche „in die frühere Reaktion kippende“ Verhalten mittels EMDR zu verändern, indem „dem Hirn nachhaltig klargemacht wurde“, dass die Erwachsene im Hier und Jetzt im Gegensatz zum damaligen Kind Handlungsfähigkeit besitzt. Dies gelingt schneller, deutlicher und physiologienaher als mit rein kognitiver Arbeit – hier hatte die Patientin geäußert: „Ja, es ist mir vom Verstand her klar, dass das nicht vernünftig ist, so mit Angst zu reagieren, und dass ich heute in einer anderen Situation bin, aber in der Situation ist das alles weg und mein Körper reagiert, als sei ich acht.“

Hier wurde – nach ausreichender Stabilisierung (s. Kap. 4.3.2) – zunächst die nächste zu erwartende ähnliche Situation mit EMDR bearbeitet, in der ihr Chef wieder abrupt polternd und unangemessen aggressiv in den Raum kommt, um irgendetwas zu sagen.

Dieses Vorgehen nennt man im EMDR technisch Zukunftsprojektion mit einer angenommenen Belastung (negative Zukunftsprojektion). Beim Standardprotokoll hat es, wie erwähnt, den Charakter von „Rückfallprophylaxe“. Hier hat es den Sinn eines möglichst schonenden Einstieges in das gesamte verzweigte Traumanetzwerk. Die Patienten sollen die Erfahrung machen, dass der EMDR-Prozess für die als Belastung wahrgenommenen zukünftigen Situationen spürbare Erleichterung bringt. Wichtig ist dabei, dass aufgrund der vorhergegangenen Stabilisierung und Ressourcenaktivierung reale Ressourcen stützen. Nur dann ist der Boden für Konfrontation mit älteren Belastungen bereitet.

Es besteht selbstverständlich trotz dieses schonenden Vorgehens die Möglichkeit, dass oben genannte Affektbrücken auftauchen. Dies wird vorbesprochen und es werden Maßnahmen besprochen und vorbereitet, die dann helfen können. Dennoch ist es der gangbarste Zugang zum Gesamtcluster (affektiv-physiologisch verbundene Erinnerungsnetzwerke), wenn man sich bei diesen Patienten nach reiflicher Überlegung schließlich entschlossen hat, an den Belastungen mit EMDR zu arbeiten.

Sobald die Belastung, die für diese Zukunftsvorstellungen besteht, „heruntergearbeitet" werden konnte, arbeitet man mit Auslösern in der Gegenwart, erst dann mit dem primären Traumamaterial, den Erinnerungen, wo die Symptome ihren Ursprung haben. Was hier in einem Satz komprimiert wird, kann bei komplex(er) Traumatisierten wie erwähnt Jahre dauern. Dies bedeutet von der Behandlungsplanung im Sinne des gesamten umgedrehten Standardprotokolls her nicht, dass man nicht von Zeit zu Zeit überprüft, ob primäres Material nicht doch durchzuarbeiten wäre. Hierbei stellt man fest, ob entweder die Stabilität noch gewachsen ist oder das Bedürfnis doch noch deutlich wird, trotz Erreichen eines zufriedenstellenden Plateaus mit „Alltagslangeweile" alte belastende Erinnerungen aufzulösen. Es ist aber nicht in jedem Fall zwingend nötig oder möglich.

Sonderprotokolle

Neben den beschriebenen klassischen von der Planung her vorgesehenen und bewährten Vorgehensweisen haben sich im Laufe der Jahre viele sogenannte Sonderprotokolle entwickelt: für spezielle Diagnosen, für spezielle Personengruppen (Münker-Kramer 2017b). Dies bedeutet, dass man bereits oder vor allem in der Behandlungsplanung andere Schritte setzt, eine andere Reihenfolge vorsieht (wie z. B. bei der Arbeit mit Phobien, Münker-Kramer 2016c), zwischendurch modifiziert, ergänzende Schritte, Übungen oder Fokussierungen vorsieht (wie z. B. bei Kindern, bei Akuttraumatisierten, bei Menschen mit Phobien, bei Hochleistungsträgern). Hierzu findet sich in den Büchern von Luber (Luber 2009, 2010, 2014) der beste und umfassendste detaillierte Überblick ganz genauer wörtlicher praktischer Vorgangsweisen.

Im Buch von Lamprecht (2006) stellen zahlreiche Autoren ihre Modifikationen bei bestimmten Patientengruppen mit Bezug auf Studien vor, die natürlich inzwischen schon ergänzt sind (s. auch Kap. 5 und 6).

Veränderungen der Protokolle (Behandlungsplanung) bedeutet nicht automatisch, dass man während des Arbeitens innerhalb des Ablaufschemas (vor allem Phase 3 bis 8) modifiziert. Das gibt es auch, es ist aber etwas anderes. Hier finden sich vielfältige Variationen, auf die an entsprechender Stelle hingewiesen wird. Solche Veränderungen werden neben Protokollmodifikationen auch in „EMDR zwischen Struktur und Kreativität“ von Christine Rost (2016) als Herausgeberin erläutert. Dort werden eine Fülle von Beispielen und konkreten Beschreibungen vorgestellt, die hier den Rahmen sprengen und vom Verständnis des Basisvorgehens ablenken würden.

Es ist sehr lohnenswert, sich mit all diesen Modifikationen zu beschäftigen, wenn man die grundsätzliche Vorgangsweise bei EMDR verstanden hat und sie sicher und indiziert einsetzen kann.

Der Rest dieses Praxiskapitels ist genau diesem Anliegen gewidmet.

4.2 Das klassische Ablaufschema

EMDR folgt wie erwähnt einem seit Langem eingeführten Standardablauf in acht Phasen (Kap. 2.4).

Diese umfassen allgemeinere Teile wie die Anamnese inklusive Aufbau der therapeutischen Beziehung und die je nach Diagnose unterschiedlich lange Stabilisierungsphase. Wenn auf dieser Basis die Zielerinnerung definiert ist, folgen spezielle Abschnitte. In einem sehr strukturierten Ablauf und in grundsätzlich vorgegebenen Schritten wird diese belastende repräsentative Erinnerung durchgearbeitet. Das ist der konkrete Teilprozess in den Phasen 3 bis 8, oft als das „eigentliche“ EMDR wahrgenommen. Dieser Ablauf ist für etliche Kliniker, die EMDR lernen möchten, sehr befremdlich, da sehr standardisiert und scheinbar starr. Das führt manchmal zu Reaktanz und daher zu rein persönlichen mehr oder weniger spontanen Modifikation in verschiedenen Teilen des Vorgehens.

Wenn das mit den Patienten explorierte Problem jedoch eine Indikation für die klassische Vorgangsweise ist, ist genau dieses Vorgehen der beste Service für die Patienten. Geht man dann einfach fachlich kompetent und klinisch und menschlich aufmerksam vor, was ohnehin viel Übung braucht, entfaltet EMDR sein ganzes starkes Potenzial im Sinne der Besserung für die Patienten. Modifikationen von diesem Ablauf sind in diesem Fall nicht „(N)not-wendig“.

Es gibt jedoch die oben erwähnten Protokollmodifikationen. Das sind beforschte und experimentelle Modifikationen des Ablaufschemas oder der Behandlungsplanung bei speziellen Diagnosen oder Zielgruppen – z. B. Zwangspatienten (Böhm/Voderholzer 2010), Menschen mit spezifischen Bedürfnissen (Mevissen 2010), spezielle Settings wie Akutsituationen (Shapiro 2014; Quinn 2009, 2014) etc. (Kap. 6). Luber schreibt dazu: „[…] other clinicians who have kept the spirit of EMDR but who have also taken into consideration the needs of the populations with whom they work or the situations they encounter“ (Luber 2009, Vorwort, S. XXI). Es ist sinnvoll, hilfreich und wünschenswert, in diesem Sinne Modifikationen zu suchen, zu formulieren, zunächst im kollegialen Kontext zu diskutieren und weiter zu evaluieren. Um wirklich hilfreich zu sein, sollten diese Abänderungen, ebenso wie das Standardvorgehen, klare Indikationen haben. Weiterhin sollten sie theoretische und praktisch einleuchtende Erklärungen aufweisen, warum das Vorgehen rein nach dem klassischen Ablaufschema nicht machbar ist.

Andernfalls sind sie schlicht nicht vonnöten und Variationen um der Variationen willen lassen leider lediglich vermuten, dass es um persönliche Profilierung und/oder ein mangelndes Verständnis dessen geht, was das klassische Vorgehen mit kompetenter Vorarbeit für die Patienten per se zu leisten vermag.

Verwirrung der Patienten und Verwässerung der Methode, die lange um ihre verdiente wissenschaftliche Anerkennung gekämpft hat, sind die entbehrliche Folge.

Als gute Vorbereitung soll an dieser Stelle ein erster Überblick über den Zusammenhang zwischen

- der Auswahl einer Zielerinnerung aus den Überlegungen des Standardprotokolls heraus,
- den Phasen 1 bis 8 der Traumatherapie mit EMDR, die im folgenden Kapitel erläutert werden, und
- der Behandlungsplanung

nach Abschluss der Durcharbeitung eines konkreten Belastungsknotens gegeben werden.

Phase	EMDR ABLAUFSCHEMA	DAUER
1	**Anamnese (traumaspezifisch und allgemein), Aufbau der therapeutischen Beziehung**	unter-schiedlich
2	**Stabilisierung (real, imaginativ, ...), Auswahl des in der Anamnese erarbeiteten Zieles, Behandlungsplanung**	2 h bis unterschiedl. je nach Tr. Typ
3	**Bewertung der ausgewählten Ziele für EMDR: RB/NK/PK/VOC/Gefühl/SUD/Körper = Knoten**	ca. 10-20 min
4	**Desensibilisieren und Reprozessieren plus weitere Techniken - wenn SUD = 0 => Phase 5**	1 bis mehrere Sitzungen
5	**Verankerung der PK**	ca. 5-10 min
6	**Körpertest**	ca. 5-10 min
7	**Nachbesprechung und Abschluß**	ca. 10-15 min
8	**Evaluierung der Durcharbeitung des Zieles, Neuorientierung und weitere Behandlungsplanung**	unter-schiedlich

EMDR IM ENGEREN SINN

Weiterarbeit im Zuge der Gesamt(trauma)therapie / Behandlung

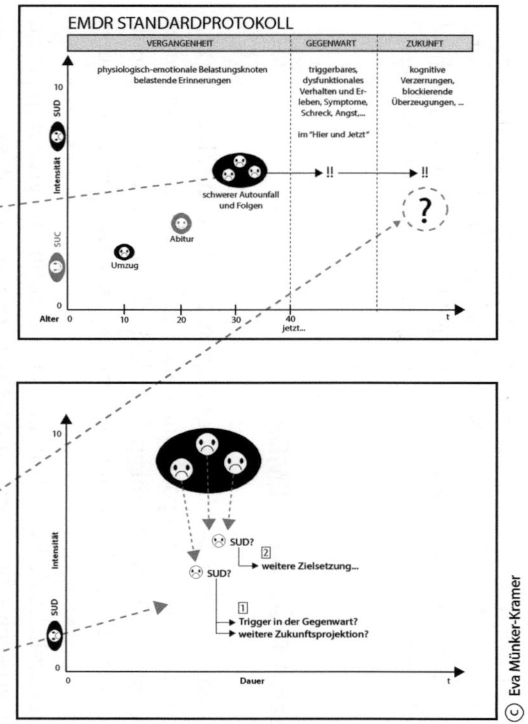

Abb. 4: Der Zusammenhang zwischen der Auswahl einer Zielerinnerung (oben rechts), der Arbeit mit dieser entlang den 8 Phasen des EMDR (links) und der weiteren Behandlungsplanung (unten rechts)

In dieser Abbildung soll verdeutlicht werden, dass man ausgehend von den Belastungen und der Einschätzung der Stabilität des Patienten eine Zielerinnerung (target) auswählt, die repräsentativ für diesen Belastungsbereich ist. Weiterhin sieht man die Schwerpunkte des Vorgehens in den Phasen 1 bis 8 des Ablaufschemas. Nach Abschluss der Durcharbeitung muss entschieden werden, wie man weiter vorgeht. Dies ist in Kapitel 4.3.7 und 4.3.8 erläutert und wird in der Abbildung rechts unten symbolisiert.

4.3 Die acht Phasen des EMDR

EMDR besteht aus einer Behandlungsfolge in acht Phasen. Nun soll zunächst eine Kurzbeschreibung des Sinns und des Vorgehens in jeder dieser Phasen erfolgen, auch mit Bezügen zum bisherigen Theoriehintergrund. Dann findet sich die konkrete und praktische Umsetzung mit Tipps und Hintergrundanmerkungen.

Das grundsätzliche Ziel von Traumakonfrontation/Integration ist es ja, auf einer innerpsychischen Vorstellungsebene zu erreichen, dass

1. eine Annäherung an das belastende Ereignis kontrolliert und in geschütztem, sicherem Setting initiiert wird,
2. eine bewusste kortikale Zukunftsperspektive kognitiv (neu) entwickelt wird und
3. eine unmittelbare Begegnung mit der belastenden Situation auf verschiedenen Repräsentationsebenen und demzufolge eine physiologisch-emotionelle Entlastung möglich wird.

In dieser Situation der Begegnung mit innerem Material, der Traumakonfrontation, wird im EMDR gleichzeitig auch auf die sichere Gegenwart fokussiert – die bifokale Aufmerksamkeit. Zusätzlich wird die bilaterale Stimulation (ab jetzt mit BLS abgekürzt) der beiden Gehirnhälften mittels Augenbewegungen oder anderer Stimuli durchgeführt, um – dem AIP-Modell folgend – den Verarbeitungsprozess anzuregen. Diese Anordnung von multifokaler Aufmerksamkeit und gleichzeitiger bilateraler Stimulation setzt somit die Art der Gehirnaktivität (wieder) in Gang, die im EMDR mit Reprozessieren beschrieben wird.

Im Vorgang des Reprozessierens, welcher überwiegend kein rein kortikaler Prozess ist, findet die Integration – spontan und nachhaltig – statt.

Neurobiologisch gesprochen werden dadurch (neue, andere) Verbindungen von neuronalen Netzwerken hergestellt: Verbindungen zwischen den wie abgekapselt im impliziten Gedächtnis vorhandenen traumatischen Erlebnissen und dem kortikal repräsentierten Wissen um Zeit, Raum und Bedeutung. Es sind exakt jene Verbindungen, die in der traumatischen Situation im Extremstress unterbrochen wurden (s. vorherige Ausführungen).

Die Integration dieser Erkenntnisse auf allen Ebenen in die persönliche Biografie und das persönliche Erleben soll mittels angemessener und verantwortungsvoller Behandlungsplanung und Arbeit auf der Metaebene sowie angemessener und passender praktischer Arbeit mit den Erinnerungen konkret ermöglicht werden.

Fallbeispiel Monotrauma

Ein 58-jähriger Mann, wurde zwei Jahre nach einem schweren Verkehrsunfall (28 Brüche – Kopf, Schulter, Becken, Beine, Füße –, eine Vielzahl von Operationen, ohne jegliche psychologische Betreuung während dieser ganzen Zeit) von einer Fachärztin für Psychiatrie in Psychotherapie überwiesen. Nach einjähriger körperlicher Rehabilitation hatte er seine ursprüngliche Arbeit wieder aufgenommen (Botendienste in einer Großstadt, die seiner körperlichen Leistungsfähigkeit angepasst waren). Er war aber nach drei Wochen von seinem Arbeitgeber wieder freigestellt worden, da er nicht in der Lage war, sich unbeeinträchtigt im Straßenverkehr zu bewegen. Er litt unter massiven Schreckreaktionen, sobald er im Augenwinkel Autos kommen sah, Bremsen oder Hupen hörte. Er beschrieb es so, dass er „nichts mehr mitbekomme, außer sich stehe, „rot sehe“, wenn das passiere, und sich irgendwo an einer Hauswand kauernd wiederfände oder „über den Gehsteig taumelnd“. Außerdem klopfe sein Herz übermäßig und er könne sich lange nicht beruhigen. Weiterhin habe er nahezu jede Nacht einen sich wiederholenden Albtraum. Er sehe immer wieder die Scheinwerfer des Autos, das auf ihn zukäme, und wache dann schweißgebadet (er könne seinen Schlafanzug auswringen) mit stärkstem Herzklopfen, Schmerzen in der Schulter und den Beinen, sowie Benommenheit auf. Er spreche auch immer sehr viel und schlage um sich. Dadurch sei seine Lebensqualität und Arbeitsfähigkeit massiv eingeschränkt. Zeichen von Selbstwertproblematik und Depressivität waren selbstverständlich auch vorhanden. Er verließ das Haus kaum noch, weil ihm sein Verhalten – kurze dissoziative Episoden – auch peinlich war.

Der Beginn der Therapie stand nach der Diagnostik ganz im Zeichen von Psychoedukation. Er war sehr interessiert an den Erklärungen und sehr erleichtert über die neuen Attributionsmöglichkeiten, die er hatte. Es half ihm, seine „Ich werde verrückt“-Selbstzuschreibungen (und die seiner Umgebung) zu überwinden und er machte sehr konsequent seine Entspannungsübungen zur Unterstützung der Reduktion des Dauerarousals, seine „Realitätsübungen“ zum Thema „Was ist eine angemessene Vorsicht im Straßenverkehr und was ist eine Reaktion, die ihm peinlich ist und die ihn u.U. auch ironischerweise wieder in Gefahr bringt“. Er übte diese Dinge dann ganz konkret im Straßenverkehr, auch Distanzierungstechniken. Weiterhin führten wir eine systematische Desensibilisierung in vitro durch, er übte in vivo. Dies reduzierte die Symptome im Alltag, die Selbstwertproblematik und die Depressivität maßgeblich. Trotzdem blieb ein Rest und vor allem ließen die Albträume fast überhaupt nicht nach. Hier waren ca. zehn Sitzungen EMDR mit Traumakonfrontation notwendig, im Wechsel mit „normalen“ Therapiesitzungen, bei denen das jeweils erarbeitete in den Alltag integriert wurde. Im EMDR wurde die gesamte Geschichte deutlich, außerdem wurde ein perioperativer Zwischenfall erinnert – die Narkose hatte zu früh nachgelassen und niemand hatte ihm das geglaubt. Die EMDR-Sitzungen führten dazu, dass der Traum sukzessive weiterging, bis er schließlich immer durchträumte bis zum Ende des Ereignisses und bis zur Entlassung nach Hause (mit weniger „um sich schlagen“, Schwitzen und Herzklopfen), sich die Frequenz der Albträume und Schreckreaktionen überhaupt reduzierte und schließlich ganz aufhörte, als er (im EMDR und im Traum) an dem Punkt ankam, an dem er „in Sicherheit war“ und somit die ganze „Geschichte“ abgerundet und in die Lebensgeschichte als „vergangenes sehr belastendes Ereignis“ integrierbar wurde. Die massiven vegetativen Symptome wären mit herkömmlicher Verhaltenstherapie in dem Maße und in dieser Geschwindigkeit nicht reduzierbar gewesen.

Dieses Fallbeispiel wurde bereits bei Münker-Kramer (2006) veröffentlicht, soll aber hier einleitend das Grundsätzliche illustrieren und später ggf. als Beispiel dienen.

4.3.1 (Traumaspezifische) Anamnese, Beziehungsaufbau und Behandlungsplanung

Der in Kapitel 3 bereits erläuterte Überblick (Abb. 2) gibt Hinweise auf den Zusammenhang zwischen Art der Traumatisierung, potenziellen klinischen Diagnosen, Schwere der Symptomatik, Dauer der Belastung und Verhältnis zwischen Traumakonfrontationsmöglichkeit (u.a. mit EMDR) und Stabilisierungsnotwendigkeit. Die Zusammenschau dieser Aspekte ist sehr hilfreich für eine verantwortungsvolle Behandlungsplanung für EMDR. Sie soll daher hier, vor der Darstellung der Phasen im EMDR-Ablaufschema noch einmal erwähnt werden.

Wenn diese Betrachtung sorgfältig erfolgt, werden mögliche Komplikationen in der späteren Arbeit mit EMDR vermieden. Oft haben scheinbar „technische“ Probleme im konkreten Ablauf hier ihren Ursprung.

Zu jedem Beginn einer Behandlungsanfrage mit EMDR erfolgen der Aufbau der therapeutischen Beziehung und die (traumaspezifische, belastungsspezifische) Anamnese. Auf deren Basis erfolgt dann die konkrete Behandlungsplanung.

In der traumaspezifischen Anamnese und Diagnostik werden relevante Belastungsfaktoren und aktuelle Symptome auch differentialdiagnostisch erfasst. Dabei ist wichtig, welche Symptome im Hier und Jetzt Leidensdruck verursachen: Gedanken wie „Ich bin das Letzte“, „Ich kann nie darüber hinwegkommen“, „Ich halte es nicht aus, es zerreißt mich“ (auch Erinnerungslücken, dissoziative Zustände), Gefühle (Angst, Hilflosigkeit, Scham, Schuld, ...), Verhaltensweisen (Vermeidung, skurrile und nicht adäquate Reaktionen auf harmlose Auslöser hin) oder auch sämtliche „Komorbiditäten“, die nicht anders erklärt werden können, Körpersymptome (Herzrasen, spezifische Schmerzen, somatoforme Störungen), sind relevant. Die gezielte traumaspezifische Anamnese beschäftigt sich zusätzlich zur üblichen psychotherapeutischen Anamnese mit untenstehenden Aspekten (Kurzfassung als Arbeitsblatt im Anhang dieses Buches).

Diese Bereiche werden in Abhängigkeit vom angenommenen Traumatyp und der Stabilität der Patienten in angemessener Weise exploriert (vgl. Anhang 1). Dies bedeutet, dass keine Überflutungen riskiert werden, an notwendigen Stellen distanziert und reorientiert werden muss, wenn die Patienten getriggert werden, und überall parallel zum Erfragen Psychoedukation erfolgt, um zu reframen und somit auch zu externalisieren.

Die Anwendung bei „umgrenzten“ Erfahrungen, eingebettet in eine ansonsten stabile „Selbst- und Weltsicht“, ist gut möglich (in Abb. 2 links) und schnell sinnvoll. Oft kann hier Traumakonfrontation nach minimaler Stabilisierung stattfinden. Daher wird EMDR als eine Methode der Wahl bei chronifizierten Einzelereignissen empfohlen, wie aus den bereits erwähnten Richtlinien bekannt ist.

An dieser Stelle sollen die Grundaussagen der mehrfach aus dem Theoriekapitel erwähnten Abb. 2 noch in anderer, praktischer Weise illustriert werden (Abb. 5). Damit sollen in den folgenden Kapiteln die Logik des Vorgehens und die Wirkweise von EMDR, wenn es bei Typ-I-Traumatisierungen dem inneren Prozess nach AIP-Modell folgt, noch einmal verdeutlicht werden.

Diese Darstellung soll quasi von oben nach unten das erläutern, was in Abbildung 2 von links nach rechts dargestellt und in den Kapiteln 3.3.1 bis 3.3.5 ausführlich erläutert wurde: die Folgen für die Betroffenen je

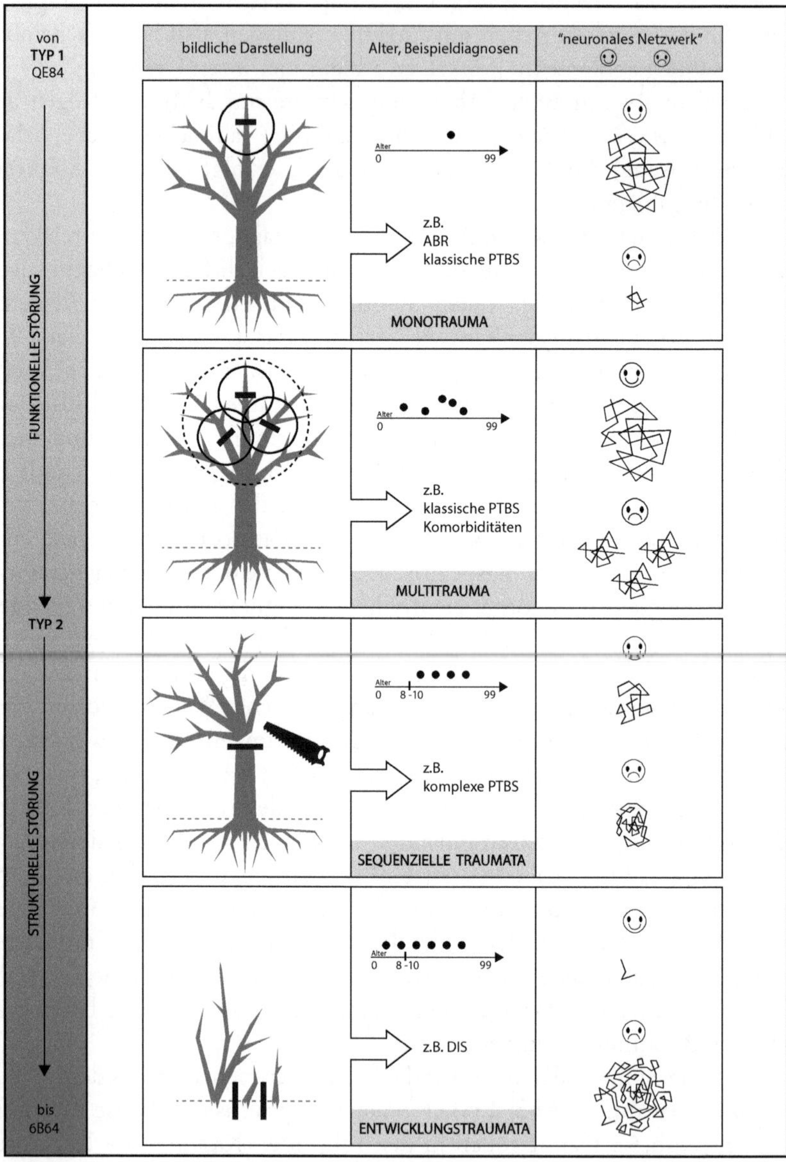

Abb. 5: Die Darstellung der Traumafolgestörungen von QE84 bis 6B64 über Bäume und neuronale Netzwerke symbolisiert

nachdem, welcher Art von Traumatisierung oder Belastung sie ausgesetzt waren. Im Buch finden sich an verschiedenen Stellen wichtige Bezüge zu dieser Darstellung (Abb. 5) unter den Stichworten „Netzwerke, Bäume", da diese Symbolik sich in vielen praktischen Ausbildungen didaktisch sehr bewährt hat.

Man findet links die potenziellen Traumafolgestörungen von der akuten Belastungsreaktion (ABR) bis hin zur Dissoziativen Identitätsstörung (DIS). Dazwischen finden sich verschiedene Traumafolgestörungen auf einem Kontinuum. Im nächsten Bereich der Zeichnung wird über die Schädigung von Bäumen symbolisiert, welche Auswirkungen die potenziell traumatisierenden Ereignisse auf die Person haben: Beim gesunden, „gut aufgestellten" Menschen/Baum mit Wurzeln, einem Stamm und einer ausdifferenzierten Krone ist die Auswirkung zwar da und kann Beschwerden machen, sie ist aber umgrenzt und es ist viel Kraft vorhanden, damit umzugehen.

Dies verändert sich nun von oben nach unten je nach Ausmaß der Schädigung für den Baum/Menschen: über mehrfache Beschädigungen, bei denen man aufpassen muss, dass sich die an sich unabhängigen Schädigungen nicht verbinden (Multitrauma); eine immer wieder „in die gleiche Kerbe hauende" Schädigung (sequenzielles Trauma, bei dem dann das Vorhandene, etwa Wurzel und Stamm, nicht mehr verfügbar ist, weil der Baum fällt) bis hin zu der Extremsituation, dass sich bei früh beginnender und lang anhaltender Schädigung durch enge Bindungspersonen gar kein Baum oder Stamm bildet, sondern die Situation durch dürre, nicht miteinander verbundene Gewächse symbolisiert werden muss – ein Bild für eine strukturelle Schädigung wie im Extremfall die DIS.

Dazu passend werden im nächsten Teil der Darstellung verschiedene mögliche Belastungen auch noch als Punkte dargestellt, vom belastenden Einzelereignis (Monotrauma), egal in welchem Alter, bis hin zur sehr früh beginnenden schweren Entwicklungstraumatisierung. Ganz rechts ist die Folge dieser Belastungen auf die neuronalen Netzwerke symbolisch als Netzwerke unter dem lächelnden Gesicht und dem belasteten Gesicht dargestellt. Es zeigen sich auch hier u. a. die jeweiligen Extreme – viele Ressourcen und umgrenzte physiologisch-emotionelle Belastungsnetzwerke bei Monotrauma und das Gegenteil bei schweren Traumafolgestörungen. All dies wurde in Kapitel 3 genau erörtert und wird in Kapitel 4 ebenfalls laufend zur Erläuterung der praktischen therapeutischen Schritte herangezogen.

Gerade der rechte Teil der Zeichnung macht deutlich, wie der autonome Prozess des EMDR ganz praktisch in Abhängigkeit vom Verhältnis zwischen Ressourcen und Belastungen funktioniert und warum wo wie viel Stabilisierung nötig ist. Diese Symbolisierung ist ggf. auch mit den Patienten im Zuge der Behandlungsplanung zur Illustration zu verwenden.

Motivation

Zu Beginn steht die Erfassung der grundsätzlichen Motivation, sich einer EMDR-Behandlung zu unterziehen. Oft kommen die Patientinnen aufgrund von Empfehlungen anderer Patientinnen. In diesem Fall ist ggf. zu erklären, dass etwas, das bei einer speziellen Problematik hilfreich war, ähnlich wie ein Medikament, nicht in jedem anderen Fall ebenso helfen muss. Häufig finden sich hier bereits die ersten Informationen über die Ziele der Patientinnen, ihre Krankheitshypothesen und spezifischen Erwartungen sowie über ihre grundsätzliche persönliche Motivation. Gerade komplex traumatisierte Menschen, die verständlicherweise einen hohen Leidensdruck haben und von EMDR hören, haben oft höchste Erwartungen an schnelle Heilung (und in baldige Arbeit mit Augenbewegungen, sprich Phase 4 im Sinne von „rein und durch"). Hier ist einmal mehr unsere Seriosität und klinische Verantwortung gefragt, diese Erwartungen angemessen zu relativieren – bis hin zu der Erklärung, dass EMDR (noch) nicht die Methode der Wahl ist bzw. zunächst eine längere Stabilisierung notwendig ist.

Auch von anderen geschickte Personen (von Vorgesetzten, die ihre Mitarbeiter schnell „repariert" haben wollen, von Partnern, die ebendiese Erwartung haben) müssen auf ihre eigene Motivation und ihre eigenen Zielvorstellungen hin befragt werden.

Ein Beispiel: Eine durch eine Naturkatastrophe (Hochwasser) sehr belastete und demzufolge unter PTBS deutlich leidende Frau wurde von ihrem Mann gebracht und eine der ersten Fragen des Mannes war: „Können Sie mir garantieren, dass sie wieder wird, ich muss wissen, ob wir in dem Haus bleiben können oder ob wir es verkaufen müssen?" Hier wäre die Behandlung mit EMDR grundsätzlich höchst sinnvoll und eine klassische Indikation. Schlechtwettermeldungen und Ähnliches waren ein massiver Trigger, der total dysfunktionales Verhalten und Erleben hervorrief. Dennoch musste die genaue Motivation der Frau selbst hinterfragt und aus der Beziehungsdynamik herausgenommen werden.

Dieses Beispiel weist auf die Notwendigkeit der genauen Zielklärung und das Eruieren der eigenen Zukunftsvorstellungen der Patientinnen hin.

Einverständniserklärung

Wie bei jeder verantwortungsvollen therapeutischen Arbeit erfolgen zunächst genaue Erklärungen und Informationen an die Patienten, ein Erfassen bestehender Vorinformationen über die geplante Behandlung, die Beantwortung erster Fragen sowie das zur Verfügung Stellen von Informationsmaterial. Auch die Erläuterung über die eigene Qualifikation in der Arbeit mit EMDR gehört hier dazu. Zum Ende der Anamnese, wenn die gemeinsame Entscheidung fällt, ob eine Behandlung mit EMDR erfolgen soll, soll ein zumindest mündlicher Vertrag im Sinne des „informed consent“, der Einverständniserklärung, geschlossen werden.

Reaktionen und Symptome

Der nächste Punkt ist die genaue Erfassung der Reaktionen und Symptome, die seit dem Ereignis als dysfunktional wahrgenommen werden. Hier kann ggf. neben der Selbsteinschätzung der Patientinnen auch eine Fremdanamnese initiiert werden. Diese Möglichkeit besteht selbstverständlich bei noch nicht ganz lange zurückliegenden Einzelereignissen eher. Sie ist hier auch unbedenklicher als bei Typ-II-Traumatisierungen, bei denen man grundsätzlich wesentlich vorsichtiger sein muss, um nicht im Zuge der Anamnese schon unzumutbar zu triggern.

Ein gängiges Screeninginstrument, das auch in zahlreichen Wirksamkeitsstudien zu traumaspezifischer Psychotherapie in Verwendung ist, ist die IES (Impact of Event Scale) (Horowitz et al. 1979). Sie ist im deutschen Sprachraum validiert und besteht aus 15 Items, die die drei Subskalen der PTBS erfassen. Die Items werden in Selbsteinschätzung auf einer vierstufigen Skala bewertet und es ergibt sich ein Summenscore. Der Cut-off-Wert für ein klinisch signifikantes Trauma liegt bei 26 (Hofmann 2020). Es ist sehr sinnvoll, den kurzen Fragebogen mit den Patienten gemeinsam durchzusprechen. Hier können Triggerbarkeiten, spezifische Reaktionen und Fragen erfasst werden. Außerdem kann auf diese Weise sehr eng am Symptom die auch hier sehr wertvolle und wirksame Psychoedukation erfolgen, wenn man einzelne Reaktionen gleich normalisieren und/oder erklären kann.

Ein schönes Beispiel war in diesem Zusammenhang ein 49-jähriger Kriminalbeamter, der einen sehr schlimmen Einsatz mit Lebensbedrohung und dem Tod von Kollegen erlebt hatte, aufgrund dessen er erstmalig in seiner Karriere Beeinträchtigungen merkte, auch im Sinne von Triggerbarkeit, und der von seiner Hausärztin in traumaspezifische Psychotherapie geschickt worden war. Im Zuge der spezifischen Anamnese und des klinischen Gesprächs verwendete ich auch die IES und es fanden sich bei etlichen Items klinisch relevante Werte. Wir besprachen dies, ich gab viele neurobiologische Hintergrunderklärungen im Sinne der Psychoedukation und hatte ihm auch schon Informationsmaterial vorher mitgegeben. Er sagte nach ca. zwei bis drei Items fast erleichtert: „Wenn das alles so genau beschrieben ist in den Artikeln und in diesem Fragebogen, dann ist das eigentlich entlastend für mich. Es bedeutet doch, dass das vielen anderen auch so geht und schon gegangen ist. Wissen Sie, ich hatte in unserer Kultur bei der Polizei immer die kaltschnäuzige Meinung: ‚Kriminalpolizist = Mann oder Maus und Maus gibt es nicht. Jetzt sehe ich, es hat nichts mit „Maus" zu tun, sondern es sind Reaktionen, die nach so einem Ereignis jeden treffen können, der Mensch ist." Wir besprachen dann weiterhin, dass es auch bei aller Härte, die in diesem Beruf nötig is, auch ein Zeichen sei, dass Empfindsamkeit da ist, und dass das auch okay sei. Unsere gemeinsame Aufgabe sei nun, dem Hirn klar zu machen, dass das Ereignis vorbei sei, damit die Alarmbereitschaft und die Albträume aufhören.

Im Beispiel war die Verwendung des IES neben dem diagnostischen Wert auch für den Aufbau der therapeutischen Beziehung, für Psychoedukation und als Einstieg in die Erklärung der Wirkungsweise von EMDR nützlich.

Zur Erfassung der Dinge, die als ungewöhnlich wahrgenommen werden, gehört auch, die Patientinnen auf Körpersymptome und -reaktionen, die organisch nicht erklärbar sind, anzusprechen. Auch frühere Krankenhausaufenthalte (Grund, Dauer, Besuche, konkrete Erinnerungen und Interpretationen) sind interessant. Manchmal werden dabei sogenannte „iatrogene" Traumatisierungen deutlich. Dies sind Eingriffe, die aus medizinischer Notwendigkeit unter Vernachlässigung der potenziellen emotionellen sekundären Belastung bis hin zur Traumatisierung vorgenommen werden müssen (z. B. Frühgeburt, Brutkasten, heftiger Körperstress oder Notversorgung bei einem Unfall auf der Straße zur Lebensrettung mit massiven Eindrücken für die Patienten u. Ä.). Sie hinterlassen häufig pathogene und verzerrte Erinnerungen, wenn sie z. B. nicht angemessen erklärt oder nachbesprochen werden, das heißt wenn sie nur vage erinnerlich sind.

Belastungen

Es ist hilfreich und bei Typ-I-Traumatisierungen häufig auch möglich, eine genaue und systematische Erfassung der zu diesem Zeitpunkt erinnerlichen, ggf. auch früheren potenziell traumatisierenden Ereignisse/Belastungen vorzunehmen.

SUBJEKTIV ERLEBTE BELASTUNGEN

Name: Datum:

Erlebnis / Ereignis	Alter	SUD (=Grad der Belastung)		Was denke ich *heute noch* über mich selbst angesichts dieses Erlebnisses?	Welches Gefühl ist *heute noch* damit verbunden?	Wo spüre ich das *heute noch* im Körper?	Welche Spuren nehme ich *heute noch* wahr?	Anm.
		damals	heute					
massive Demütigung durch Partner	18	9	7	Ich bin das Letzte!	soziale Ängste, Ängste vor Nähe	Herz, Kopf	Hemmungen, enge Beziehung zu Männern zu führen	
Autounfall	23	9	9	Ich sterbe jetzt!	Todesangst, Hilflosigkeit	Hals, Herz, Magen	schlechtes Fahren, schnelles Panikerleben, Vernunft hilft nicht	

SUD=subjective unit of disturbance/discomfort

Abb. 6: Belastungsliste mit Beispiel: Überblick zur systematischen Erfassung erinnerlicher subjektiver Belastungen über die Biografie hinweg, modifiziert nach Lutz Besser

Dazu können bestimmte Instrumente benutzt werden wie die Belastungsliste (Abb. 6) und die daraus erarbeitete Belastungslandkarte (Abb. 3).

Die Arbeit damit muss in einem auf den jeweiligen Patienten abgestimmten Ausmaß geschehen, um Überflutung und Triggerung zu vermeiden. Bei der vorsichtigen Erfassung der Belastungen zur Sytematisierung wird man aus dem ohnehin im Gespräch erfassten Material in der Stunde zusammenfassend rückfragen und gemeinsam fokussieren (nicht die Patienten alleine und zu Hause daran arbeiten lassen): „Habe ich das richtig verstanden, dass im Alter von … dieses Ereignis war? Können Sie mir sagen, wie aus jetziger Sicht die Belastung ist, wenn Sie mit dieser Erinnerung in Kontakt gehen? Gibt es noch weitere Ereignisse in Ihrem Leben, die sie als besonders belastend bezeichnen würden?“

Dies ist auf diese Weise am ehesten bei Betroffenen von Typ-I-Traumatisierungen möglich, die genügend starke Ressourcennetzwerke haben und sich auch von selbst wieder von dem hervorgeholten Material distanzieren können. Techniken, um dies zu bewerkstelligen, werden darüber hinaus natürlich später in der Phase der Stabilisierung auch gezielt geübt, je komplexer die Belastung ist.

Es wird deutlich, dass die Erfassung der Inhalte auch gleichzeitig eine diagnostische Erfassung der Stabilität in Kontakt mit den belastenden Ereignissen ist.

Cave: Bei komplexer Traumatisierten wird man hier sehr vorsichtig sein und auf genaue Exploration verzichten, sich auf ertragbare Überschriften beschränken oder bereits in der Exploration Distanzierungstechniken verwenden: „Wenn Sie sich lediglich vorstellen, Sie würden das Ereignis auf einem Bildschirm sehen und könnten es jederzeit wegschalten, wie belastend fühlt es sich da jetzt an?“

Man verwendet zur Erfassung der subjektiven Belastung die SUD-Skala. Die Belastungsliste bleibt zu diesem Zeitpunkt der Behandlung unvollständig ausgefüllt. Es genügt die Erfassung der zehn am stärksten belastenden Erinnerungen. Sie werden als Stichwort in der ersten Spalte eingetragen und man kann sich gesondert dazu genauere Notizen machen, wenn diese Informationen gleich gegeben werden. Bei Betroffenen von Typ-I-Belastungen gibt es manchmal gar nicht so viele „herausragende“ Belastungen. Demgegenüber ist es bei Betroffenen von Typ II oft nicht möglich bzw. sehr sensibel zu handhaben, etwas zu erfassen. Bei schweren Typ-II-Traumatisierungen ist es lediglich angemessen, Überschriften über lange Phasen von Belastung zu erfassen. Eine Patientin sagte z. B.: „Das, was diese Menschen über diesen Zeitraum mit mir gemacht haben.“

Für die zweite und dritte Spalte werden zwei SUD-Werte erfasst, um auch hier gleich die Zeitdimensionen der Vergangenheit und Gegenwart einzubringen. Auch qualitative Auswirkungen des Geschehenen im Hier und Jetzt (Spalte 7) werden erfasst.

Alles Weitere (Spalte 4, 5, 6) wird erst relevant und auch erst gezielt erfasst und getriggert, wenn man sich explizit miteinander entscheidet, an bestimmten Erinnerungen zu arbeiten. Dies geschieht später, wenn man das Ganze noch weiter visualisiert und auch mit Ressourcen in Verbindung gebracht hat (Belastungs- und Ressourcenlandkarte). Bei dieser Visualisierung ist es nicht selten der Fall, dass Patienten fast erstaunt feststellen:

„Nun wird mir noch einmal ganz anders bewusst, was ich eigentlich alles trage.“

Die Liste bleibt grundsätzlich bei der Therapeutin, damit sich die Patienten nicht triggern, wenn sie alleine damit arbeiten.

Nach der Erfassung der Belastungen in dieser Liste wird bei stabilen Betroffenen versucht, sie miteinander in die sogenannte Belastungslandkarte zu übertragen.

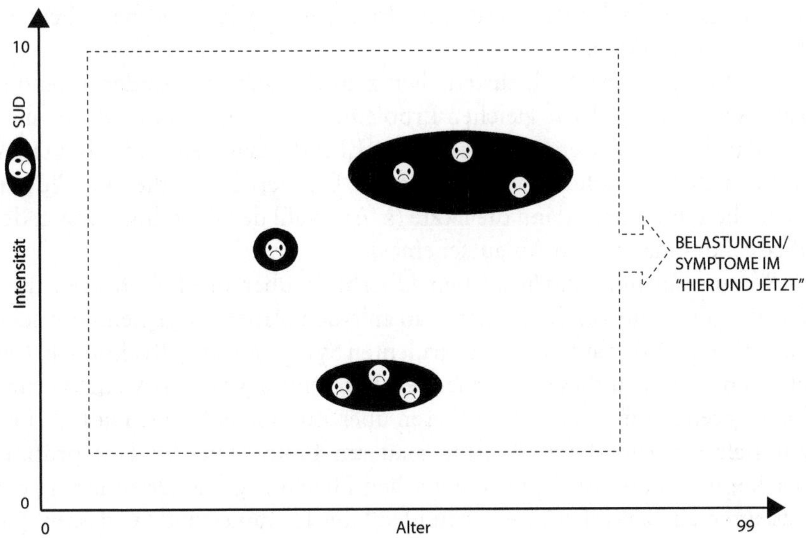

Abb. 7: Visualisierung Belastungsüberblick (modifiziert nach Arne Hofmann)

Damit ergibt sich eine Visualisierung, die zusätzlich gleich wieder drei förderliche Aspekte hat: Sie distanziert – der Patient sieht die Fakten „außerhalb“ – und bietet somit ein Gefühl dafür, „was da eigentlich los ist“. Darüber hinaus ergeben sich vielfältige Möglichkeiten zur gemeinsamen Hyposthesenbildung und zur Psychoedukation. Dies wird später noch vervollständigt um die Erfassung und *Visualisierung der Ressourcen über die Biografie* hinweg.

Bei der Übertragung der Belastungen in dieses Koordinatensystsem bzw. in diese Landkarte versuchen wir gleich im Gespräch mit dem Patienten und auf der Basis der beim bisherigen Explorieren erfassten groben Themengebiete Cluster zu bilden (Abb. 7). Dies sind Gruppen von nach bestimmten Kriterien möglicherweise zusammenhängenden Erinnerungen: über emotional-physiologische *Affektbrücken*, über Themen wie Demütigung, Ausgeliefertsein, Unfallerfahrungen, Bindungstraumata u. Ä. Die sorgfältige Clusterbildung ist eine Voraussetzung für die spätere präzise Erfassung der repräsentativen Erinnerung aus einem Themengebiet.

Erinnerungen, die zusammenhängen, können zeitlich nahe beieinander liegen oder auch weit voneinander entfernt sein. So können ein Unfall im Alter von 38 Jahren und eine ähnliche Erinnerung in der Kindheit über eine emotional-physiologische Brücke verbunden sein (z.B. Schlucken von Wasser beim Tauchenlernen im Erwachsenenalter und beim beinahe Ertrinken als Kind).

Ein Cluster kann auch aus etlichen zeitlich nahe beieinander liegenden Einzelerinnerungen zur gleichen Problematik entstehen. Hier würde man für das konkrete Reprozessieren mit EMDR dann eine repräsentative Szene nehmen, üblicherweise die erste Erinnerung in diesem Cluster, dann die schlimmste, dann die letzte (s. Auswahl der Zielerinnerung in der Phase 3 des klassischen Ablaufschemas).

Wenn man nun diesen groben Überblick über die Belastungen über die Biografie hinweg hat, wirft man mit den Patienten gemeinsam noch einmal einen Blick auf die heute virulenten Symptome und Reaktionen. Oft ergeben sich nach dieser eingehenden Betrachtungsweise – Visualisierung im engeren Sinne – erste Hypothesen über Zusammenhänge. Diese Arbeit am Belastungsüberblick schließt man am besten mit der Überprüfung der kognitiv-emotional-physiologischen Hier-und-Jetzt-Orientierung der Patienten ab. Sie sollen „well grounded" die Therapiestunde verlassen und (wieder) Distanz zu dem besprochenen Material haben. Alle Arten von Reorientierung, Distanzierung und Stabilisierung im Alltag sind angebracht.

Wir können hier auch Rückgriffe auf bereits erwähnte positive Erfahrungen oder Vorgriffe auf Ressourcen anleiten.

Trigger und subjektive Krankheitshypothesen

Zur Erfassung der ungewöhnlichen Reaktionen und Symptome gehört auch die Erläuterung zu Triggern, die explizite Erfassung und gemeinsame Interpretation der Trigger im Hier und Jetzt bzw. der erinnerlichen Trigger seit dem Ereignis, wenn dieses umgrenzt ist. Das ist eine der zahlreichen guten Möglichkeiten zur Psychoedukation und eine Komponente des Aufbaus einer vertrauensvollen therapeutischen Beziehung. Hier sei auf das Beispiel der Frau im Drogeriemarkt mit der Beschreibung eines olfaktorischen Triggers verwiesen (Kap. 3.3.3, S. 51 f.). Sie war schon wesentlich entlastet durch das Verstehen der Zusammenhänge zwischen der subjektiv *hysterischen* Reaktion und der fachlich gesprochen *letztlich aus nachvollziehbaren Gründen dysfunktionalen* Reaktion.

Die gemeinsame Suche nach Triggern und die Benennung als solche ist weiterhin eine Vorbereitung auf gemeinsame Hypothesenbildung und damit verzahnt in die Planung der nächsten Schritte (s. auch Kap. 4.3.8).

Konkret heißt das, dass im Gespräch erfasst wird, welche Hypothesen die Patienten zum Zusammenhang der Symptomatik und der Reaktionen mit den erinnerlichen Ereignissen haben. Es wird das subjektive Krankheits- oder Belastungsmodell erfragt. Dabei bekommt man auch Hinweise auf Bereiche, in denen die Patienten mehr oder *weniger* Erklärung benötigen, auf bisherige Bewältigungsversuche und Hypothesen, warum diese nicht gegriffen haben usw.

Komorbiditäten und (andere) körperliche Beschwerden

Den Ausführungen in Kapitel 3.3.4 folgend müssen wir auch die potenziellen Komorbiditäten der Patienten erfassen. Hier ist ggf. auch die Anwendung entsprechender testpsychologischer Instrumente anzuraten.

Da im Zuge der traumaspezifischen Behandlung mit EMDR auch Kontraindikationen berücksichtigt werden müssen, sind bestimmte *körperliche Prädispositionen* zu erfassen.

So ist die *Herz-Kreislauf-Disposition* abzuklären. Wenn in diesem Bereich aktuelle Probleme bestehen oder kurz vor Behandlungsbeginn etwaige Eingriffe waren, sollte man in der ambulanten Praxis nur mit kardiologischer Abklärung mit EMDR arbeiten. Dasselbe gilt für *neurologische Probleme*, die (noch) nicht geklärt sind. *Konkrete Augenprobleme* sind insofern ein Thema, als Hornhautbeschwerden eine Kontraindikation sind. Durch die mechanische Reizung besteht tatsächlich die Gefahr einer Verschlechterung. In diesem Fall kann leicht auf andere Methoden der Stimulation ausgewichen werden.

Ebenfalls muss etwaige Medikamenteneinnahme erfragt werden. Es bestehen keine direkten Kontraindikationen im engeren Sinne. Es kann lediglich sein, dass die Wirkung des Medikaments und die Wirkung von EMDR sich überlagern. Wenn jemand z. B. Antidepressiva nimmt (was im Hinblick auf einen gewissen Zugang zu Emotionen beim EMDR manchmal bei Depressiven sinnvoll sein kann), im Zuge der Arbeit mit EMDR die Dosis senkt und daraufhin Verschlechterung bemerkt, könnte die Interpretation ein Rückfall in der EMDR-Behandlung sein. Dies muss also gemeinsam reflektiert werden. Bei gleichzeitiger Einnahme von Benzodiazepinen wurde in einzelnen Fällen das Auftauchen von physiologischer Überflutung berichtet (Shapiro 2022). Hier ist demnach Vorsicht geboten.

Grundsätzlich gilt meines Erachtens für diese Fragestellungen, dass es auch darauf ankommt, welchen Quellenberuf man hat bzw. ob man persönliche Erfahrungen mit diesen Patientengruppen hat und in welchem Setting man arbeitet.

So kann es gut sein, dass man mit körperlich belasteten Patienten im Kliniksetting oder etwa, wenn man vom Erstberuf her Mediziner ist, durchaus mit EMDR arbeitet, als Psychologe im ambulanten Setting jedoch nicht.

Kontraindikationen (absolut und relativ)

Eine relative Kontraindikation sind laufende juristische Verfahren. Durch die möglichen Erfolge der EMDR-Behandlung können z. B. zunächst genau erinnerliche Bilder auf Dauer verblassen und Details verloren gehen, die ggf. für Einvernahmen und Zeugenaussagen noch relevant wären. In einem solchen Fall muss mit Anwälten abgeklärt werden, wie man vorgehen kann, ob es pragmatische Lösungen wie vorgezogene protokollierte Einvernahmen oder Videoaufzeichnungen geben kann. Es ist nicht vertretbar, dass z. B. Opfer von Straftaten länger als nötig unter Intrusionen oder Schlafproblemen leiden, nur um zu verhindern, dass Material verloren geht. In solchen Fällen sind manchmal eine fachliche Stellungnahme und Erklärungen unsererseits vonnöten.

Ein anderer Faktor, der eine Behandlung mit EMDR zu einem bestimmten Zeitpunkt fraglich bis nicht ratsam erscheinen lassen, ist grundsätzlich mangelnde Psychotherapiefähigkeit sowie eine sehr mangelhafte bis nicht vorhandene äußere Stabilität/Eingebundenheit. Dies gilt natürlich umso mehr, je komplexer die Traumatisierung ist, unter der ein Patient leidet. Da man bei der Arbeit mit EMDR auf der inneren Bühne mit massiven Belastungen in Kontakt geht, ist ein Grundmaß an äußerem Eingebundensein noch wichtiger als bei psychotherapeutischer Arbeit im Allgemeinen. Hierzu wird mehr in Kapitel 4.3.2 (Stabilisierung) ausgeführt.

Spezialscreening Dissoziation

Aus den gesamten bisherigen theoretischen Ausführungen ergibt sich, dass dem Thema Dissoziation gegenüber besondere Aufmerksamkeit in der Indikation für und Vorbereitung von EMDR geschenkt werden muss. Das ungewollte und ungezielte Brechen von – aus gutem Grund bestehenden – dissoziativen Barrieren im Zuge des klassischen Vorgehens im EMDR wäre ein Behandlungsfehler.

Daher bemüht man sich um sorgfältige Erfassung. Ein gängiges Screeningverfahren für die Dissoziationsneigung ist die Dissociative Experience Scale (DES) (Bernstein/Putnam; zitiert nach Hofmann 2020), ein Fragebogen mit 22 Items. In Langform liegt er als Fragebogen für Dissoziative Störungen (Freiberger et al. 1999) vor. Beide sollten mit den Patienten durchgesprochen werden, sind sehr praktikabel und Standard in der traumaspezifischen Anamnese für EMDR.

Die Erfassung ist deshalb so wichtig, weil in Ergänzung der rein klinischen Einschätzung inklusive Dissoziationsneigung genauere Hinweise auf das Ausmaß der Traumatisierung und den Traumatyp (Kap. 3.3) erfolgen können.

Auch für die Entscheidung, welches Protokoll zu verwenden sein wird (Kap. 4.1), und zur Einschätzung der Dauer und des Ausmaßes der notwendigen vorbereitenden Stabilisierung ist dieses Screening relevant. Das Ausmaß der dissoziativen Symptomatik ist ein direkter potenzieller Hinweis auf das Ausmaß der Traumatisierung (Kap. 3.3.3).

Schließlich gilt: Je schwerer und „struktureller" die Schädigung, desto vorsichtiger wird generell mit EMDR vorgegangen.

Dies geht so weit, dass bei schweren dissoziativen Störungen EMDR nicht vordergründig ein Thema ist. Die Anwendung befindet sich hierfür erst in experimentellen Ansätzen (Gonzales/Mosquera 2012).

Ressourcen

Die Erfassung von Ressourcen ist ein ganz wichtiger Gegenpol und beinhaltet zwei Bereiche: die Ressourcen, auch Resilienzfaktoren im „Hier und Jetzt", sowie deren systematische Erfassung über die Biografie hinweg: Erlebnisse oder auch nur Momente von Zufriedenheit, Stolz, Glück, Erfolg,

Genussfähgkeit u. Ä. Natürlich ist es für die Erhaltung der therapeutischen Beziehung oder – bei erst kurzer Kooperation – für deren Aufbau wichtig, dass klar ist, dass die Erarbeitung der Ressourcen nicht das geschilderte Leid bagatellisieren oder schmälern soll. Vielen Traumaopfern passiert dies, weil ihr Umfeld das Leid oft nicht gut aushält: „Na, denk doch einfach an etwas Schönes! Gibt es nicht auch Gutes in Deinem Leben, damit musst Du Dich mehr beschäftigen!".u. Ä.

Wir als Therapeutinnen thematisieren dies zwar auch, aber eben anders: Wir bitten die Patienten, im Gespräch mit uns solche Erfahrungen neben die anderen, belastenden Erfahrungen zu stellen und trainieren Distanzierungstechniken wie z. B „Sicherer Ort".

Menschen mit Typ-I-Traumatisierungen, die „an sich gut aufgestellt" sind (s. Abb. 5), finden hier oft schnell viele Ressourcen. Der schon erwähnte Lokführer (Kap. 3.1)kam in der dritten Stunde mit einer Liste von 19 guten, griffigen Ressourcen im Hier und Jetzt: Menschen, Hobbies, Hund, Glaube u. a.

Bei Menschen mit Typ-II-Traumatisierungen sind oft ein langes gemeinsames Suchen und ein vorheriges Bewusstmachen nötig, was Ressourcen überhaupt sind oder sein könnten.

Ein über die in Österreich ca. 2010 eingerichtete „Opferkommission" (staatliche Kommission, die Opfer von institutioneller Gewalt – Kirche, Heime etc. – an Traumatherapeuten verweist und Gelder und anderes zur Verfügung stellt) überwiesener Patient mit schwerster Entwicklungstraumatisierung konnte auf die Frage nach Momenten von Zufriedenheit, Stolz und Glück NICHTS sagen. Sein fragender Blick, was ich meinen würde, war echt – ich war zunächst irritiert. Die Behandlung – auch die Gespräche über Ressourcen – fand zur Zeit der 2008 in Österreich stattfindenden Fußball-EM statt. Dies half uns und wir konnten anhand der „sich nach den Toren heftig umarmenden, herumspringenden und lachenden, schreienden Fußballer" eine Idee entwickeln, was Freude, Stolz und Glück wohl seien, wie es sich anfühlen möge und wie es gezeigt werden könne …

Mit diesem Beispiel, das mich sehr berührt hat, soll illustriert werden, dass die Verfügbarkeit und Nützlichkeit von Ressourcen sehr von der Art und dem Ausmaß der Gesamtbelastungen über die Biografie hinweg abhängt.

Mit den Patienten wird nun, neben der Erfassung der Ressourcen im Hier und Jetzt – Menschen, Dinge, Tiere, Tätigkeiten, Erlebnisse etc., die guttun –, ähnlich wie bei der Erfassung der Belastungen eine Ressourcenliste wie in Abb. 8 gezeigt erstellt.

Zur Erläuterung der Liste in Abbildung 4.6: In Spalte 1 wird das Ereignis an sich erfasst, in Spalte 2 das Alter, zu dem es stattgefunden hat, oder die Spanne „von … bis“. In Spalte 3 und 4 sollen zwei Werte erfasst werden – der Grad der Freude/des Glücks, des Stolzes, den man, mit der Erinnerung in Kontakt gehend, damals empfunden hat, und der Grad, den man heute empfindet, wenn man zum Erlebnis hinspürt. In Spalte 5 finden sich die am meisten generalisierten positiven Selbstbewertungen angesichts dieses Ereignisses (PK-positive Kognition).

Es wird deutlich, dass dies wertvolle Gegenmittel zu den negativen blockierenden Selbstüberzeugungen sind, die die Patienten oft nur zu präsent haben: „Ich bin wertlos, ich bin ein Versager, ich bin gefangen“ (siehe Belastungsliste, „negative Kognition“).

RESSOURCENERHEBUNG
ZUFRIEDENHEIT, STOLZ, GLÜCK, GENUSSFÄHIGKEIT, etc.

Name: Datum:

Erlebnis / Ereignis	Alter	SUC (=Grad der Freude)/0-10		Was denke ich *heute* über mich selbst angesichts dieses Erlebnisses?	Welches Gefühl ist *heute* damit verbunden?	Wo spüre ich das *heute* im Körper?	Was profitiere ich *heute* noch davon?	Symbol
		damals	heute					
bestandenes Abitur	19	9	5	Ich bin super	Stolz, Freude	Schultern	Wissen, Leistungsfähigkeit, Freiheitsgefühl	
Sonnenaufgang im Grand Canyon	30	10	9	Ich bin getragen, ich bin wahrnehmungsfähig	Ehrfurcht, Glück	Herz - weit und warm	Naturerleben und -verbundenheit, Teil des Ganzen sein	

SUD=subjective unit of disturbance/discomfort

Abb. 8: Subjektive Ressourcen über die Biografie hinweg, Momente von Stolz, Zufriedenheit, Glück, Genussfähigkeit etc. (modifiziert nach Lutz Besser)

Wir bitten die Patienten, es einmal zu probieren, in Kontakt mit dem Ereignis zu gehen, das gute Gefühl und *den positiven, ressourcenaktivierenden Satz einfach einmal auszuhalten, nicht zu relativieren und dann nachzuspüren, wo im Körper all dies spürbar* ist. Dies ist die Erfassung des

Körperkorrelats in Spalte 7. In Spalte 8 schließlich halten wir fest, inwiefern die Person von dieser Erfahrung, diesem Erlebnis bis heute profitiert.

Manche schwer traumatisierten Patienten oder auch Akutpatienten sind von imaginativen Übungen nämlich überfordert oder sie finden sie lächerlich im Hinblick auf das, was schließlich passiert ist, da ist der Rückgriff auf „wirklich erlebte Situationen“ leichter integrierbar.

Die Botschaft ist, dass man etwas verfügbar hat, und sei es die Erinnerung an fünf Sekunden Genuss. Die Erkenntnis kann sein: Auch das bin ich, auch das gehört zu mir!

Das Elaborieren dessen ist eine ganz wichtige Vorbereitung auf die Arbeit mit Belastungsnetzwerken, es zahlt sich im Reprozessieren in Phase 4 des EMDR oft aus, da der autonome Prozess leichter den Weg zu den Ressourcennetzwerken findet.

Den Abschluss findet die detaillierte Erfassung einer Erinnerung der Ressourcenliste nun in der Frage nach einem Symbol für dieses Erlebnis.

Somit ist das Ereignis nun auf allen Ebenen *positiv getriggert*, darüber hinaus mit einem Symbol verankert und im neuronalen Netzwerk *verfügbar*.

Diese systematische Erarbeitung analog der Erarbeitung der Belastungen dient zur weiteren Unterstützung der Stabilität der Patienten durch die bewusste und kontrastierende Aktivierung von Positivnetzwerken im Sinne von neuronal verbundenen, affektiv-physiologisch-kognitiv spürbaren Erinnerungen an positive Erfahrungen.

Die konkrete Beschreibung der genauen Vorgehensweise zur Aktivierung der persönlichen Ressourcen findet sich bei Münker-Kramer (2016b).

Behandlungsplanung

Alle Informationen dieser umfassenden Anamnese fließen nun in die gezielte und in jedem Einzelfall unterschiedliche Behandlungsplanung ein.

Sie ist kein einmaliger Prozess. Evaluationen, eventuell notwendige Nachjustierungen und Modifikationen finden gemeinsam mit dem Patienten statt.

Eine verantwortungsvolle sorgfältige Behandlungsplanung und klinisch-psychotraumatologisches Wissen im Vorfeld des technischen Durchgehens der acht Phasen sind eine unerlässliche Weichenstellung für eine seriöse Arbeit mit EMDR. Aus diesem Grund sind im Übrigen im deutschsprachigen Raum inzwischen die EMDR-Fortbildungen in erweiterte Curricula eingebunden. Damit möchte man das grundsätzliche Verständnis zum Thema Traumafolgestörungen sicherstellen. Die Indikation für das aufgrund seiner deutlichen und schnellen Wirkung auch als invasiv wie ein Skalpell zu bezeichnende EMDR muss genau verstanden und gegeben sein, damit EMDR seine positive Wirkung entfalten kann.

An dieser Stelle ist die Frage danach interessant, was Menschen in (traumaspezifische) Behandlung führt. Ausgehend von der Hintergrundannahme des AIP-Modells können folgende Situationen Anlässe dazu sein (Münker-Kramer 2014):

- Jemand weiß von früheren Traumatisierungen/Belastungen, leidet unter den Erinnerungen und möchte dies explizit behandeln lassen.
- Jemand weiß von früheren Traumatisierungen/Belastungen, hat außerdem aktuelle Symptome im Sinne von aufgrund der aktuellen Lebenssituation nicht nachvollziehbaren Reaktionen und bzw. nicht nachvollziehbarem Erleben, weiß mehr oder weniger um seine „Traumatisierungen“ und sucht gezielt Hilfe beim „Integrieren“.

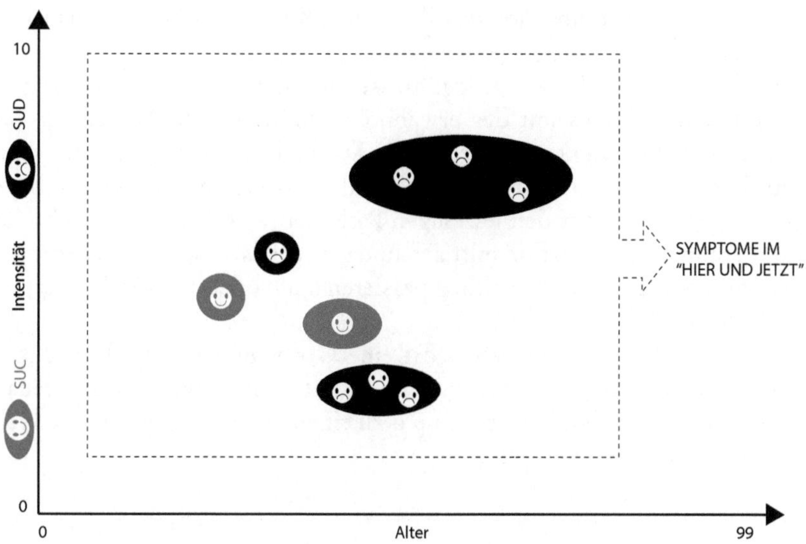

Abb. 9: Ressourcen- und Belastungsüberblick mit Belastungen/Symptomen im „Hier und Jetzt“ als Basis für die Behandlungsplanung

- Jemand leidet im Hier und Jetzt unter nicht nachvollziehbaren Reaktionen und nicht nachvollziehbarem Erleben (auf allen Repräsentationsebenen von psychischer Traumatisierung möglich – physisch, psychisch,

mental und emotionell), hat keinen Zugriff auf möglicherweise zugrunde liegende alte Erinnerungen und möchte dieses aktuelle und Leidensdruck bescherende Erleben und Verhalten aber verändern.
- Jemand ist wegen etwas anderem in Therapie, z. B. aufgrund einer Komorbidität, oder im Coaching und es tauchen skurrile/überdimensionale Reaktionen oder andere alte Erinnerungen auf, die Verbindungen zu unbearbeitetem (Trauma-)material nahelegen und den Einsatz von EMDR andenken lassen.

Diese Anlässe führen dann im Zuge der Anamnese zu einer Einschätzung zur Art der Traumatisierung/belastenden Erinnerung. Dazu ist die in Kapitel 3 ausführlich erläuterte Systematik der amerikanischen Psychiaterin Lenore Terr (vgl. Abb. 2: Überblick mit Diagnosen und deren symbolischer Darstellung; in Abb. 5, Bäume und Netzwerke) immer wieder illustrierend und klärend. Mit ihrer Hilfe kann man gute Weichen für den gewinnbringenden Einsatz von EMDR stellen. Dies wird in den Ausführungen zu Stabilisierungsnotwendigkeiten in Kapitel 4.3.2 noch genau aufgegriffen.

So ist es sinnvoll, die Erkenntnisse des individuellen Belastungs-/Ressourcenüberblicks mit der erwähnten symbolischen Darstellung der Bäume und Netzwerke zu verbinden. Damit kann man erarbeiten und visualisieren, was an Stabilisierung (und Ressourcenmobilisation bzw. Ressourcenaufbau) für den jeweiligen Patienten vonnöten ist und ob und wann Traumakonfrontation hilfreich und sinnvoll ist – oder umgekehrt gesagt, ob schon Traumabearbeitung passieren kann oder noch Stabilisierung erfolgen soll.

Auf diese Weise erfolgt zunächst eine Grobeinschätzung: Eine Maßnahme zum Zeitpunkt x bei Patient A mit Traumatyp y kann genau richtig, bei Patient B mit Traumatyp q zu einem anderen Zeitpunkt jedoch komplett kontraindiziert sein.

Solche Fragen sind zu Beginn der eigenen therapeutischen Arbeit mit EMDR unbedingt in Supervisionen zu klären, weil sie entscheidend sind für die hilfreiche Anwendung der Methode.
Wichtig ist allerdings nebenbei gesagt, dass bei allen Typen von Belastungen Behandlungsbedarf bestehen kann und darf und dass nicht zwischen „weniger schlimm“ und „schlimmer“ gewertet werden soll. Für die betroffene Person ist das jeweils Erlebte das schlimmste Vorstellbare und soll selbstverständlich auch so gewürdigt werden. Die Unterscheidungen

sind lediglich für einen optimalen Einsatz (Zeitpunkt) der Methode wesentlich.

4.3.2 Stabilisierung

Je nach Fragilität der Patienten können neben psychotherapeutischen inneren Stabilisierungen weitere Maßnahmen notwendig sein, die durch andere Experten vorzunehmen sind, mit denen im besten Fall Austausch gepflegt wird. Dies sind zum einen medizinische Begleitbehandlungen oder Abklärungen: Stabilisierung nach neurochirurgischen oder kardialen Eingriffen oder im Zuge einer Krebserkrankung, natürlich auch die Ausheilung der körperlichen Verletzungen z. B. nach einem Unfall u. Ä., zum anderen Maßnahmen sozialer Stabilisierung wie berufliche Situation, Wohnsituation, Trennungen. Hier steht grundsätzlich die medizinische und soziale Grundsicherung vor der Bearbeitung der psychischen Begleiterscheinungen. Man kann nicht mit jemandem traumakonfrontative Arbeit machen, wenn er äußerlich nicht eine Mindestbasis hat, denn diese Arbeit kann innerlich auch kurzfristig destabilisieren. Man bezeichnet dies auch als Trauma-U (Hofmann/Lehnung 2024, 64).

Beides kann nur angeregt und ggf. als Vorbedingung einer Traumakonfrontation deklariert und im Rahmen der Therapie unterstützt werden (vgl. Fallbeispiel „Langjährige Gewaltbeziehung“ in Kap. 4.3.2). Es liegt aber nur bedingt in den Händen des Therapeuten. Wenn die mindestens notwendige Stabilität nicht gegeben ist, ist dies eine Kontraindikation für die konfrontative Arbeit mit EMDR. Dann kann im Rahmen der Traumatherapie gewinnbringend weitere Stabilisierungsarbeit auch mit speziellen Übungen gemacht werden, die sich Elementen von EMDR wie bilateraler Stimulation bedienen (z. B. Absorptionstechnik, CIPOS, s. u.)

Es gilt: Je schwerer die Patienten traumatisiert sind und je mehr Sekundärprobleme und bereits lange bestehende existentielle Lebensprobleme vorliegen, desto mehr und längere Stabilisierung brauchen sie. Dies kann von wenigen Stunden bei umgrenzten Typ-I-Traumatisierungen zu mehreren Jahren bei massiven Typ-II-Traumatisierungen reichen, bevor man sich an die Traumakonfrontation begeben kann (s. auch Kap. 3). Ausgehend von der vorliegenden Problemlage, den vorhandenen Ressourcen und den vereinbarten Zielen stehen nun konkret in der Stabilisierungs- und Vorbereitungsphase Ressourcenaktivierung, Stressbewältigungs- und Distanzierungstechniken z. B. „Sicherer Ort“, aber auch das Anreichern des inneren Erlebens und der Selbstberuhigungsfähigkeiten im Vordergrund.

Die Patienten, die ja in unterschiedlichem Ausmaß Kontrollverlust und Verlust von Selbstwirksamkeit erlebt haben, sollen wieder erfahren, dass sie – möglicherweise zunächst auch nur in kleinen Dingen – fähig und kompetent sein können, sich von traumatischem Material eigenständig zu distanzieren. So ist es sukzessive möglich, wieder Kontrolle über das Innenleben übernehmen zu können.

Das bedeutet bei Typ-I-Patienten Stresscoping, Distanzieren von Intrusionen u. Ä., bei Typ-II-Patienten dasselbe, aber zusätzlich auch bewusstes „In-Kontakt-Gehen" mit positiven Erfahrungen und aktuellen Erlebnissen, sich gute Beziehungserfahrungen bewusst machen u. a. Die Rolle von Stablisierung gerade bei komplex traumatisierten wurde u. a. auch von Korn und Leeds (2002) dargestellt.

Imaginative Techniken

Man kann sich im Zuge dieser Zielsetzungen klassischer imaginativer Techniken bedienen: der sichere Ort, der innere Behälter oder Tresor, körpernahe Techniken wie die Lichtstromübung, elaboriertere Übungen wie das innere Team. Diese Übungen sind im Detail bei Reddemann (2003), Reddemann/Dehner-Rau (2004) und Rost (2014) nachzulesen. Wichtig ist die Betonung der Selbstbestimmtheit, die auch hier im Sinne der traumatherapeutischen Haltung „herüberkommen" soll.

Die Patienten werden angeleitet, zu üben und die Anleitungen selbstständig auch zu Hause zu verwenden (bei Bedarf und auch einfach so). Sie sollen so viele Möglichkeiten an die Hand bekommen, wie sie benötigen, um sich von möglicherweise auftauchendem inneren Material (wieder) distanzieren und den eigenständigen Wechsel der Aufmerksamkeit vom Dort und Damals zum Hier und Jetzt vollziehen zu können. Dies ermöglicht ihnen die Klarheit, dass das Erlebte vorbei und jetzt nicht mehr real ist.

Hier hilft neben anderen basalen Distanzierungsübungen der sogenannte sichere Ort. Die Beherrschung dieser Übung ist auch ein klassischer Indikator für die Frage, ob Traumakonfrontation mit EMDR schon möglich ist. Empfehlenswert sind auch die Übungen und Anwendungen von Cornelia Hammer (Hammer 2022).

Da ich oft auch mit Einsatzkräften oder männlichen Kriegsteilnehmern aus dem ehemaligen Jugoslawien arbeite, von denen die Imagination des sicheren Ortes oder andere erwähnte Techniken manchmal als „zu kryptisch, zu psychomäßig, zu uncool" empfunden wird, habe ich in das Repertoire auch die sogenannte „sichere Aktivität" aufgenommen. Hier wird Selbstberuhigung und Distanzierung erfahrbar gemacht, indem sich der Patient eine von ihm gerne durchgeführte Handlung in allen Details vorstellt, imaginativ durchführt und dann letztlich an eine gute Befindlichkeit herankommt.

Ein Patient hatte sich z.B. das Fischengehen an der Donau ausgesucht, sobald er mitten in der Nacht schweißgebadet aus einem Albtraum von einem Massaker im Balkankrieg aufwachte. Er schaffte es auf diese Weise, sich von der Idee zum Fischengehen im Wohnzimmer bis zum Platznehmen an der Donau alles en détail vorzustellen, und konnte so Aggressionsausbrüche (etwa gegen die Wand hauen) und Beruhigungsmittel etc. sukzessive reduzieren und vor allem Selbstwirksamkeit (wieder) erleben.

Der *Innere Tresor* oder *Behälter* eignet sich gut zum imaginativen Verpacken und somit Distanzieren von Restmaterial am Ende einer Sitzung oder wenn belastendes Material zwischen den Sitzungen auftaucht. Dies ist wichtig, um auch alleine eine erhöhte Affekttoleranz zur Verfügung zu haben, die gleichzeitig mehr Kontrollgefühl vermittelt.

Die sogenannte *Lichtstromtechnik* (Hofmann 2020) ist geeignet, Missempfindungen im Körper, die häufig Begleiterscheinungen der Traumaerinnerungen (Körpererinnerungen, vgl. Kap. 3) sein können, anzuzielen und hier Erleichterung zu bringen.

Therapeuten sind eingeladen, sich bedarfsbezogen und theoriegeleitet, ausgehend von ihren jeweiligen Ausbildungen und Kenntnissen, alle Methoden zu verwenden, die dem erläuterten Zweck dienen und für die Patienten an dieser Stelle hilfreich sind. Wichtig ist bei allem auch immer die Erklärung und Einordnung in die Theorie und in den Behandlungsplan, damit die Übungen ein selbstverständlicher Beitrag zur Selbstkompetenz werden. Dies gilt selbstverständlich auch für die folgenden Vorschläge.

Distanzierungs-/Groundingtechniken

Neben imaginativen Techniken, die für manche Patienten eine große Herausforderung sind und die sie in Leistungsdruck versetzen, sind basale, fast technische Übungen hilfreich und sinnvoll.

Die 5–4–3–2–1-Übung ist zum Beispiel eine einfache effektive Distanzierungstechnik und Externalisierungsübung. Sie wird in der Akutbetreuung Traumatisierter, aber auch in der Arbeit mit komplex Traumatisierten angewendet. Der Effekt ist ein Hinwenden zum *Hier und Jetzt* und der Patient muss dies mit und ohne Anlass üben. Das Ziel ist, den Kortex zu bemühen, speziell auch das Broca-Areal (s. Theorie Kap. 3 und Vorlage 2 im Anhang).

Basale Techniken sind auch Übungen, bei denen die Patienten zur Körperwahrnehmung im Hier und Jetzt angeleitet werden, etwa *an der Wand stehen* und den Rücken an der Wand wahrnehmen, die Füße auf dem Boden wahrnehmen oder *auf einem Strich gehen*, wobei an einer Teppichkante entlanggegangen wird und die Bewegung der Füße voreinander genau wahrgenommen und beschrieben werden soll. Weiterhin können Kurzübungen wie *Rückwärtszählen* oder *Wörter rückwärts sagen* u. Ä. dazu benutzt werden, effektiv den Kortex zu verwenden, um Distanz zu innerem Material und Überflutungen zu bekommen. Hier kommt sogar manchmal Humor auf, der gut tun kann. Auch Erklärungen zum Sinn dieser Interventionen und Reflexionen des Effekts sowie zum Stellenwert in dieser Behandlungsphase sollen nicht fehlen. All diese Dinge können auch zu Hause geübt und angewendet werden. Je souveräner und selbstverständlicher die Patienten damit umgehen, desto näher kommt man dem Punkt, an dem man mit Traumakonfrontation beginnen kann.

Arbeit mit den eigenen Ressourcenerinnerungen

Eine sehr schöne und gezielte Vorbereitung auf die Konfrontation mit belastendem Material, aber auch einfach so zur Aktivierung von Ressourcen ist – wie in Kapitel 4.3.1 erläutert – die Arbeit mit den in der Ressourcenliste und der Landkarte festgehaltenen Ressourcen. Wenn man z. B. weiß, dass man mit Situationen von Demütigung mit EMDR arbeiten wird (müssen), ist es sehr sinnvoll und gewinnbringend, Erlebnisse von Eingebundenheit, Zugehörigkeit und Selbstwirksamkeit quasi als Gegenmittel dafür gezielt aufzurufen (s. Anhang 3, Ressourcenaktivierung).

Je nach Schwerpunkt dessen, was in den Sitzungen Thema war, und bis zu welchem Punkt die Durcharbeitung gekommen ist, können alle Übungen auch gezielt zu Beginn oder zum Ende der Sitzung verwendet werden.

Wann ist „genügend" Stabilität vorhanden und wann kann man mit Traumakonfrontation mittels EMDR beginnen (Phase 3 im Ablaufschema)?

Dies ist eine Frage, die nur im Einzelfall auf Basis all dessen beurteilt werden kann, was bisher in diesem Buch beschrieben wurde. Oft ist auch eine

Reflexion in Intervision und Supervision gut, besonders, wenn man noch nicht viel Erfahrung mit dieser Methode hat.

Diese beiden vorangegangene Phasen (Phase 1 und Phase 2) können je nach Ausmaß der Traumatisierung (Typ I, Typ II sowie Untertypen) und somit je nach Stabilität der Patienten von einigen Sitzungen bis zu mehreren Jahren (!) dauern.

An dieser Stelle soll noch einmal ein Blick auf den Überblick in Abbildung 5 (Schema mit Bäumen und Netzwerken) geworfen werden. Sie ist sehr hilfreich und eine gute und anschauliche Basis für die Therapieplanung und Indikationsstellung:

Die unterschiedlich schwere kognitiv-emotional-körperliche Belastung ist bestimmend für das Ausmaß der notwendigen Stabilisierung. Dies gilt neben Bindungs- und Beziehungsaspekte zunächst vor allem auch für das Stresscoping und die „Toleranz“ für die Konfrontation mit dem traumatischen „Material“.

Dass unterschiedliche Schwere der Belastung von der kognitiv-emotional-körperlichen Verarbeitung her verschiedene Schwerpunkte und somit verschiedene Behandlungsschwerpunkte bei Überschneidungen genau im Bereich des Stresscopings nahe legen, ist nachvollziehbar.

Es wird klar: Bei diagnostisch „abgesicherten“ *Monotraumata* (= Einzelereignisse), wo die Belastung auf eine relativ stabile Grundpersönlichkeit mit Ressourcen und guter Einbettung trifft, kann relativ bald eine Traumakonfrontation mit den verschiedensten Methoden, das heißt auch mit EMDR erfolgen (vgl. auch Münker-Kramer 2006, Lasogga/Münker-Kramer 2021). Nach dem Erleben von *Multitrauma* (= mehrere oder/und andauernde Ereignisse), ist häufig natürlich mehr des soeben Erläuterten nötig und es bedarf längerer Stabilisierung über die Basistechniken hinaus sowie eines sorgfältigen Umgangs mit möglicherweise vorhandenen blockierenden Überzeugungssystemen.

Bei Betroffenen von Typ-II-Traumatisierungen ist nahezu immer ein weiter reichendes Vorgehen angebracht: Aufgrund der gesamten Traumadynamik und der strukturellen Schädigung ist viel zusätzliche Stabilisierung notwendig. Möglicherweise bleibt es sogar bei Stabilisierung und Traumakonfrontation mit EMDR ist (noch) kein Thema.

Hilfreich ist, wenn diese Belastungen zumindest auf Menschen treffen, die schon ein Grundkonzept, eine Grundpersönlichkeitsstruktur haben, eine Grundidee im Sinne von „Ich bin wertvoll“, „Ich bin liebenswert“. Je mehr Ressourcen sozusagen vor Beginn der Belastungen vorhanden waren, je stärker ausgeprägt und verfügbar das Ressourcennetzwerk ist, desto schneller kann man dieses aktivieren und die Person stabilisieren, indem man sie wieder in Kontakt damit bringt.

Fallbeispiel: Frau X, überwiesen durch praktische Ärztin wegen jahrelanger erfolgloser Depressionstherapie mittels Antidepressiva, zunehmende Somatisierung im Sinne einer somatoformen Funktionsstörung; die traumspezifische Differentialdiagnostik ergab F43.1 (stark chronifiziert) und Komorbidität F41.2 und F45.4.
Zum Zeitpunkt des Therapiebeginns ist Frau X noch verheiratet und die jahrzehntelangen Gewaltausbrüche des Mannes halten an, sie leidet unter Schlafstörungen, Hyperarousal und Panikattacken in Situationen, in denen er lauter wird, es emotional eng wird, und wenn er sie psychisch in die Enge treibt, ebenso nach Gewaltausbrüchen, nachdem er das Haus verlassen hat.
Im ersten Jahr geht es nur um den Aufbau des Selbstbewusstseins, um eine Veränderung der Kommunikation und eine Wahrnehmung des Unrechts, das ihr viele Jahre lang passiert ist, dies gelingt langsam. Somit tritt eine gewisse Alltagsstabilisierung ein, die Häufigkeit der Panikattacken lässt nach, die komorbide Depression muss nach diesem Jahr nur noch leicht medikamentös behandelt werden. Nach einem Jahr Therapie flüchtet sie nach einem erneuten Gewaltausbruch und psychischen Demütigungen aus dem gemeinsamen Haus und kehrt nicht zu ihrem Mann zurück. Mithilfe von Freunden bekommt sie eine kleine Wohnung und wird finanziell zuerst von ihren Eltern unterstützt, ein halbes Jahr später wird die Ehe geschieden.
Die gesamte Auseinandersetzung vor und nach der Scheidung sowie die erneute Destabilisierung (Finanznot, keine Wohnung, Unterhaltsklage, Streit um Hauskauf) wird im Rahmen der Therapie begleitet, Traumakonfrontation bzgl. der chronischen PTBS muss warten, bis kein Täterkontakt und vor allem keine Abhängigkeit mehr bestehen. Währenddessen arbeiten wir lange und ausführlich stabilisierend und verhaltenstherapeutisch am weiteren Aufbau des Selbstwertgefühls.
Frau X hat jedes Mal, wenn sie ihren Mann sieht, massive körperliche Symptome, sie wird jedes Mal getriggert und möchte diese Problematik nun angehen, um „die Dinge hinter sich zu lassen". „Im Kopf" ist ihr schon klar, dass alles real hinter ihr liegt, aber sie sieht dann intensiv immer wieder alte Szenen und spürt eben die körperlichen Symptome von Extremstress. Wir machen noch einmal gezielt miteinander eine traumaspezifische Anamnese, erstellen eine Trauma- und Ressourcenlandkarte und „gehen es an" auf der Basis einer sehr langen und guten therapeutischen Beziehung.
Das EMDR ist lange geplant und sie freut sich einerseits darauf, hat aber andererseits auch Angst – das merkt man in den Anfangsszenen. Zu diesem Zeitpunkt sind die finanzielle und soziale Situation und die Wohnsituation so stabil, dass mit der Traumakonfrontation begonnen werden kann.

Fazit: Bei Typ-I-Betroffenen funktioniert der faszinierende autonome Mechanismus, dass sich der innere Prozess über sogenannte Affektbrücken den Weg von Erinnerung zu Erinnerung in Richtung Ressourcen und Handlungsfähigkeit und Neubewertung auch über Barrieren hinweg bahnt. Er ist sehr wertvoll und soll demnach so bald wie möglich zum Wohl der Patienten entfaltet werden.

Die größte Gefahr wäre – bei oben genannter anderer Grundkonstitution vieler komplex Traumatisierter –, dass auch noch aus Gründen des unbewussten Selbstschutzes manchmal über Jahre aufgebaute dissoziative Barrieren unkontrolliert fallen könnten. Damit könnte eine Mindestkanalisierbarkeit und Stabilität zerstört werden. Das wollen wir nicht, daher kann die Frage nach „genügend Stabilisierung“ nicht sorgfältig genug erwägt werden.

Technische Vorbereitung

Zur Erfahrung von Kontrolle und zum Übergang von Stabilisierung- und Vorbereitungsphase zur Traumakonfrontation gehört auch die mehrmalige genaue Erklärung der theoretischen Hintergründe in Kurzform, die nochmalige und wiederholte Überprüfung der Indikation. Die Besprechung des konkreten Vorgehens mit allen Kontrollmöglichkeiten, die dem Patienten zur Verfügung stehen, und der Technik der Methode an sich schließt sich an. Verschiedene Arten der BLS werden erläutert, gezeigt und probiert:

Augenbewegungen (ABW)

Patient und Therapeut sitzen versetzt einander gegenüber (wie Schiffe, die aneinander vorbeifahren), der Therapeut bewegt seinen Arm. Er beginnt in der Mitte vor dem Gesicht des Patienten und bewegt den Arm horizontal in beide Richtungen seitlich hin und her. Dabei bittet er den Patienten, seinen Fingern mit den Augen (nicht mit dem ganzen Kopf) zu folgen. Dabei sollte er die Intimdistanz natürlich nicht verletzen, es gilt: *So nahe wie möglich und so weit weg wie nötig*. Diese Vorsicht ist natürlich umso wichtiger, je körpernäher die zu bearbeitende Situation ist (Achtung Übertragung und Gegenübertragung und gegengeschlechtliche Therapeut-Klient Konstellation!). All diese mitgestaltenden und mitwirkenden Aspekte müssen offen angesprochen und geklärt werden und es muss dem Patienten versichert werden, dass nichts geschieht, was für ihn nicht hundertprozentig passt. Er soll hier reale Kontrollmöglichkeit erleben. Dies ist ein weiteres sehr praktisches Beispiel für die traumaspezifische Haltung.

Weitere Möglichkeiten der BLS

Es gibt verschiedene relative Kontraindikationen gegen ABW – Netzhautprobleme, Gleitsichtbrille, harte Kontaktlinsen, nachhaltige Schwindelinduktion oder zu starke Abgelenktheit auch nach einigen Versuchen noch. Dann können alternative Methoden der BLS angeboten werden.

Häufig verwendet wird z. B. das *Tapping*. Dabei tippt der Therapeut abwechselnd mit den Fingerspitzen z. B. auf die Handrücken des Patienten, der seine Hände vorne auf den Knien liegen hat. Auch dabei sitzt der Therapeut entweder seitlich oder in gebührendem Abstand gegenüber des Patienten. Der Patient kann die Augen geschlossen haben oder geöffnet. Wenn er sie geöffnet hat, sollte er aufgrund der Ablenkungsgefahr vom inneren Prozess nicht den Therapeuten anschauen, sondern irgendwo anders zu einem fixen Punkt.

Weiterhin sind inzwischen *Geräte* auf den Markt gekommen, die hilfreich sind, wenn sowohl die Arbeit mit ABW aus oben genannten Gründen schwierig ist oder auch die direkte Berührung, die im Tapping notwendig ist, z. B. bei Übergriffsthemen, nicht möglich ist. Angeboten werden entweder *Lichtbalken*, die für den Patienten sichtbar so laufen, wie die Hände bewegt würden, und so ABW hervorrufen. Eine andere Variante sind vibrierende *Bälle*, die der Patient ganz entspannt in die Hand nehmen und die der Therapeut an- und ausschalten kann. Auch *Ohrhörer*, die abwechselnd Geräusche machen, können benutzt werden.

Bei all diesen Arten der BLS gibt es Varianten, die bestimmten Gegebenheiten entgegenkommen müssen. Sie werden in dieser Weise in der Phase 4 angewendet, in der der Therapeut die Stimulation appliziert. Das ist ein Teil der Steuerung von außen. Die Patienten sind mit belastendem Material in Kontakt und die BLS sind eine Art Katalysator für die inneren Prozesse. Darüber hinaus ist es aber auch eine indirekte wichtige Botschaft im Sinne der bifokalen Aufmerksamkeit, dass das Hier und Jetzt vorhanden ist. Daher ist grundsätzlich davon abzuraten, dass die Patienten in dieser Phase die BLS selbst applizieren.

Ausnahme: Bei der Ressourceninstallation im Vorfeld, bei der Stabilisierungsarbeit oder der Verankerung der positiven Selbstbewertung in Phase 5 kann der Patient auch aufgefordert werden, bei sich selbst die Knie zu tappen oder sich mit über der Brust gekreuzten Armen abwechselnd mit den Fingern an den Schultern zu berühren (*butterfly hug*) und so die BLS selbst durchzuführen.

Das ist ein Einstieg zum eigenständigen Üben und Nutzen zu Hause. Aufgrund der beruhigenden Wirkung der BLS (s. Kap. 3.1.5, Wirkfaktoren) ist es gut möglich, einerseits die Effekte der Sitzung aktiv in den Alltag mitzunehmen, real und symbolisch, andererseits können BLS direkt mit körperlicher Beruhigung kombiniert werden.

Wichtig ist, dass man gemeinsam eine für das Setting und das Thema angemessene Art der BLS findet, diese gemeinsam vereinbart ist und man mindestens zwei Arten ausprobiert hat. Letzteres begründet sich darin, dass es unter bestimmten Umständen (s. Phase 4) opportun werden kann, dass man während des Reprozessierens die Art der BLS wechselt:

- Ein Patient weint heftig und kann die ABW nicht mehr ausführen.
- Man hat mit Tapping begonnen, bei dem Patienten oft die Augen schließen, die Art der Erinnerung erfordert aber überdurchschnittlich viel an Präsenz im Hier und Jetzt während des Reprozessierens.

In solchen Fällen sind Wechsel (zwischen den Sets, s. Kap. 4.3.4) gut. Wenn man in einem solchen Fall nicht vorher beide Möglichkeiten probiert hat, können die Patienten verwirrt und ggf. aus dem Prozess herausgebracht werden.

Diese klinischen wichtigen Details werden in den Selbsterfahrungsteilen der EMDR-Ausbildung ausprobiert und zur optimalen Applikation bei den Patienten u.a. in der begleitenden Supervision reflektiert.

Stoppsignal

Im EMDR kommt der Patient natur- und definitionsgemäß nicht selten mit heftigsten belastenden Erinnerungen in Kontakt und gibt im freien Assoziieren in der Phase des Reprozessierens viel Kontrolle ab. Um aber dennoch die Haltung und das Ziel der maximalen Kontrolle für den Patienten weiterhin zu realisieren und zu signalisieren, wird ein sogenanntes Stoppsignal vereinbart (Hand heben, dies wird ausprobiert). Die Vereinbarung macht klar: Wenn der Patient das Stoppsignal zeigt, wird dies bedingungslos respektiert. Es wird unaufgeregt eingeführt, um hier auch nicht zu dramatisieren und zu ängstigen.

Taschentücher, Wasser, Handy, Telefon

Einige profane Vorbereitungen sind vor Beginn der konkreten Arbeit mit EMDR ratsam. Taschentücher sollten an der Stelle im Therapieraum vorhanden sein, an der man prozessieren wird. Viele Patienten erleben emotionales Prozessieren (s. unten), u.a. Weinen.

Es ist auch gut, wenn Wasser bereit steht. Zum Erden, zum kurzen Entspannen, einfach zum Trinken oder in der Gegenwart Normalisieren, um Körpererinnerungen (etwa an zugeschnürte Kehlen, Worte, die im Hals stecken u. Ä.) zu modulieren.

Es sollte selbstverständlich sein, dass sowohl der Therapeut als auch der Patient Störgeräusche wie Handy/Telefon u. Ä. ausschließen. Wenn Notsituationen bestehen, in denen man das Handy angekündigt angeschaltet lassen müsste, wäre ohnehin kein guter Zeitpunkt für EMDR!

Rolle des Therapeuten

Es kann an dieser Stelle auch notwendig sein, zu erklären, dass man als Therapeut in der konkreten Arbeit mit dieser Methode nun möglicherweise anders wirkt, weil man anders agiert. Man fragt erst sehr strukturiert ab (Phase 3, Kap. 4.3.3), dann spricht man für eine gewisse Zeit nicht mehr wie sonst in der Therapie und diskutiert, reflektiert und analysiert nicht mehr gemeinsam mit dem Patienten (Phase 4, Kap. 4.3.4).

Es muss klar sein, dass dies im Sinne des internen Vertrauens in den Prozess erfolgt und somit der beste Service ist, man aber vorher und nachher ganz normal und wie sonst auch als Therapeut agiert. Wenn man dies nicht erklärt, kann es sich hinderlich auf den inneren Prozess auswirken, weil der Patient mit der Beziehung im Hier und Jetzt beschäftigt ist („Wieso spricht er jetzt weniger mit mir, habe ich etwas falsch gemacht, wieso diskutieren wir meine Gedanken nicht“ usw.).

Um dies auch äußerlich sichtbar zu machen, hat es sich bewährt, sofern es räumlich gestaltbar ist, einen eigenen Sitzplatz für die soeben beschriebenen Klärungen und die nun beginnenden Phasen 3 bis 6 zu haben und erst für die Nachbesprechung wieder an den gewohnten Therapiesitzplatz zu wechseln.

Weiterhin ist es vor allem in der Bewertungsphase unbedingt notwendig, die Informationen des Patienten mitzuschreiben, um sie für den angemessenen Abschluss präsent zu haben. In der Phase des Reprozessierens ist dies ebenfalls sehr zu empfehlen. Der innere Prozess des Patienten soll allerdings keinesfalls durch langes Schreiben des Therapeuten unterbrochen werden. Das Schreiben ist nicht im Vordergrund – nur in Stichworten und routiniert nebenbei, ohne dass der (Blick-)Kontakt mit dem Patienten verloren wird.

Dann wird noch einmal kurz besprochen, was nun genau gemacht wird: dass man nach der genauen Bewertung der ausgewählten Erinnerung auf allen vier Repräsentationsebenen mit dem freien Assoziieren in Phase 4 beginnt und der Patient nur in kurzen Unterbrechungen des Assoziierens schildert, was gerade „da“ ist.

Man kann sich der sogenannten Zugmetapher bedienen: Der Therapeut ist wie der Lokführer und Schaffner eines Zuges, der die Bedienung und Handhabung kennt und weiß, wie man den Zug auf den Schienen hält, wie man bremst, stoppt, tankt etc. Der Patient sitzt im Abteil und schaut auf die Landschaft, hat sich dem Zugführer grundsätzlich anvertraut. Beide wissen jedoch nicht, wo die Reise hingeht (dies ist ein Unterschied zur Realität). Der Schaffner schaut nun von Zeit zu Zeit zur Abteiltür hinein und fragt, was der Fahrgast sieht. Der Fahrgast antwortet kurz, der Schaffner notiert dies und fordert den Fahrgast auf, sich wieder auf die Landschaft zu konzentrieren. Beide wissen nicht immer, wo man gerade ist, gehen aber davon aus, dass man zu einem sinnvollen Ziel kommt, und vertrauen dem Gesamtprozess. Während der Fahrgast immer wieder die Landschaft vorbeiziehen lässt, überlegt sich der Schaffner, welchen Service der Fahrgast wohl brauchen könnte.

Je nach Einschätzung der Notwendigkeit kann an dieser Stelle noch eine passende Stabilisierungsübung (s. oben) durchgeführt werden, bevor man an die Arbeit mit der belastenden Erinnerung geht.

4.3.3 Bewertung

Wenn die bisherigen Schritte verantwortungsbewusst und gemeinsam mit dem Patienten erfolgt sind, werden nun konkret aufgrund des Überblicks über die Belastungen und der aktuellen Symptomatik die für die Behandlung relevanten Themen präzisiert. Erinnern wir uns an den Ressourcen- und Belastungsüberblick und die Einzelereignisse und Cluster:

Die Auswahl der repräsentativen Zielerinnerung aus der Belastungslandkarte und die Bewertung dieser Zielerinnerung über die im Folgenden beschriebene Phase 3 hinweg werden in Abbildung 10 dargestellt. Es soll damit die Voraussetzung geschaffen werden, strukturiert in das Traumanetzwerk – alle assoziativ miteinander verknüpften Gedanken, Erlebnisse, Gefühle und Haltungen, die mit dem traumatischen Erlebnis oder den traumatischen Erlebnissen verbunden sind – ganz individuell bei dem jeweiligen Patienten „einzusteigen".

Nehmen wir als Beispiel einen Coachingklienten, der über völlig dysfunktionale Redeangst mit dem für ihn absonderlichen Zusatzsymptom des spontanen Harndrangs klagt, sobald er sich vorstellt, er stehe vor den Zuhörern. Er ist Abteilungsleiter in einer Behörde und kommt öfter in die Situation,

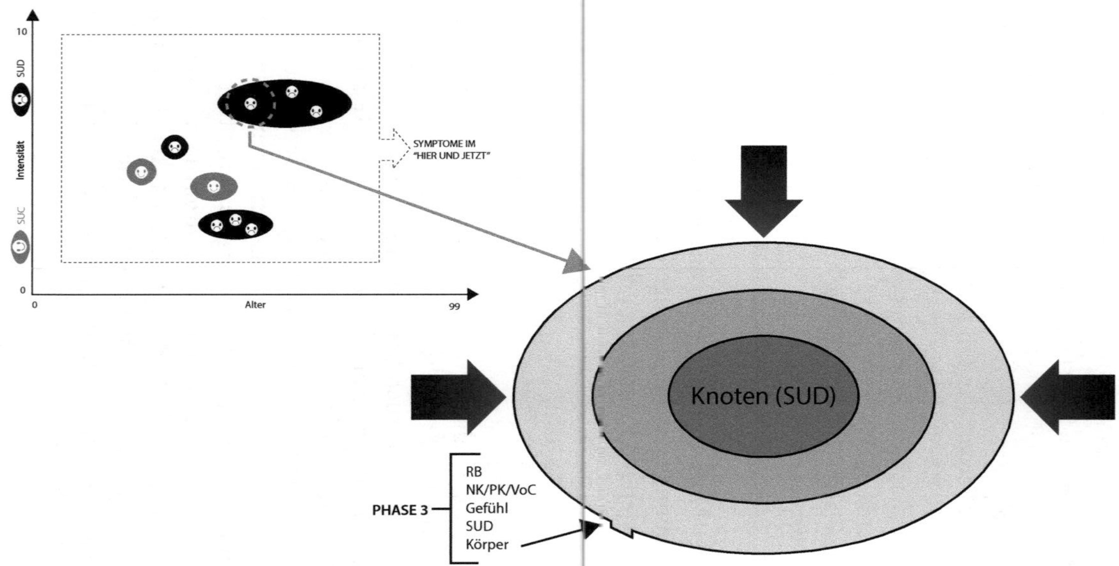

Abb. 10: Auswahl der repräsentativen Zielerinnerung aus der Belastungslandkarte und Bewertung dieser Zielerinnerung

spontan Präsentationen machen zu müssen. In seiner Belastungslandkarte findet sich der dramatische Tod des geliebten Großvaters zu Hause, als er zehn Jahre alt war, ein Skiunfall mit 18 Jahren, ein Prüfungsversagen in der Studienabschlussprüfung als Betriebswirt und beim Nachfragen erzählt er noch eine Beschimpfung durch einen Lehrer in der Volksschule. Thematisch hatten wir in der Behandlungsplanungsphase schon Affektbrücken zwischen dem heutigen dysfunktionalen Verhalten und Erleben (Angst, Fluchtgedanken und Harndrang, obwohl er immer auch vorher auf die Toilette geht) und der Prüfungssituation sowie dem Volksschulerlebnis hergestellt. Dies passt auch am besten zum heutigen Symptom. Den Unfall und den Tod des Großvaters haben wir als eigene, andere Themen deklariert im Sinne von „wie schnell kann alles vorbei sein“ und auch „Bedrohung von Leib und Leben“. Die SUD-Werte auf der Landkarte sind aber geringer als die der anderen Situationen. Sie stehen also nicht primär im Vordergrund.
Die Ressourcen werden beschrieben als guter Zusammenhalt und Spaß in Familie und Freundeskreis, der Großvater als wichtige Bezugsperson in der Kindheit, weiterhin Beruf und jetzige Familie sowie Hobbys.
Aufgrund dessen entscheiden wir uns für das Volksschulerlebnis als target im Sinne des klassischen Standardprotokolls. Es handelt sich um eine grundsätzlich gut aufgestellte Person mit einigen potenziell traumatisierenden Typ-I-Erlebnissen, die über eine ziemlich klare Affektbrücke verbunden sind. Die kognitive Bearbeitung alleine hilft nicht, die Angst und somatoforme Symptomatik (Harndrang) im Hier und Jetzt in (offensichtlichen) Triggersituationen zu (er-)klären. Wir gehen davon aus, dass die Bearbeitung mit EMDR einen deutlichen "added value" bringen kann. Bei der vorhandenen Stabilität kann gleich mit dem sogenannten primären Traumamaterial – der Volksschulsituation – begonnen werden.

Repräsentatives Bild (RB) – schlimmster Moment

Nun wird konkret aus dem generellen Thema heraus weiter fokussiert und ein *repräsentatives Bild* für dieses „Erlebnis/Thema“ als Einstieg gewählt, das den *schlimmsten Moment des Erlebten* darstellt.

In obigem Beispiel ist das die Demütigungssituation („Einnässen vor der Schulklasse nach extremer Demütigung durch den Lehrer“), bei einem Unfall kann es der Moment sein, bei der schlagartig offensichtlich war, dass man dem entgegenkommenden Auto nicht mehr ausweichen kann (evtl. z.B. das Gesicht des Fahrers des Gegenverkehrsautos). Dieses Bild wird nun nach verschiedenen Kriterien gemeinsam mit dem Patienten bewertet.

Man lässt sich die Situation soweit beschreiben, dass man sie als Therapeut selbst bildlich vor sich hat. Es sind keine ausführlich anreichernden Details notwendig, man muss es sich nur grundsätzlich vorstellen können.

Negative Kognition (NK)

Als nächstes soll die 2. Repräsentanzebene von Belastung, die negative blockierende Kognition präzisiert werden. Sie bildet ab, welcher negativ wertende Gedanke über sich selbst seinen Ursprung in der Zielerinnerung haben könnte und heute noch seine Wirkung entfaltet. Shapiro bedient sich folgender Formulierung, mit deren Hilfe die NK mit den Patienten herausgearbeitet werden kann: "Sprechen Sie das aus, was Sie in Ihren schlimmsten Momenten von sich denken, auch wenn Sie wissen, dass es nicht stimmt" (Shapiro 2022, S. 187).

Diese NK ist eine negative aktuell wirksame irrationale Bewertung über sich selbst, die die alte Erfahrung in einer generalisierten Form hinterlassen hat.

Im Beispiel der Demütigung kann das eine Selbstwertproblematik sein: „Ich bin das Letzte“, „Ich bin nichts wert“ oder auch „Ich bin schmutzig, eklig!“, im Beispiel mit einem Autounfall kann das aus dem Bereich von Sicherheit von Leib und Leben kommen: „Ich sterbe jetzt!“, „Ich bin ausgeliefert“! Dies sind die Gedanken, die auf Auslöser hin Symptome verursachen und die Gegenwart beeinflussen, da sie als den Alltagsvollzug blockierende Überzeugungen abgespeichert sind.

Die Erfahrungen aus der Arbeit mit EMDR und solchen blockierenden Überzeugungen hat ergeben, dass diese sich aus vier bzw. fünf Bereichen speisen:

- **Sicherheit/Überleben:** Hier geht es um Bedrohungen von Leib und Leben und das Problem ist häufig im Sinne der posttraumatischen Symptomatik, dass sich die gesamte Physiologie des Extremstresses auch nach Ende der Bedrohung auf Trigger hin aktiviert (s. Kap. 3), ohne dass der Betroffene es beeinflussen kann. Da auch kognitive Erklärungen hier nicht helfen, muss die Arbeit mit EMDR (in Phase 4, im Reprozessieren) dem Gehirn klarmachen, dass die Gefahr im Hier und Jetzt nicht mehr besteht. Gedanken, die hier vorherrschend sind, sind zum Beispiel: „Ich sterbe", „Ich bin ausgeliefert", „Ich bin machtlos" u. Ä. im Hier und Jetzt getriggert, sind sie unangemessen, aber „mächtig" in Kombination mit den Gefühlen und entsprechenden Körperempfindungen, die sich aktivieren.

- **Irrationale Schuld/Verantwortung:** Hier etablieren sich Gedanken wie „Ich bin schuld", „Ich habe versagt" etc. Dabei geht es im Hintergrund oft um Bindungsthemen, um Parentifizierung (8–Jährige muss alkoholkranke Mutter aus dem Gasthaus holen und zu Bett bringen), um Täter-Opfer-Verkennung (43–Jährige sagt über sich als 4–Jährige, dass sie schuld an der sexuellen Gewalt sei; Feuerwehrkommandant, der im Nachhinein trotz klarer entlastender Faktenlage quälende Schuld empfindet).
- **Selbstwert:** Kognitionen, die eine irrationale Selbstabwertung ausdrücken: „Ich bin das Letzte", „Ich bin wertlos, eklig, nicht liebenswert" usw.
- **Wahlmöglichkeiten oder auch psychosoziale Hilflosigkeit:** Hier geht es um Kognitionen, die psychosoziale Hilflosigkeit im Gegensatz zu körperlicher Hilflosigkeit (Bereich 1, s. o.) ausdrücken. Das ist in dem Sinne gemeint, dass jemand nicht autonom handeln kann, keinen Zugriff auf sonst vorhandene Ressourcen hat, etwa „Ich bin ausgeliefert", „Ich bin gefangen", „Ich kann es nicht aushalten".
- **Realschuld/Verantwortung:** Ein weiterer ganz wesentlicher Bereich sind Kognitionen, die sich anlässlich von Realschuld, Realverantwortung eingebrannt haben. Hier geht es nicht wie bei irrationaler Schuld darum zu erkennen, dass man nicht verantwortlich ist, sondern darum, dass man es nicht aushalten kann, das mit sich tragen zu müssen: „Ich kann es nicht ertragen" etc.

Generell sollten diese Kognitionen irrational, gegenwärtig spürbar und als gegenwärtige Selbstbewertung formuliert („Ich bin …"), ichbezogen und generalisiert sein. Beschreibungen wie „Ich war in Gefahr!", „Ich hatte Angst!" treffen den Kern nicht. Für viele Therapeuten ist dies eine der schwierigsten Aufgaben in der gesamten Arbeit mit EMDR. Daher ist eine Hilfsfrage in der Erarbeitung: „Was sagt das wertend über Sie aus?" Das kann zu Bewertungen wie „Ich bin in Gefahr!" (ist heute irrational) oder „Ich bin ein Versager", „Ich darf keine Fehler machen" etc. führen.

Es kommt relativ häufig vor, dass wir uns als Behandler aufgrund der Vorarbeit ein Bild gemacht haben, um welches Thema es bei einer ausgewählten Zielerinnerung vorrangig gehen könnte – und dennoch kann es dann ganz anders sein.

Ein Beispiel: Eine Patientin wollte einen Skiunfall bearbeiten, den sie als Kind erlebt hatte, und aufgrund der Vorinformationen war anzunehmen, dass der

Fokus auf den visuellen Details und dem Schmerz im Kontext des Ereignisses liegen würde (während einer Schulskiwoche wurden ihre Zähne mit dem Bügel eines Lifts ausgeschlagen) – Bereich „Sicherheit/Überleben". Beim Erarbeiten der Kognitionen in Phase 3 stellte sich heraus, dass es vielmehr um die Reaktion der Eltern und der Lehrerin ging (Bagatellisierung), hier also ein Bindungsthema im Vordergrund stand und der Kognitionsbereich schließlich „Selbstwert" war („Ich bin unwichtig.").

Dies erstaunte mich als Therapeutin und die Patientin. Es zeigt aber die Wichtigkeit der sorgfältigen Herausarbeitung der Kognitionen im Sinne der richtigen Weichenstellung.

Positive Kognition (PK)

Quasi als Gegenpol dazu werden nun gemeinsam sogenannte positive Kognitionen (PK) gesucht, die die Patienten gerne „statt dessen" jetzt über sich denken können würden, wenn sie mit der repräsentativen Situation aus dem Hier und Jetzt heraus in Kontakt gehen. Das kann z. B. sein: „Ich bin o. k. (und ich muss so etwas nicht mit mir machen lassen)." (Demütigungssituation) oder „Ich lebe, es ist vorbei." (Todesangst), „Ich habe getan, was ich konnte." (Feuerwehrführer mit irrationaler Schuld), „Ich kann lernen, damit zu leben, damit umzugehen.", „Ich kann es angemessen integrieren." (mit der realen Verantwortung leben zu können) usw.

Diese positiven Gedanken bilden metaphorisch sozusagen den „Stern am Horizont", oder das „Licht am Ende des Tunnels" in dessen Richtung sich der Neubewertungsprozess im Hier und Jetzt bewegen soll. Sie sind eine Hilfe bei der Integration des Erlebten und erlauben gleichzeitig dem Behandler abzuschätzen, wie es um die Ressourcen des Patienten bestellt ist. *Die PK ist ein Wegweiser vom Belastungsnetzwerk ins Ressourcennetzwerk.*

Ganz essenziell ist, dass die NK und die PK aus dem gleichen Themengebiet (Sicherheit/Überleben, Schuld/Verantwortung, Selbstwert, Wahlmöglichkeiten/psychosoziale Hilflosigkeit, Realschuld/-verantwortung) stammen.
Nur so ist sichergestellt, dass der autonome Prozess in der Verbindung zwischen Belastung und Ressource richtig gebahnt ist und die Verarbeitung im Reprozessieren ihre Wirkung entfalten kann!

Validity of Cognition (VoC) – gefühlte Stimmigkeit der PK

Als nächstes wird bewertet, wie weit der Patient diese positiven Gedanken schon jetzt als stimmig fühlen kann, wenn er mit dem belastenden Ereignis in Kontakt ist.

Es ist eine wichtige Erfassung der gefühlsmäßigen gegenwärtigen Resonanz dieses positiven Zielgedankens. Diese Messung soll einen Eindruck darüber geben, wie nahe die positive Zielvorstellung im Kontakt mit dem Belastungsnetzwerk schon gefühlt werden kann – wie „hell das Licht im Tunnel" ist, um es sehr pathetisch zu sagen.

Dabei geht es weder darum, wie sich der Patient damals lieber gefühlt hätte, noch darum, wie er sich heute grundsätzlich fühlt, sondern darum, wie stimmig er diese positive Selbstbewertung heute im Hier und Jetzt empfindet – quasi aktuell kontaminiert durch die Erinnerung.

Dieser Wert (Validity of Cognition, VoC) wird vom Patienten auf einer Skala eingeschätzt: 1 bedeutet gar nicht stimmig, 7 bedeutet völlig stimmig. Der Wert bewegt sich naturgemäß etwa zwischen 2 und 4, wenn die Auswahl des targets passend im Sinne von triggernd war: Man kann den Satz theoretisch so formulieren, aber getriggert durch die belastende Erinnerung verblasst er quasi wieder.

Achtung: Wenn der VoC mit 1 angegeben wird, bedeutet dies übersetzt, dass der Zielgedanke in keinster Weise spürbar ist, somit ist nicht einmal ein „Trampelpfad" zwischen Belastungs- und Ressourcennetz erahnbar (vgl. Abb. 10). Shapiro führt dazu aus: „Positive Kognitionen, die unrealistisch sind, werden nicht in das System des Klienten integriert. Ein Beispiel dafür ist eine anfängliche VoC Bewertung von 1 ‚völlig unzutreffend'". (Shapiro 2022, S. 191). Ich verwende gerne die Abstufung Ziel (= o.k.), Vision (= o.k.), Utopie (= nicht o.k.). Hier muss dann nachjustiert werden, ggf. die PK abgeschwächt, weil sie offensichtlich zu „utopisch" ist. Es handelt sich bei diesen soeben angestellten Überlegungen nicht um semantische Spielereien. Es ist klinisch relevant und im Sinne des höchstmöglichen Services für die Patienten, auch auf diese kleinen Dinge zu achten. Dennoch ist dies keine ganz absolute Regel. Bei sehr umgrenzten Typ-I-Belastungen und sehr stabilen Patienten mag der gewünschte Prozess auch mit einem VoC von 1 in die richtige Richtung gehen. Aber warum sollte man unnötig belasten – daher lieber Vorsicht walten lassen, d.h. bei einem VoC von 1 nochmals besprechen und reflektieren!

Ein Beispiel: In den EMDR-Einführungsseminaren gibt es klinische Praktika. Dies sind Selbsterfahrungsteile, in denen die Seminarteilnehmer an echten eigenen Belastungen arbeiten. Ein Kollege arbeitete an einer

Scheidungssituation und das RB war: Seine Frau fährt nach dem Wochenendbesuch seiner Kinder mit diesen am Sonntagabend wieder weg, der genaue schlimmste Moment: Die Kinder winken ihm durch das Rückfenster beim Wegfahren zu und es zerreißt ihm gefühlsmäßig das Herz. NK („Was denken Sie negativ wertend jetzt über sich, wenn Sie in Kontakt mit dieser Erinnerung gehen?"): „Ich bin ein schlechter Vater". PK („Was würden Sie statt ‚Ich bin ein schlechter Vater! jetzt gerne lieber über sich denken, wenn Sie in Kontakt mit der Erinnerung sind?"): „Ich bin ein guter Vater!" VoC: 1. Dies bedeutet keinerlei gefühlsmäßige Resonanz in Kontakt mit der PK, wie „kein Grashalm in Sicht inmitten der Wüste, kein Trampelpfad hin zum Ressourcennetzwerk"! Für das Prozessieren der Erinnerung wäre das sehr belastend. Wir bitten daher die Kollegin, die PK noch einmal zu überdenken und eine leichte semantische Abschwächung zu probieren. Er sagt: „Ich bin trotzdem ein guter Vater." Der VoC wird 2, d.h. mithilfe dieser „Krücke" erhält die PK mehr Stimmigkeit, das Licht im Tunnel wird sichtbar. Die Kollegin prozessiert mit ihm unter Benutzung dieses Gedankens, es tauchen viele Belastungen auf, gegen Ende aber auch friedliche Szenen von damals und heute, die er mit seinen Kindern erlebt hat und erlebt. Bei der späteren nochmaligen Überprüfung der PK in Phase 5 des EMDR-Ablaufschemas sagt er auf die Frage „Stimmt der positive Satz ‚Ich bin trotzdem ein guter Vater' noch oder gibt es einen Besseren?" folgende neue/alte Formulierung mit einem Lächeln und sehr erleichternd wirkend: „Ich bin ein guter Vater!" Hier hat also der Bearbeitungsprozess dazu geführt, dass die vorher nicht erreichbare positive Resonanz der PK, die die ganze belastende Situation relativiert, nun erreicht ist und die „Krücke" oder „Leiter" weggeworfen werden kann, weil er auch so zum Ziel kommt.

Die Arbeit an der PK und die Bestimmung des VoC ist aus der Erfahrung der Ausbildung in EMDR die schwierigste Stelle in der gesamten Bewertungsphase.

Mit diesem Schritt ist die Arbeit an der kognitiven Repräsentanz auch abgeschlossen, nachdem die äußere Repräsentanz, das Bild, ja auch schon fokussiert worden war. Die noch fehlenden Repräsentationsebenen sind nun die Emotionen und korrespondierenden Körperempfindungen.

Es kann nun ganz praktisch der Fall sein, dass eine ggf. nochmals notwendige Stabilisierungsübung zu Beginn der Stunde, die technischen Abklärungen, die Erklärung des Prozessierens und die Erarbeitung der NK, der PK und des VoC nun schon viel Zeit in Anspruch genommen haben und die Stunde fast zu Ende ist. In diesem Fall bietet sich an dieser Stelle an, die Stunde mit einem guten Abschluss zu beenden, bevor emotional-physiologisch getriggert wird und der Patient „unter Strom steht".

Merke: Eine gute Möglichkeit zum Beenden der Stunde bei knapper Zeitressource ist der Zeitpunkt nach dem Erarbeiten der PK und des VoC. Der Patient ist kortikal orientiert und in Kontakt mit positivem Material und kann somit „well-grounded" die Stunde verlassen.

In der nächsten Stunde kann hier gut angeschlossen werden, indem man die Situation und die bisherigen Bewertungen der Phase 3 kurz überprüft und ggf. aktualisiert und dann mit dem Rest der Phase 3 und anschließend mit den Phasen 4, 5, 6, 7 weitermacht.

Emotion(en)

Der nächste Schritt in der Bewertungsphase (3) ist vergleichsweise einfach. Es werden die zur ausgesuchten Situation gehörenden und im Hier und Jetzt spürbaren belastenden Gefühle erfasst. Dies kann etwa wie im Beispiel des Mannes, der seine Scheidungssituation bearbeitet, Traurigkeit und Verlassenheit sein oder im Beispiel des Coachingklienten, der Demütigung in der Volksschule erlebte, Ausgeliefertsein, Hilflosigkeit, Scham, vielleicht Angst oder sogar Wut.

Subjective Unit of Discomfort (SUD)

Anschließend wird ebenfalls in Phase 3 der SUD-Wert für die aktuell spürbare physiologisch-emotionelle Belastung aufgrund der bisherigen Triggerung eruiert: „Wenn Sie jetzt zu dem schlimmsten Moment hinspüren und mit dem Satz (NK) … und den Gefühlen von … in Kontakt gehen, wie belastend fühlt sich das dann jetzt an, zwischen 0 = gar nicht belastend und 10 = 0 maximal vorstellbare Belastung?"

Einige Probleme beim EMDR in Phase 4 können aus unklaren Elementen und somit unsauberer Arbeit der Therapeutin in Phase 3 entstehen, wenn also die Bergführerin das Material und die Voraussetzungen nicht sorgfältig – als wäre die detaillierte Prüfung lästig – geprüft hat.

Die Körperrepräsentanz der Belastung

Der letzte Aspekt, der in der Bewertungsphase erfasst wird, ist – nach dem Bild, den Gedanken und den Gefühlen – das Korrelat des Erlebten im Körper: „Wenn Sie jetzt in Kontakt gehen mit dem Moment, als …, dem Gedanken über sich selbst …, den Gefühlen von …– wo im Körper spüren Sie diese Belastung *jetzt*?"

Achtung: An dieser Stelle am Ende der Bewertungsphase ist der Belastungsknoten aktiviert, der Patient getriggert, d.h. gedanklich, gefühlsmäßig und körperlich auf die Komponenten der traumatischen Erinnerung (Knoten) fokussiert, und die Phase des Desensibilisierens und Reprozessierens sollte so schnell wie möglich beginnen.

Es ist wichtig, dass jetzt keine weiteren Erklärungen oder Abklärungen mehr erfolgen, da dies wieder in den Kortex zurückführen würde, was für die Patienten, die nun subkortikal gleichzeitig aktiviert sind, sehr belastend wäre.

4.3.4 Traumabearbeitung mit EMDR: Desensibilisieren und Reprozessieren

Diese Kernphase des Desensibilisierens und Reprozessierens im EMDR ist das Kernstück der Methode, wird allerdings oft fälschlicherweise als „das EMDR" betrachtet. Das Geschehen in dieser Kernphase entfaltet jedoch nur verantwortungsvoll eingebettet und in Verbindung mit den anderen sehr strukturierten und in diesem Kapitel beschriebenen Phasen ihre klinische und heilende Wirkung für die Betroffenen.

Nach der genauen fachlichen „Vermessung" des Belastungsnetzwerkes (Phase 3, Abb. 10) wird nun die letztlich definierte repräsentative Erinnerung, ausgehend vom schlimmsten Moment, im geschützten therapeutischen Rahmen des „Hier und Jetzt" aktiv über alle Repräsentationsebenen aufgerufen. Das Ziel ist eine Reduktion der emotional-physiologischen Belastung (repräsentative Belastungsnetzwerke), bis hin zu einem SUD-Wert von 0 sowie zu einer Neubewertung und Einordnung der Erinnerung (s. Kap. 3.5.2). Dies kann eine oder mehrere Therapiestunden für eine repräsentative Erinnerung benötigen, je nachdem, wie stabil die Patienten auf der einen Seite sind (Verfügbarkeit von Ressourcennetzwerken) und wie umgrenzt ihr Belastungsnetzwerk auf der anderen Seite ist.

Letztlich soll eine kognitiv-physiologisch-emotionale Verbindung zwischen beiden neuronalen Netzwerken hergestellt werden. Klinisch ist dies an neuen Erkenntnissen, modifizierten Emotionen, physiologischer Entlastung und der Tatsache erkennbar, dass die Triggerbarkeit verschwindet. Huber/Plassmann (2012) beschreiben einen solchen Heilungsprozess sinngemäß als einen Reorganisationsprozess, auf dem seelische Heilung beruht. Dieser Reorganisationsprozess geht als selbstgesteuertes Geschehen vor sich und vollzieht sich als Umorganisation negativer belastender Emotionen, die immer mit Körperreaktionen verbunden sind. Symbolisch kann man es mit einem Puzzle vergleichen, das immer vollständiger und klarer wird.

Die Rolle des Therapeuten in dieser Phase des EMDR

Wie bereits im Zuge der Vorbereitung für die Phase 4 erwähnt, hat der Therapeut hier eine wesentliche stützende und an entscheidenden Stellen steuernde – nach außen jedoch passiv erscheinende – Rolle mit folgenden Komponenten:

- Eröffnen und Beenden des Prozesses entsprechend der Methode und dem klinischen Eindruck, Durchnavigieren und „Protokollieren“,
- Sicherheit und Rahmen im Hier und Jetzt geben,
- klinisch aufmerksam äußere Zeichen für die inneren Prozesse verfolgen, um ggf. mit wenigen Interventionen steuern zu können,
- klare und verlässliche Präsenz signalisieren, ohne in den inneren Prozess einzugreifen,
- den Prozess neutral, aber unterstützend und aufmerksam mitverfolgen und den Ablauf bewerten, um an der richtigen Stelle die richtige gezielte Aktivität zu setzen oder zu unterlassen.

Beim Durchgang durch das Traumanetzwerk werden Bilder, Gedanken, Gefühle, Körpersensationen beim Patienten aktiviert und vom Therapeuten erfasst, die ganze Konzentration und Aufmerksamkeit liegt auf dem Prozess und dem Reprozessieren. Wichtig: Es wird nicht analysiert oder diskutiert.

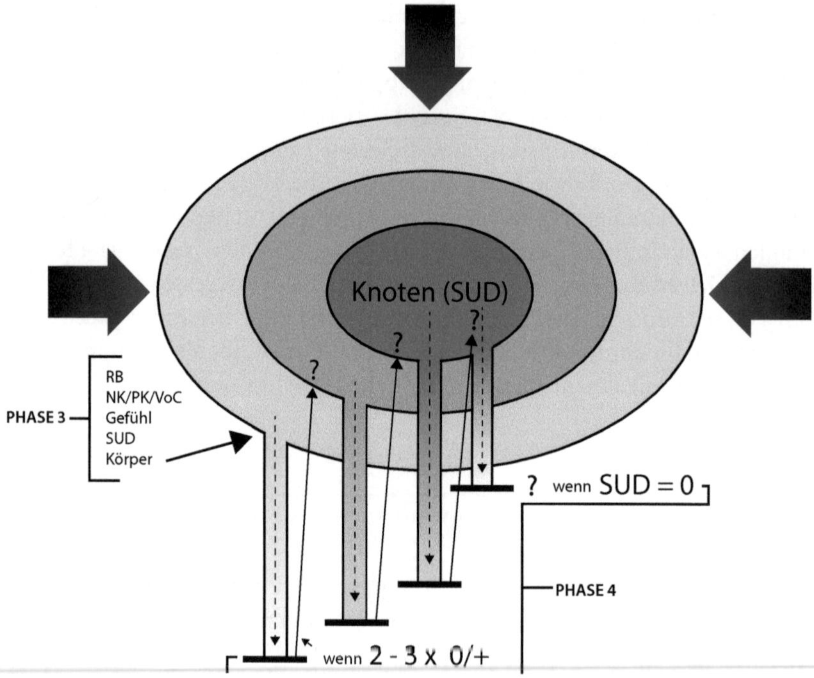

Abb. 11: Reprozessieren in Phase 4 des EMDR-Ablaufschemas, Kanäle und mehrmalige Rückkehr zum Belastungsknoten bis zum niedrigen SUD-Wert. Die Abbildungen zum Verlauf in der Phase 4 lehnen sich an eine Grafik von Hofmann (2020) an, wurden lediglich von Münker-Kramer erweitert und modifiziert.

Begriffe in der Phase 4 des EMDR-Ablaufschemas

Der grundsätzliche Verlauf sowie die wesentlichen Begriffe dieses Abschnittes der Arbeit mit EMDR sollen anhand der folgenden Abbildung illustriert und erklärt werden.

Knoten: Der Knoten ist die Bezeichnung für die Erinnerung, die auf allen Repräsentationsebenen aktiv getriggert und im „Hier und Jetzt" spürbar ist. Das Ziel ist seine komplette Entlastung auf allen Ebenen, primär am SUD und VoC gemessen.

Kanal: Der Kanal ist ein Assoziationskanal wie ein Wasserkanal, dessen Verlauf einer inneren Logik folgt, der Informationen transportiert und der alle Repräsentationsebenen umfassen kann (Bilder, Gedanken, Gefühle,

Körperempfindungen). Der Kanal entsteht zu Beginn der Stimulation, ist nicht inhaltlich definiert und es gibt keine „falschen" Assoziationen. Es muss während des Prozessierens nicht verstanden werden, wie die Assoziationen zusammenhängen, man vertraut dem inneren Prozess.

Kanalende: Das Ende eines Kanals ist nicht inhaltlich definiert, sondern durch die Frage, ob die Gesamtbefindlichkeit neutral oder positiv ist. Dies ist sichtbar an Mimik, Gestik, Körperausdruck und verbalen Aussagen des Patienten. Ein Kanal gilt als beendet, wenn mindestens zwei bis drei Mal neutrales oder positives Material (Assoziationen) berichtet wird und dies in Übereinstimmung mit dem nonverbalen Ausdruck steht.

Set: Die Durcharbeitung in der Phase 4 ist ja charakterisiert durch die Applikation der BLS auf die verschiedenen bereits erwähnten Arten. Dies passiert in bestimmten „Portionen". Diese Portionen bilden den Kanal. Bei Augenbewegungen (ABW) bedeutet eine Portion etwa 25 bis 30 ABW, wobei „einmal hin und her" in der durchschnittlichen Geschwindigkeit von 1 Hz eine ABW bedeutet. Bei Handrückentapping (Tapp) ist die Anzahl ein wenig höher – 40 bis 50 Tapps, möglicherweise ganz banal erklärbar durch die im Vergleich zum Auge weitere Entfernung des Arms vom Gehirn. Die gleiche „Dosis" gilt für die Geräte, die in der Hand liegen, beim Ohrgeräusch entspricht ein Set etwa dem von ABW.

Ende eines Sets: Nach der angegebenen Anzahl von Stimulationen innerhalb eines Sets wird mit einem kurzen, nahezu subliminalen Signal das Set abgeschlossen: Bei den ABW kann das sein, dass man langsamer wird und in der Mitte der Strecke, über die man die Handbewegung gemacht hat, die Finger sinken lässt (Beginn ist auch in der Mitte). Beim Tapping kann man zum Abschluss als Signal kurz mit beiden Fingern gleichzeitig drücken. Bei den Geräten kann man es mit Ausatmen kombinieren. Jedes Ende des Sets wird mit der Aufforderung „Tief ausatmen, zurückkommen" verbunden, es kann seitens des Therapeuten auch von eigenem tiefem Ausatmen etwa drei bis fünf Sekunden begleitet werden.

Das tiefe Ausatmen am Ende des Sets und auch das kurze Abschluss-Signal haben sich nach meiner Erfahrung zusätzlich für die eigene Psychohygiene als hilfreich erwiesen – es tut einem auch selbst gut, sich von dem Affekt zu distanzieren, der oft während des Prozessierens spürbar ist.

Länge der Pause zwischen zwei Sets und Wiedereinstieg ins Set: Die Pause ist gerade so lang, dass erfasst werden kann, was jetzt gerade da ist, also ein kurzes Erfassen dessen, was jetzt wichtig war. Die Frage dazu lautet: „Was ist jetzt da?“, um zu erfassen, welcher Teil der Erinnerung beim Patienten nun präsent ist. Dies wird notiert.

Wenn dann das neue Set begonnen werden soll, signalisiert der Therapeut, dass es weitergehen soll bzw. versichert er sich, ob es weitergehen kann. Er begleitet dies z. B. mit: „O. k., können wir weitermachen, gehen Sie mit dem, was kommt“ oder „folgen Sie dem …“.

Konkreter Ablauf und spezielle Herausforderungen

Zu Beginn des Reprozessierens nehmen Therapeut und Patient wie erwähnt nun die besprochenen Sitzpositionen ein und der Therapeut bringt den Patienten möglichst stark in Kontakt mit dem Belastungsknoten – ohne lange Pause nach dem Erfragen der Erinnerung des schlimmsten Moments, da der Patient nun schon angespannt und subkortikal getriggert ist.

Der Therapeut bringt den Patienten aktiv noch einmal mit dem zuvor in Phase 3 erfragten Bild des schlimmsten Moments, dem zugehörigen schlimmsten Gedanken über sich selbst angesichts dieses Ereignisses, den Gefühlen (optional!) und mit der damit einhergehenden korrespondierenden Körperempfindung in Kontakt: „Bitte gehen Sie mit …(der Therapeut wiederholt alles aus seiner Mitschrift in Phase 3) … und mit … und mit … und mit … in Kontakt und geben Sie mir ein Zeichen, wenn sie in Kontakt sind, dann beginne ich mit der Stimulation wie besprochen“. Daraufhin überprüft der Therapeut meist mittels nonverbaler Kommunikation, ob der Patient in Kontakt ist, und beginnt mit dem ersten Set.

Dies erfolgt wie besprochen, dann leitet der Therapeut die Pause am Ende des Set ein und fragt kurz: „Was ist jetzt da?“ Der Patient gibt eine kurze Antwort, der Therapeut schreibt diese wie erwähnt schnell auf und steigt in das nächste Set ein. So geht es weiter bis zum Kanalende. Bezüglich der Länge der Sets und mehr noch der Anzahl der Kanäle gibt es oft deutliche Unterschiede zwischen komplex oder weniger komplex traumatisierten Patienten, aber auch über den individuellen Behandlungsverlauf eines einzelnen Patienten hinweg. Wichtig sind die klinisch kompetente Begleitung und das Erfassen des Prozesses und vor allem der Befindlichkeit des Patienten.

Stellen wir uns daher an dieser Stelle vor (auf Abb. 13 schauend, s. u.), wir seien nun am Ende des ersten Kanals.

Bevor die Beschreibung des weiteren Vorgehens erfolgt, sollen in einem kleinen Exkurs Charakteristika des Prozessierens beschrieben und auf

Herausforderungen dieses freien Assoziationsprozesses in Phase 4 eingegangen werden:

Phänomene in der Phase des Reprozessierens

Blandes Reprozessieren: Als blandes Reprozessieren bezeichnet man die Situation, wenn rein äußerlich wenig Emotion sichtbar ist. Dies ist kein Hinweis auf die „Qualität" des inneren Prozess der Patienten. Mitunter erwartet man sich aufgrund der Anamnese, der Vorarbeit und der Inhalte, die bearbeitet werden, diesen oder jenen Ausdrucksgrad – das kann aber ganz gegenteilig sein. So wie im gesamten Prozess gilt auch hier: Es ist alles erlaubt, es ist alles in Ordnung, es wird nicht bewertet.

Emotionales Reprozessieren: Das emotionale Prozessieren bedeutet, wie vom Wort schon abzuleiten ist, dass Emotionen nach/von außen sichtbar sind. Dies können übliche Komponenten eines Emotionsausbruches sein wie etwa Rötung von Gesicht, Hals oder/und Händen, Weinen, heftigeres Atmen, Bewegungen, Würgen – aber auch alles, was als spezielle Körpererinnerung interpretiert werden kann. Hier muss die Begleitung von außen besonders deutlich spürbar sein, um dem Patienten Sicherheit zu geben (vgl. Abb. 12).

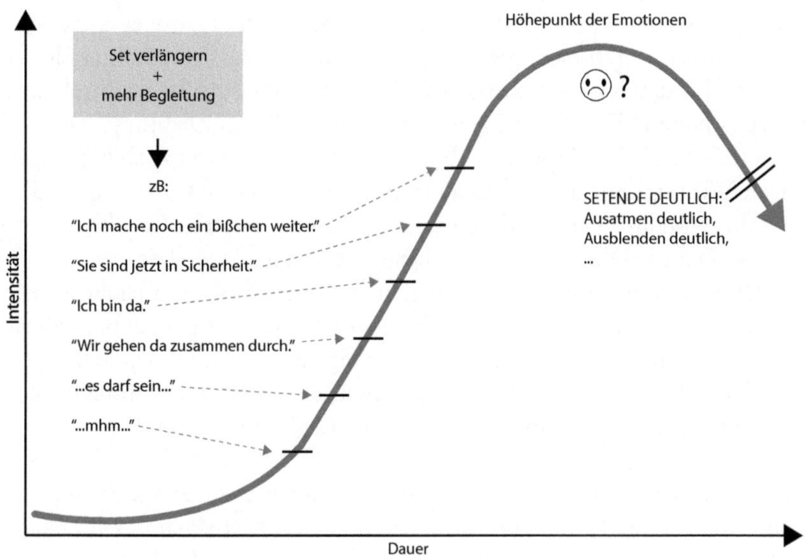

Abb. 12: Umgang mit emotionalem Prozessieren in Phase 4

Man trägt den Patienten über den Höhepunkt dieser Phase des Prozesses. Wenn kurz vor dem Ende eines Sets eine solche Situation auftritt, wird das Set verlängert und man kommentiert dies auch indirekt, z. B. mit „Ich mache noch ein wenig weiter." Hiermit signalisiert man, dass man das Set verlängern wird. Das ist wichtig, da die Patienten lediglich unbewusst eine Veränderung wahrnehmen können und irritiert wären. Außerdem ist die kurze verbale Ankündigung eine indirekte Botschaft in dem Sinne, dass die Therapeutin im Außen, im Hier und Jetzt, wahrnimmt, dass für die Patientin, die im „Dort und Damals" ist, an dieser Stelle Emotionen aktiv sind.

Weitere mögliche kurze verbale Botschaften „nach innen" sind z. B.: „Das ist altes Zeug, Sie sind hier jetzt sicher" „… heute ist das Jahr xy" oder „Sie sind jetzt in Sicherheit, es fühlt sich nur an wie real", aber auch einfach „ja" „hm", „darf sein" u. v.m.

Eine weitere Möglichkeit, ganz basal auch körperliche Präsenz zu zeigen, ist, einfach selbst einige deutliche tiefere Atemzüge nehmen. Damit kann man Entspannung induzieren und ggf. auch dem Patienten helfen, weiter zu atmen, da viele Betroffene bei hoher emotionaler Belastung an solchen Stellen nicht weiter atmen.

Der Patient ist hier an einem Kernstück der Wirkmechanismen von EMDR: die Wirkung der therapeutischen Beziehung und die Erfahrung der bifokalen Aufmerksamkeit abwechselnd im „Hier und Jetzt" und im „Dort und Damals". Wenn das Set nun auf die beschriebene Weise beendet und mit den oben beschriebenen Angeboten begleitet wurde, wird der Patient wie sonst auch gebeten, kurz zu sagen, was jetzt ist. Das wird vom Therapeuten notiert, auch hier nicht diskutiert, ggf. wird es kurz kommentiert, z. B.: „Ich habe genau wahrgenommen, dass es jetzt gerade sehr belastend war, ich habe ein bisschen länger gemacht, um Sie da durchzutragen, das haben Sie vielleicht gemerkt. Ist es für Sie in Ordnung, wenn wir weitermachen? Von Tapping, ABW … weiß man, dass es auch beruhigend wirkt. Wir können nachher genauer sprechen. Ist das in Ordnung für Sie?" Es kann erwähnt werden, dass nach diesem Prozessieren (in Phase 7 oder auch 8) Zeit ist, Dinge genauer zu besprechen, die dessen bedürfen.

Sollten weitere Phasen emotionalen Prozessierens auftauchen, werden sie wieder wie soeben beschrieben begleitet. Erfahrungsgemäß pendelt sich dies bei umgrenzten Belastungsnetzwerken relativ schnell wieder ein und man kann hier einmal mehr grundsätzlich dem Prozess vertrauen, wenn die Vorbereitung in Ordnung war und die Begleitung stimmt.

Einweben: Einweben ist das Einspeisen passenden entlastenden Materials von außen. Dies kann notwendig werden, wenn sogenannte Blockaden z. B. über „Kreiseln" auftreten, die mit technischen Möglichkeiten (Setverlängerung, Richtungswechsel, Wechsel der Repräsentationsebene) nicht auflösbar sind. Einweben ist vor allem in der Arbeit mit komplexer Traumatisierten nicht selten. Es hat das Ziel, den stecken gebliebenen Assoziationsprozess zu unterstützen und wieder in Gang zu bringen.

Viele Facetten von Gründen für Blockaden und Möglichkeiten des Einwebens an der richtigen Stelle müssen im EMDR klinisch bewertet und gehandhabt werden. Dabei geht es auch ganz wesentlich darum, dass Therapeuten viel Gespür und Übung einbringen, um nur an Stellen, an denen es wirklich wichtig ist, und nur so viel wie nötig und so wenig wie möglich in den autonomen Prozess (AIP-Modell) einzugreifen. Nach der theoretischen Ausbildung und der praktischen Selbsterfahrung steht die Supervision zur Verfügung, in der diese Dinge wirklich differenziert erörtert werden können.

Zusammenfassend wichtig: Blockaden sind Indikatoren, sie sind diagnostisch wichtig und vergleichbar mit Einwänden in Gesprächen. Man muss sie ernst nehmen, ihren Hintergrund verstehen und ausräumen bzw. bearbeiten, um die Patienten bestmöglich in ihrem Prozess zu begleiten.

Spontanimagination (Ressource): Spontanimaginationen sind, wie das Wort schon sagt, spontan auftretende hilfreiche Assoziationen, Imaginationen, die den Patienten in schwierigen Abschnitten der Phase 4 von innen heraus ohne äußeres Einweben Unterstützung geben. Sie sind oft berührend, faszinierend und völlig unsteuerbar. Diese Ressourcen können dann genutzt und „mitgenommen“ werden als hilfreiche Ressourcen im Alltag und als Gegenmittel gegen die subjektiven Belastungen, wie man sie nicht besser erfinden könnte. Manchmal ergänzen sie die in der Stabilisierungsphase erarbeiteten und/oder mobilisierten Ressourcen, manchmal reichern sie diese an, manchmal sind sie ganz neu. Hier kann es fliegende Teppiche geben, die innere und reale Kinder aus schlimmen Situationen retten, Figuren aus Film und Fernsehen, in einem Fall einmal eine ganze Playmobil-Armee, Tiere, Fabelwesen.

An solchen Stellen, wie auch in anderen Momenten des Reprozessierens, stellen Patienten manchmal erstaunte Fragen: „Was soll das?“, „Was ist das jetzt?“, „Wo kommt denn all das her?“, „Werde ich jetzt verrückt?“. Darauf kann man nur wahrheitsgemäß und entlastend sagen: „Das ist in Ordnung, das müssen wir jetzt noch nicht verstehen, vertrauen Sie dem Prozess, Ihr Hirn weiß, was es macht, und wir können nur (später) versuchen, es zu verstehen und einzuordnen!“ Es ist so, als fahre man (Zugmetapher) mit dem Zug, beschreibe die Landschaft und schaue später gemeinsam auf die Landkarte, um das Gesehene in ein größeres Ganzes einzuordnen.

Solche Momente in der Traumatherapie sind auch Momente, in denen *Humor* sehr gut integrierbar und sehr willkommen ist – spontan zwischen den Sets, wenn diese Dinge auftreten. Manchmal sind Patient und Therapeut authentisch fasziniert und amüsiert von dem berührenden klugen Kopfkino, das das Hirn des Patienten bietet. Auch in der Nachbesprechung einer solchen Stunde, für die Ergänzung von Ressourcen im Alltag und für die weitere Behandlungsplanung können solche Spontanimaginationen wie „Perlen" zum Weiterarbeiten sein. Die Patienten können mit Recht stolz sein, weil sie sie selbst hervorgebracht haben.

Die Kenntnis der in diesem längeren Exkurs genannten Phänomene ist notwendig. Damit ist es möglich, mit dem umzugehen, was neben einem unspektakulären Verlauf in der Arbeit in Phase 4 in allen Kanälen auftreten kann.

Im Folgenden wollen wir uns wieder dem regulären Ablauf einer Phase 4 zuwenden und beim Ende des ersten Kanals (Abb. 13), wo wir vor dem Exkurs geendet hatten, wieder einsteigen.

Wie geht es nun nach dem Ende des ersten Kanals weiter?

Der Patient wird gebeten, nachdem er nun mehrmals im positiven Material war, zur Ausgangserinnerung zurückzukehren. Hier wird bewusst darauf geachtet, dass nicht eine bestimmte Repräsentationsebene getriggert, sondern wirklich nur ganz neutral formuliert wird. Es ist diagnostisch und für das Verstehen des Traumanetzwerkes sowie der aktuellen Entlastung/Belastung des Knotens sehr interessant, was der Patient jetzt antwortet.

Antworten der Patienten an dieser Stelle des Prozesses sind manchmal: „Ich sehe es jetzt völlig anders.", „Es belastet mich nicht mehr so, weil ich mehr Abstand habe.", „Das Schuldgefühl ist nicht mehr das Vordergründige, ich merke auch Wut." Hier zeigt sich das „R", das im Kapitel Wirkmechanismen beschriebene Reprozessieren im Sinne von neuen Betrachtungsweisen, neuer Vernetzung usw..

Diese Antworten der Patienten werden am besten in der Mitschrift speziell markiert, weil sie ein Meilenstein im Durcharbeiten der Erinnerung und für das Verstehen des Traumanetzwerkes sind:

Was wird getriggert, wenn man nach einem erfolgreich durchgearbeiteten Kanal wieder an den schlimmsten Moment zurückgeht? Ist das Bild blasser, deutlicher, ist es weg, ist nur noch die Kognition da oder eine andere Leitkognition, hat ein Affektwechsel stattgefunden, ist eine andere Erinnerung aus demselben Cluster oder etwas anderes da, ist eine Ressource im Vordergrund usw.? Alles ist möglich – auch hier ist wieder

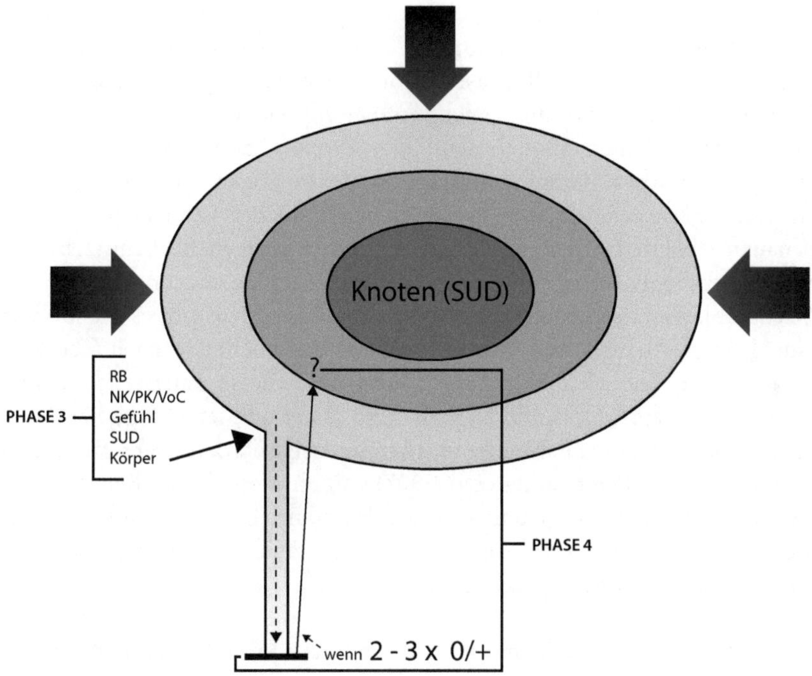

Abb. 13: Phase 4 bis zum Ende des ersten Kanals

alles in Ordnung. Der Therapeut nimmt diese Antwort(en) zur Kenntnis, notiert sie, egal, was es inhaltlich ist, egal, ob positiv, neutral oder negativ, er diskutiert, bewertet oder analysiert es nicht, sondern lässt den Patienten damit in den nächsten Kanal gehen („Folgen Sie dem ...!").

Für sich bildet der Therapeut natürlich Hypothesen über Modus, Inhalt und Art der Antwort und auch die Patienten fragen an dieser Stelle oft, was das bedeutet u. Ä., falls dies nicht klar ist. Der Therapeut sagt auch hier ggf., dass das jetzt nicht verstanden werden müsse, dass man dem Prozess vertrauen könne und dass das Hirn des Patienten wisse, was es tut.

So folgen wir nun in der schon beschriebenen Weise dem zweiten Kanal, hier können ebenso wieder alle im Exkurs beschriebenen Phänomene auftreten, das Ende ist wieder durch zwei- bis dreimal durchlaufenes positives oder neutrales Material definiert, die Rückkehr zum Ausgangsereignis und der Einstieg in den nächsten Kanal erfolgen ebenfalls identisch wie schon zuvor.

In Abbildung 11 ist dieser Verlauf illustriert. Das Ende der Kanäle ist jeweils mit Querbalken markiert. Es ist auch durch den heller werdenden Knoten symbolisiert, dass mit jedem Kanal die Belastung am Knoten

abnimmt. Es können sich Perspektivenänderungen, Einsichten, Leitaffektänderungen, körperliche Phänomene ergeben – das ist alles offen. Es ist auch nicht klar, welche Repräsentationsebene bei welchem Patienten im Vordergrund steht, das muss nicht einmal von einer zur anderen Sitzung mit einem Patienten ähnlich sein. Der Prozess läuft auf der Basis der richtigen Vorarbeit inklusive Indikation, des richtigen Einstieges und der richtigen Betreuung so, wie er laufen muss. Daher kann man auch die genauen Abläufe beim Reprozessieren nie vorhersagen. So kann z. B. eine rein chronologische Abfolge des Geschehens in Form von sukzessivem Wiederablaufen des Damaligen erfolgen. In diesem Fall gibt es oft spontan eine Komplettierung und Einordnung der Geschehnisse nach Zeit und Raum sowie eine Neubewertung. Damit wird die so entlastende Unterscheidbarkeit von „Dort und Damals“ und „Hier und Jetzt“ (vgl. Symptom „Intrusionen“) für die Patienten spürbar und zeigt sich auch sehr oft in einer Reduktion (Münker-Kramer et al. 2007) von physiologischer Belastung.
Bevor das weitere Vorgehen in Phase 5 beschrieben wird, sollen einige weitere Erklärungen erfolgen. Fragen dazu tauchen in der praktischen Arbeit in der Ausbildung häufig auf:

Wie viele Kanäle braucht man, bis der Knoten komplett entlastet ist?

Dieser Aspekt ist ähnlich wie bei der Frage nach den BLS in einem Set und nach der Anzahl der Sets in einem Kanal: Es kommt auf den klinischen Verlauf an. Die Anzahl der Kanäle ist oft stark davon abhängig, wie komplex das Thema/Trauma ist beziehungsweise wie schnell der innere Prozess Zugang zu Ressourcen hat u. v. m.

In Abbildung 4, 11 und 14 sieht man, dass die Kanäle meistens kürzer werden. Eine klinische Faustregel ist, dass es wichtig ist, wie schnell nach dem Einstieg in den Kanal das Assoziationsmaterial wieder positiv oder neutral wird. Je schneller das geht, desto wahrscheinlicher wird die Annäherung an die Entlastung des Knotens. Hier sei an die Metapher mit den Trampelpfaden, Wegen und Hinweisschildern zwischen Ressourcennetzwerk und Belastungsnetzwerk erinnert. Der Prozess vergrößert die Trampelpfade, vermehrt die Hinweisschilder analog AIP-Modell und von Kanal zu Kanal wird der Zugang ins angepeilte Ressourcennetzwerk leichter und schneller. Wenn dann etwa nach zwei bis drei Sets oder von Beginn an nach einer Rückkehr bereits wieder Entlastung da ist, kann man „es wagen“, den SUD-Wert zu fragen. Es ist wichtig, auf jeden Fall immer einen zweiten Kanal zu eröffnen, meistens auch einen dritten, selbst bei umgrenzten Belastungsnetzwerken. Hier gilt: Ein bisschen mehr schadet nicht, ein zu frühes Aufhören würde später evident, z. B. im Körpertest, wo dann ggf. noch Reste auftreten würden (Kap. 4.3.6).

Exkurs: SUD-Abfrage

Dieser Prozess dauert so lange (ggf. auch über mehrere Therapiestunden), bis der SUD-Wert auf 0 ist. Der SUD-Wert wird erst dann gefragt, wenn man klinisch von den Assoziationen, vom Ausdruck und vom Verlauf der Sitzung her relativ sicher sein kann, dass er entscheidend gesunken ist.

Dies hat zwei Gründe, einen Inhaltlichen und einen in Bezug auf die therapeutische Beziehung: Wenn der SUD-Wert gefragt wird, muss der Patient abstrahieren und in die Reflexion gehen und somit in den Kortex, hinaus aus dem Prozess. Dies ist eine unnötige Unterbrechung. Zweitens kann eine häufige SUD-Abfrage Druck aufbauen im Sinne einer sozialen Erwünschtheit – der Patient möchte ein „guter“ Patient sein. Beides soll vermieden werden, daher gilt der obige Hinweis.

Ist der SUD Wert glaubhaft 0 oder angemessen 1, markiert dies das Ende der Phase 4 und es kann mit der Phase 5, der Verankerung begonnen werden. Dieser Moment findet sich in Abbildung 11 rechts unten symbolisiert.

Wenn bei der Abfrage der SUD-Wert nicht 0 ist, erfolgt die unaufgeregte Nachfrage: „Was macht es denn aus, dass der Belastungsgrad noch ... ist?“ Mit der Antwort, die spontan vom Patienten kommt, wird weiterprozessiert, wenn in der Stunde noch Zeit ist. Andernfalls wird die Stunde vorläufig abgeschlossen (s. u.). Die Tatsache, dass „da noch etwas war“, wird wiederum wie beim Auftreten von Blockaden als willkommener Hinweis des Gehirns gesehen. Keinesfalls soll der Patient das Gefühl bekommen, etwas falsch gemacht zu haben. Unter bestimmten Umständen kann ein SUD-Wert von 0,5 bis 1 auch verankert werden (angemessene, leicht erhöhte SUD-Werte).

Im Kontext der Phase 3 wurde bereits eine Sollbruchstelle für die zeitliche Planung der Reprozessierungssitzung erörtert – nach dem Ende der Arbeit mit den Kognitionen. Hier kann eine weitere solche angeboten werden: Wenn die Stunde nicht für die erfolgreiche Durcharbeitung aller Kanäle reicht, sollte man das Prozessieren möglichst am Kanalende abschließen. An dieser Stelle ist der Patient in Kontakt mit positivem Material. Auch SUD-Wert oder anderes wird nicht mehr erfragt, die Befindlichkeit wird klinisch eingeschätzt und im Gespräch mit dem Patienten reflektiert. Der Therapeut erklärt das Ende des Prozessierens damit, dass man sich langsam dem Ende der Stunde nähere, man nun einen guten Punkt im Prozess erreicht habe, und er fragt, ob es noch Fragen/Anmerkungen gebe. Im Anschluss ist der Therapeut sehr frei in der Art, wie er den konkreten Abschluss praktisch und ressourcenbetont gestaltet: Das können aktive Ressourcenaktivierungen sein, es kann ein Gespräch auf der Metaebene über Inhalte und Methode sein, es kann eine andere Imaginationsübung oder Körperübung sein, das ist sehr offen und der jeweiligen klinischen Einschätzung überlassen. Wichtig ist lediglich die Instruktion bzw. Psychoedukation im Sinne des AIP-Modells, dass etwas nun Angestoßenes eventuell auch nachprozessieren kann in Träumen, im Erleben und Verhalten oder im Denken und dass dies, wenn möglich, festgehalten und in die nächste Stunde mitgebracht werden sollte. Auch wird an gelernte Stabilisierungs-, Distanzierungs- und Affektkontrolltechniken erinnert oder diese auch noch einmal geübt. Der Patient muss gut im Hier und Jetzt orientiert sein, bevor er geht.

Wenn man aus Zeitgründen diese Art des Stundenabschlusses wählen muss, wird dies „vorläufiger Abschluss" genannt. Sehr wichtig ist, dass an dieser Stelle keine Phase 5 oder 6 erfolgt, lediglich eine verkürzte angepasste Phase 7 wie soeben beschrieben. Eine praktische Lösung, um mehr Zeit zu haben, wäre es, sich zwei Stunden einzuteilen oder den Patienten als Letzten vor der Mittagspause oder am Abend zu sehen. Damit hätte man gerade zu Beginn der eigenen Arbeit mit EMDR und/oder dem ersten Prozessieren mit einem neuen Patienten einen gewissen Puffer zur Stressreduktion.

Die Anzahl der Kanäle ist einerseits in einer Stunde pragmatisch durch die vorhandene Zeit definiert, andererseits inhaltlich insgesamt durch die Belastungsstärke des Knotens und das Vorhandensein sowie die Zugänglichkeit zu Ressourcen bestimmt. Hier wird einmal mehr deutlich, welche Bedeutung auf der Vorarbeit in den Phasen 1 und 2 sowie in der präzisen „Ausmessung" des Traumanetzwerkes in Phase 3 liegt. Dies soll so verantwortungsvoll gestaltet sein, dass die Wahrscheinlichkeit hoch ist, dass die Patienten eine gute und entlastende Erfahrung beim Prozessieren mit EMDR machen.

4.3.5 Verankern

Im Folgenden sollen die Phasen nach dem Reprozessieren dargestellt werden und zur Illustration soll Abbildung 14 an dieser Stelle dienen:

Nach erfolgreicher vollständiger Durcharbeitung der definierten Zielerinnerung und des damit assoziierten Materials bis hin zu einem SUD-Wert von 0 wird auch die positive Kognition noch einmal reflektiert. Sie war ja der Gegenpol zur kognitiven Verzerrung aufgrund des Ereignisses und nach der Reduktion der affektiv-physiologischen Belastung soll nun auch die Modifikation der kognitiven Ebene evaluiert werden.

Denn nur, wenn auch diese verändert ist, ist ja das Ziel, nämlich das (Wieder-)Ankommen im heute realen Ressourcennetzwerk, symbolisiert durch die PK, erreicht. Nur dann sind die Trampelpfade im besten Fall zu Autobahnen geworden, die in einer potenziellen Triggersituation sofort auf die heute gültige PK hinführen. Damit wird die letzte Voraussetzung für die Folgeprozesse im Alltag und in der nächsten Sitzung geschaffen. Das Vorgehen, die sogenannte Verankerung, soll nun beschrieben werden.

Wenn wir sichergestellt haben, dass die Belastung weg oder stabil niedrig ist, besinnen wir uns gemeinsam auf die ursprüngliche PK. Sie war der „Stern am Horizont“, das, wohin sich die Überzeugungen des Patienten über sich selbst (getriggert durch die Erinnerung) bewegen sollten und wohin sie zu Beginn des Prozesses nur unzulänglich konnten.

Der Therapeut fragt, ob die PK „…“ (dafür muss er sie aufgeschrieben haben) so noch passend ist oder ob es eine bessere gibt. Im Beispiel des geschiedenen Vaters (VoC-Erhebung) hatte ich auf dieses Phänomen verwiesen. Dieser hatte „Ich bin trotzdem ein guter Vater“ als PK genommen, weil „Ich bin ein guter Vater“ lediglich einen VoC von 1 ergeben hatte. Bei der nochmaligen Frage konnte er sehr überzeugt den zuvor noch nicht ganz passenden Satz sagen und er betonte das „bin“ quasi affirmierend und mit entsprechender Körpersprache: „Ich *bin* ein guter Vater.“ Die sequenziell traumatisierte Patientin mit der langjährigen Gewalt in der Ehe konnte bei der Überprüfung mit voller Überzeugung (im Gegensatz zu mehr als zögernd zu Beginn) „Ich verdiene Respekt!“ sagen und fügte von sich aus vehement an: „… und auch von meinen heute Erwachsenen Kindern und meinem Chef!“ Bei der nächsten Sitzung berichtete sie bereits, dass sie ihren Chef wegen eines Problems um ein Gespräch gebeten habe.

Soviel sei gesagt zum oft sehr beeindruckenden „added value“ der Überprüfung der PK. Wie geht es nun praktisch weiter? Nach der Frage, ob es einen besseren Gedanken gebe oder der alte passe, wird der VoC zu diesem letztgültigen Gedanken erhoben. Um weiter zu verankern, sollte er 6 bis 7 betragen. Wenn er deutlich niedriger und dies nicht leicht erklärbar

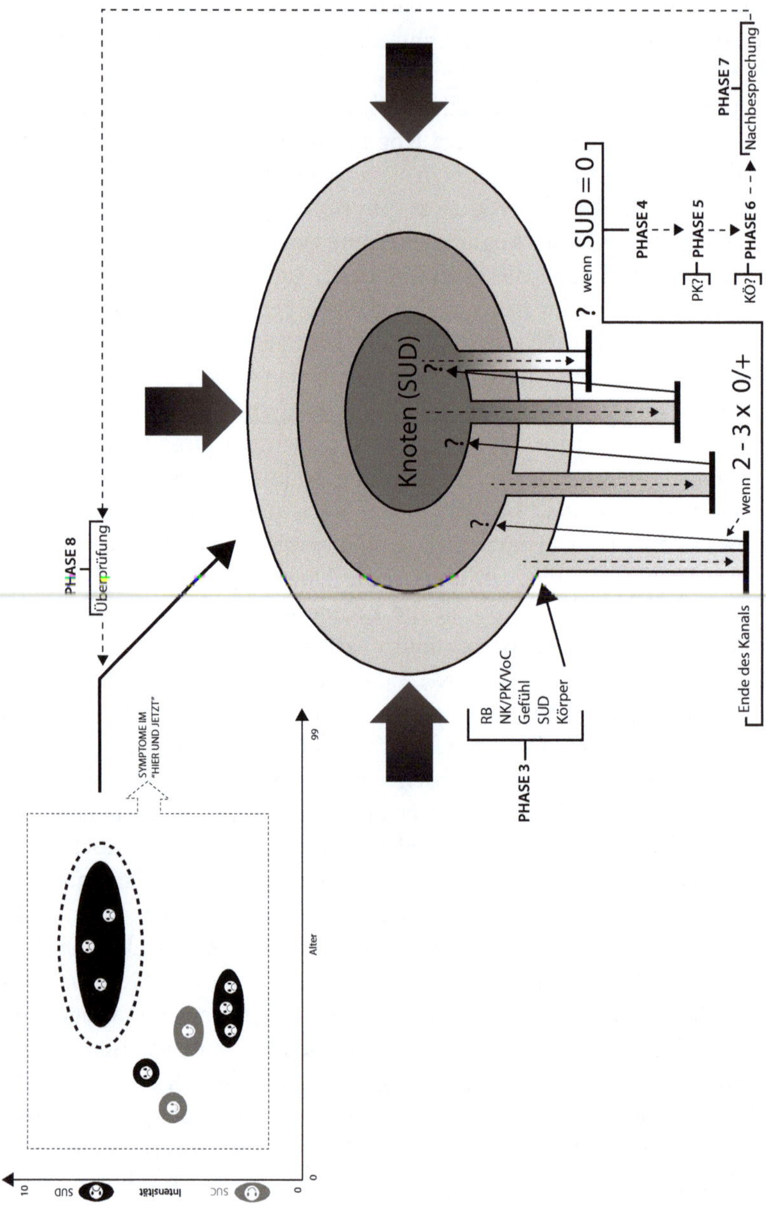

Abb. 14: EMDR-Ablaufschema mit Phase 5 bis 8 nach Durcharbeitung der Phase 4

ist (z. B. aufgrund von Unklarheit bezüglich der Werte in den Skalen u. Ä.), sollte noch einmal mit schnellen BLS prozessiert und ggf. noch auftauchendes Material bearbeitet werden (zurück in Phase 4), inklusive einer neuen Abfrage von SUD-Wert und PK.

Wenn der VoC passt, wird nach einem Körperkorrelat zu dieser PK gefragt. Die Arbeit an dieser Stelle ähnelt der Arbeit mit eigenen Ressourcenerinnerungen in der Stabilisierungsphase (Kap. 4.3.2) Hier ist man praktisch sehr nahe an der Vorarbeit mit der Verankerung von PKs bei der Arbeit mit der Ressourcenliste und theoretisch der Aussage, dass der Kern einer Ressource der Körper ist. Weiterhin wird hier in logischer Konsequenz, dass man zuvor in Phase 3 die zur Belastung gehörige Körpersensation erfasst hatte, dies nun auch für die PK getan. Die Ressource wird sozusagen „metabolisiert".

Nun folgt die Verankerung der PK im Körper. Der Patient wird gebeten, sich auf die PK, die zugehörige Körperempfindung zu konzentrieren und mit den Resten der Erinnerung in Kontakt zu gehen. Sodann wird vom Therapeuten ein kurzes Set BLS appliziert. Dann wird gefragt, ob sich noch etwas verändert habe und abgeklärt, ob noch ein weiteres Set erfolgen solle. Solange es noch zu positiver Veränderung oder ggf. zu einer Erhöhung des VoC kommt, wird weitergemacht. Es ist eine hilfreiche Variation, z. B. im dritten bzw. letzten Set, den Patienten selbst stimulieren zu lassen (etwa mittels der vorher angesprochenen Schmetterlingsumarmung, aber auch mit einfachem Tappen auf das Knie oder abwechselnden Fingerbewegungen). Damit lernt der Patient, diese Stimulation im Alltag jederzeit selbst aufrufen zu können.

Nicht selten finden sich sogar beeindruckende autonome Ressourcenverstärkungen und eigene „Schleifen" in persönlichen Ressourcennetzwerken, die hier hundertprozentig passend von innen bereitgestellt werden:

Beim Beispiel der Frau mit dem Knochenbruch etablierte sich eine erstaunliche positive Affektbrücke in der Verankerung. Sie nahm im ersten Set eine Beruhigungswelle wahr und bezeichnete sie als „Parasympathikuswelle", schon deutlich fasziniert und positiv gestimmt. Nach dem zweiten Set berichtete sie, dass sie ein Prickeln in den drei Unfallnarben gespürt habe und ihr eingefallen sei, dass ihre Mutter in der Kindheit immer gesagt habe, „Wenn es juckt, dann heilt es!" Dies war mit sehr schönen Erinnerungen an Versorgtwerden und Trost nach kleinen Verletzungen vom Spielen verbunden und hatte etwas sehr Tröstliches. Somit hatte sich in der Verankerung eine positive Körpererinnerung und eine Erinnerung an eine gute Bindungserfahrung über eine Affektbrücke etabliert.

Zum Verankern kommen zumeist zwei bis vier Sets zur Anwendung. Die Regel ist hier nur noch: *Wenn es gut tut, darf es ruhig noch weitergehen.* Nach dem Ende der Verankerung kann die Letztüberprüfung gestartet werden, der Körpertest.

4.3.6 Körpertest

Im Körpertest wird Bessel van der Kolks Aussage „The body keeps the Score“ (van der Kolk 2007) Rechnung getragen und die Patienten werden gebeten, in einer Art imaginativem Scan den Körper noch einmal durchzuspüren und zu berichten, wenn sie etwas spüren. Bei positivem Material kann noch einmal langsam stimuliert werden, bei negativem Material wird kurz abgeklärt, wie die Patienten es selbst bewerten, und es wird ggf. weiter stimuliert.

Bei komplex traumatisierten Patienten wird hier nicht mehr mit dem Körpertest abgeschlossen, da sie mitunter zu fragil sind und die Belastungsnetzwerke wieder zu leicht aktiviert werden könnten.

Hiermit sind die aktiven Phasen 4 bis 6 abgeschlossen und Patient und Therapeut begeben sich quasi wieder in die Metaebene, die Nachbesprechung in Phase 7 (vgl. Abb. 14).

4.3.7 Abschluss

Der gemeinsame Abschluss der Sitzung ist ggf. auch symbolisch mit dem Ortswechsel im Therapieraum verbunden (Kap. 4.3.2), der Rückkehr an den Sitzpatz, an dem üblicherweise die Therapie stattfindet. Insgesamt sind hierfür mindestens zehn Minuten einzurechnen und die Kommunikation findet so statt wie sonst auch.

Thematisch kommt es nun teilweise darauf an, ob ein kompletter Abschluss (SUD 0, VoC 6–7) vorliegt oder lediglich ein vorläufiger Abschluss, der technisch bereits in Phase 4 beschrieben wurde.

Es kann Thema sein, dass man einzelne Dinge der Phase 4, die für den Patienten interessant oder klärungsbedürftig sind, noch einmal gemeinsam bespricht und reflektiert. Es kann sein, dass Psychoedukation passt, ein Bezug zur Belastungs- und Ressourcenliste und -karte, eigene Ideen und Erkenntnisse des Patienten oder Wünsche für die nächste Stunde besprochen werden. Es kann auch schon Thema sein, wie aufgrund der gemeinsamen Erfahrungen aus der aktuellen Sitzung die weitere Behandlungsplanung aussehen könnte.

Vielleicht ist noch eine abschließende kurze Stabilisierungsübung sinnvoll oder erwünscht. Manchmal sind auch banale Gespräche über die geplanten Aktivitäten nach der Stunde real stabilisierend, darüber, was der Patient vorhat oder wen er treffen wird, weil dies klar in das „Hier und Jetzt“ ankert.

Wesentlich ist die Instruktion, dass etwas nachprozessieren kann, dass Träume, Gedanken, Erleben und Verhalten auftreten können, die in verstehbarem oder nicht verstehbarem Zusammenhang mit dem Bearbeiteten stehen. Die Patienten werden an ihre erarbeiteten oder vorhandenen Copingstrategien erinnert und weiterhin eingeladen, sich alles zu notieren, was ihnen wichtig erscheint. Die Patienten sollen ohne drängende Fragen und Unklarheiten, am besten mit positiver Konnotation zum eigenen inneren Prozess und stabil die Stunde verlassen.

Im Beispiel mit der Patientin mit langjähriger Gewalt in der Ehe entwickelten sich hier nun sehr schnell Verallgemeinerungen der PK und sie nahm sich vor, auch andere Menschen in ihrer Umgebung dazu zu bringen, sie respektvoller zu behandeln.

4.3.8 Überprüfung und weitere Behandlungsplanung

Die sogenannte Phase 8 im EMDR, die Überprüfung, ist die Verbindung zwischen der Mikroarbeit mit der repräsentativen Erinnerung und der Metaebene der gesamten Therapie, in der EMDR im Vordergrund stehen kann oder lediglich ein Teil ist, je nach Zielsetzung, Traumatyp und Themen. Dieses Vorgehen nach dem klassischen Ablaufschema ist der detailreichste Fokus im EMDR, quasi die maximale Vergrößerung unter der Lupe. Über diesen Weg soll die Belastung im besten Fall eines gesamten Clusters primären Traumamaterials sowie unter Umständen auch sekundären Materials reduziert werden.

Diese Zusammenschau zwischen Ablaufschema im Detail und Behandlungsplanung im Großen sowie der Phase 8 als Verbindung wurde in Abbildung 4 dargestellt. An dieser Stelle soll der Bezug zur Überprüfung der Veränderungen im Cluster (in Abb. 4 unten rechts und Abb. 14 oben) hergestellt werden.

In diesem Kapitel soll nun zunächst das praktische Vorgehen in Phase 8 nach einer zuvor vollständig bearbeiteten Erinnerung mit komplettem Abschluss der Phase 7 dargestellt werden.

Daraufhin folgt die Beschreibung der dazugehörigen mittel- und langfristigen Behandlungsplanung: einerseits nach Bearbeitung einer Einzelerinnerung und andererseits nach Bearbeitung einer Erinnerung aus einem Cluster.

Erst dann werden das konkrete Vorgehen und die weiterführende Behandlungsplanung nach einer solchen Sitzung beschrieben, die in Phase 4 lediglich vorläufig abgeschlossen wurde (s. Beschreibung in Kap. 4.3.4).

Überprüfung und weitere Behandlungsplanung nach vollständiger Bearbeitung der Erinnerung in der Vorstunde

Konkretes Vorgehen

In der nächsten Stunde findet zunächst wie üblich ein allgemeiner Einstieg statt wie in jeder anderen Therapiestunde und in jeder anderen Methode auch. Dann erfolgt die Reflexion des in der Vorstunde Bearbeiteten, indem zunächst überprüft wird, ob die Effekte in Belastungsreduktion und Stimmigkeitssteigerung gleich geblieben sind. Da bei korrekter bisheriger Arbeit von einer Nachhaltigkeit der Erfolge ausgegangen werden kann, kann auf dieser Basis später in die weitere Behandlungsplanung übergegangen werden. Zunächst jedoch werden die Notizen, die inhaltlichen Beobachtungen, Fragen, Anliegen, allgemeine und spezielle Erkenntnisse des Patienten besprochen. Je nachdem, ob der Patient schon öfter mit EMDR gearbeitet hat oder es ganz neu für ihn ist, sind nochmalige Erklärungen, Psychoedukation und theoretische Erörterungen und Erklärungen nötig.

Dies entspricht einmal mehr der traumatherapeutischen Haltung und der Hinweis auf die autonome Leistung des Inneren des Patienten im Sinne des AIP-Modells passt hier auch oft abermals sehr gut.

Weitere Behandlungsplanung

Abbildung 4, auf die hier noch einmal Bezug genommen werden soll, stellt die Verbindung zwischen Belastungs- und Ressourcenüberblick („Landkarte“) und konkreter Arbeit an der ausgewählten Einzelerinnerung (wirklich einzeln stehend oder stellvertretend aus einem Cluster) schematisch dar, quasi die Indikation zum Ende der Phase 2.

Dann sieht man den Verlauf der Phasen 3 bis 6 (7 indirekt) und dann die Rückkehr auf den Überblick im Sinne der weiteren Behandlungsplanung (Phase 8), der im Folgenden Thema sein wird.

Weitere Behandlungsplanung nach Einzelereignissen

Bei reinen Einzelerinnerungen, die erfolgreich (SUD-Wert 0, VoC 6–7) bearbeitet wurden, führt die weitere Behandlungsplanung über Phase 8 zunächst direkt in das Standardprotokoll: Nachdem die alte Erinnerung zuerst erfolgreich bearbeitet wurde, sprich die Belastung des Knotens heruntergearbeitet wurde, geht es darum, die Triggersituationen und ggf. Symptome in der Gegenwart und schließlich zuletzt aus der alten Belastung resultierende Befürchtungen zu bearbeiten, Ängste, Blockaden, die den Umgang mit ähnlichen Situationen in der Zukunft betreffen.

Um einen Knoten, eine dysfunktionale Erinnerung als wirklich erfolgreich durchgearbeitet bewerten zu können, müssen diese drei Zeitebenen bearbeitet sein (s. auch Abb. 4, Kap. 4.3.1 zur Anwendung des klassischen Standardprotokolls). Sie werden mit dem bekannten Ablaufschema bearbeitet. Bei der Zukunftsprojektion ist das RB dann lediglich eine angenommene Situation oder ein Auslöser in der Zukunft, nicht eine konkrete geschehene vergangene Szene.

Eine zweite Variante der Zukunftsprojektion, die ergänzend zum Einsatz kommen kann, wird unter Techniken beschrieben (positive Zukunftsprojektion, s. u.).

Wenn man dieses Vorgehen abgeschlossen hat, überlegt man gemeinsam mit dem Patienten, ob es sich ausgehend von der Anamnese und den Zielen anbietet, weitere Themengebiete mit EMDR oder mit anderen therapeutischen Verfahren zu bearbeiten, sofern es weitere Themen gibt. Anderenfalls wäre die Therapie beendet. Dies wäre dann ein Beispiel für ein eng umgrenztes Einzelereignis mit relativ wenigen Sitzungen.

Sollte es weitere Themen geben und die Bearbeitung mit EMDR Sinn machen und für den Patienten auch in Ordnung sein, geschieht dies analog der beschriebenen Vorgangsweise – Bearbeitung nach klassischem Ablaufschema mit allen notwenigen flankierenden Maßnahmen und weiter nach Standardprotokoll.

Weitere Behandlungsplanung bei Cluster

Wenn die bearbeitete Erinnerung nicht ein Einzelereignis war, sondern aus einem Cluster stammte, sind Zwischenstufen und Überprüfungen erforderlich.

Es kann dann aber etwas Positives genutzt werden, das aus der Lerntheorie und Angstforschung bekannt ist und auch in gängigen verhaltenstherapeutischen Methoden ein wichtiges Wirkprinzip ist: Positive Erfahrungen generalisieren ebenso wie negative. Dies legt man der folgenden Frage an die Patienten zugrunde: Sie sollen nach erfolgreicher Durcharbeitung einer Erinnerung aus einem bestimmten Cluster auch die anderen deklarierten Erinnerungen desselben Netzwerkes auf ihren noch spürbaren SUD hin bewerten. Meistens zeigt sich, dass auch diese sich gesenkt haben, eine positive Generalisierung hat stattgefunden und die Bearbeitung dieser verbundenen Erinnerungen kann sich ggf. erübrigen (dies ist in Abb. 4 unten rechts dargestellt). Wenn die anderen SUDs im Cluster noch relevant sind, werden diese Erinnerungen prozessiert.

Sollten noch andere Erinnerungen in der Landkarte einen relevanten SUD-Wert haben, würde man nun zunächst jene, die noch am meisten belasten, ebenfalls nach Standardprotokoll bearbeiten. Der nächste Schritt wäre wie bei der Einzelerinnerung, dass man weitere Themen anzielt oder ohne EMDR im herkömmlichen Sinne mit der Therapie fortfährt.

Bisher wurde dargestellt, wie nach einem abgeschlossenen, kompletten EMDR-Prozess mit einer Erinnerung in die nächste Ebene der mittel- und langfristigen Behandlungsplanung übergeht.

Überprüfung und weitere Behandlungsplanung nach vorläufigem Abschluss der Bearbeitung in der Vorstunde

Das konkrete Vorgehen

Es kommt häufig vor, dass man, wie für Phase 4 beschrieben, die Arbeit an einem Belastungsknoten noch nicht beenden kann. Dies nennt sich vorläufiger Abschluss. Er kommt aus folgenden Gründen vor:

- Die Zeit war zu kurz für einen kompletten Abschluss, man hat aber mit dem Prozessieren beginnen können und (optimal) am Ende des Kanals im positiven Material die Sitzung mit entsprechender Nacharbeit beendet.
- Bei der Abfrage des SUD-Wertes nach längerem Prozessieren war die Belastung doch noch relevanter, als es klinisch erschien. Es war aber keine Zeit mehr, weiter zu prozessieren.
- Obwohl keine Belastung mehr berichtet wurde und die Verankerung begonnen wurde, tauchte hier noch einmal Belastung auf, die in der Stunde nicht mehr bearbeitet werden konnte.
- Im Körpertest trat noch einmal Belastung auf, die laut Aussage der Patientin zur bearbeiteten Erinnerung gehörte und nicht in die Gegenwart. Es war keine Zeit mehr, daran zu arbeiten.

Je größer und verbundener die Belastungsnetzwerke sind, desto häufiger kommt dies verständlicherweise vor. Es ist wichtig, dass man den angefangenen Prozess dennoch möglichst bald zu Ende führt. In einer medizinischen Metapher gesprochen, wäre es ja auch so, dass man eine OP zu Ende bringt inklusive des Vernähens der Fäden, bevor man an anderer Stelle operiert. Diese Verdeutlichung soll helfen, auch den Patienten zu erklären, warum vorläufig bearbeitete Prozesse wieder aufgenommen werden im Sinne einer sorgfältigen Arbeit. An anderer Stelle wurde bereits erwähnt, dass hierbei auch Stunden dazwischen liegen können. Alltagsprobleme, die akut hineinkommen und Leidensdruck erzeugen, haben Vorrang. Stabilisierung, Ressourcenaktivierung kann oder muss vielleicht manchmal dazwischen geschaltet sein. Wenn nötig, kann aufgrund des Prozesses sogar ganz in die Stabilisierungsphase zurückgegangen werden. Wichtig ist, dass der Therapeut weiß, warum er das macht, es erklären kann und dennoch so bald wie möglich den Patienten motivieren kann, „das Gericht zu Ende zu kochen“ oder „die OP zu beenden, damit zugenäht werden kann“.

Symbolisch ist diese Situation, dass sich die Bearbeitung eines Knotens über mehrere Sitzungen zieht, in Abbildung 15 festgehalten.

Man sieht die Fokussierung auf eine bestimmte Zielerinnerung aus der Traumalandkarte rechts oben. Diese wird als Belastungsknoten bearbeitet. Am linken Rand sind wieder die „Messungen“ aus Phase 3 symbolisiert (RB, NK, PK, VoC, Gefühl, SUD, Körpersensation) sowie der Einstieg in den ersten Kanal. Unten sieht man den Querbalken, der das Ende dieses Kanals zeigt, die gestrichelte Linie markiert die erste Sitzung.

In der Phase 8, der Überprüfung, die in diesem Kapitel Thema ist, steigt man nun wie oben bei vorher abgeschlossener Sitzung allgemein ein, wie in jeder Therapie auch, und erfragt dann EMDR-Spezifisches. Wenn sich keine aktuellen und dringenden, unaufschiebbaren Nöte oder Fragen ergeben haben und eine kurze maßgeschneiderte Stabilisierung reicht, um auf die Weiterarbeit vorzubereiten, schlägt man genau dies dem Patienten vor. Man erfragt zunächst den SUD-Wert in Kontakt mit der Ausgangserinnerung ab. Es kann sein, dass, den Hypothesen des AIP-Modells folgend, das Gehirn des Patienten so weit nachprozessiert hat, dass der Wert nach unten gesunken ist, bis hin zu 0. Das kann z. B. der Fall sein, wenn in der Vorstunde an sich nicht mehr sehr viel Belastung da war, aber doch eben gerade noch relevant, und man nicht fertig wurde. In einem solchen Fall würde man noch einmal stimulieren wie sonst zum Ende der Phase 4 nach der SUD-Abfrage und dann mit Überprüfung der PK in Phase 5 einsteigen und ganz normal bis Phase 7 weiterarbeiten. Danach bliebe sicher noch Zeit, diesen faszinierenden autonomen Weiterheilungsprozess, den das Gehirn vollzogen hat, zu besprechen und ggf. wie oben dargestellt in die weitere Behandlungsplanung einzusteigen.

Ist dieser initial abgefragte SUD-Wert jedoch noch relevant – und das ist in der Mehrzahl der Fälle so –, wird anders fortgesetzt: So wie es nach Erreichen eines Kanalendes in einer Sitzung diagnostisch und vom Prozess her sehr interessant ist, was inhaltlich bei der Rückkehr zum Belastungsknoten im Vordergrund steht und genannt wird, ist es das in diesem Fall

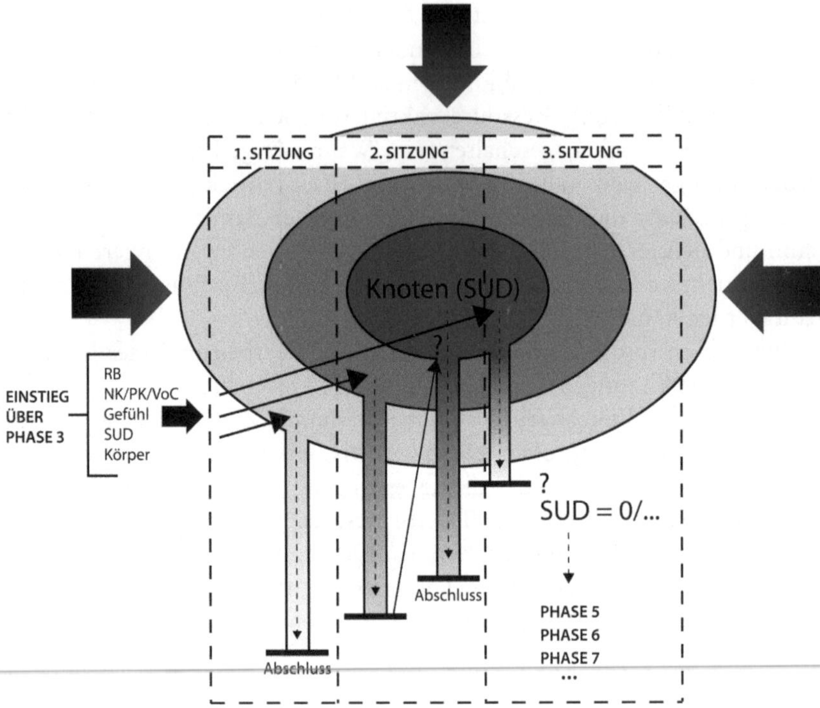

Abb. 15: Arbeit im klassischen Ablaufschema über mehrere Sitzungen mit jeweils vorläufigem Abschluss und Wiedereinstieg

noch mehr. Denn es lag ja einige Zeit mit etlichen REM-Schlaf-Phasen und normalen Tagen dazwischen. Hat sich die belastende Erinnerung modifiziert, haben sich Leitaffekt oder Leitkognition verändert? Hat sich eine andere Körpererinnerung eingestellt? Hat sich in der äußeren Repräsentanz etwas verändert?

Die Antworten auf diese Fragen findet man, indem man, wie in Abbildung 15 dargestellt, ausgehend von der ursprünglichen Ausgangserinnerung die Kennfaktoren der Phase 3 noch einmal vollständig erfasst. Es ist ganz im Sinne der bereits oft in Erinnerung gerufenen traumatherapeutischen Haltung, sich hier mit dem Patienten gemeinsam zu wundern, zu freuen, Hypothesen auszutauschen über die Veränderungen und die Analogien zur Phase 3 der letzten Stunde. Pychoedukation, theoretische Hintergrunderklärungen, Verbindungen zur sonstigen gemeinsamen Arbeit und zur generellen Behandlungsplanung sind ebenfalls willkommen. Die Patienten haben hierzu oft Fragen und Anmerkungen. Diese sollten im

Gespräch Raum bekommen. Dennoch geht es letztlich zügiger, als es sich jetzt anhören mag, und die Weiterarbeit in Phase 4 kann begonnen werden und folgt dem in Kapitel 4.3.4 beschriebenen Prozess. Wie in Abbildung 15 zu sehen, kann es wieder möglich sein, dass vorläufig abgeschlossen werden muss. Dann würde das weitere Vorgehen wie hier beschrieben auch in einer der nächsten Stunden erfolgen. Erst, wenn der SUD-Wert schließlich wirklich auf 0 ist, wird für alle Sitzungen, die zu diesem Thema zwischenzeitlich notwendig waren, verankert usw.

Die weitere Behandlungsplanung erfolgt wie in diesem Kapitel für die Behandlungsplanung nach vollständigem Abschluss beschrieben.

Abschlussbemerkungen

Für das in diesem gesamten Abschnitt sehr technisch erscheinende und hier sehr konzentriert beschriebene Vorgehen muss Folgendes unbedingt klar festgehalten werden:

- Sowohl im Ablaufschema als auch in dem zuletzt beschriebenen übergeordneten Vorgehen nach Standardprotokoll steht immer die Befindlichkeit und Stabilität der Patienten im Vordergrund. Daher gilt jederzeit, dass Störungen Vorrang haben. Die sorgfältige Bearbeitung der relevanten Ereignisse chronologisch lege artis darf dabei nicht aus dem Auge des Therapeuten verloren gehen (s. z.B. Metapher des Kochens oder der OP), soll aber nicht abstoßend, ängstigend im Vordergrund stehen.
- Es findet, wenn nötig, immer eine Verschachtelung reiner EMDR-Ablaufschema-Sitzungen (s. Vorgehen bei vorläufig abgeschlossenen Sitzungen) mit üblichen Stunden statt, in denen reflektiert und notwendiges Aktuelles besprochen wird. Dies gilt genauso beim gezielten Vorgehen nach dem Standardprotokoll. EMDR soll grundsätzlich bei längeren Therapien nicht die restlichen therapeutischen Gespräche ablösen, ersetzen oder blockieren. EMDR wird so viel wie nötig in Absprache mit den Patienten und nach notwendiger sorgfältiger Vorbereitung angewendet.
- Wann immer man den Eindruck hat, einem Patienten wird die konfrontative Arbeit zu viel, oder wenn nicht erwartete belastende Erinnerungsnetzwerke auftauchen, ist die Rückkehr in die Stabilisierungsphase opportun und möglich. Dies gilt natürlich umso mehr, je komplexer die Belastungen sind. Das Wohl der Patienten steht im Vordergrund.
- Für die detaillierte Behandlung komplex(er) Traumatisierter (Typ II) mit EMDR konnte in diesem Band nur ein Verständnis der wesentlichen Unterschiede vermittelt werden. Dies wurde an den einigen Stellen im hier beschriebenen Grundvorgehen erwähnt, wo man mit dieser Patientengruppe anders arbeiten würde. EMDR ist eine Methode mit sehr

viel Potenzial, aber auch „Schärfe“, und das, was bei Typ-I-Betroffenen schnell segensreich sein kann, kann bei Typ-II-Betroffenen, unreflektiert angewendet, schaden. Auch in der Ausbildung an den anerkannten EMDR-Instituten liegen die Behandlung dieser Zielgruppe und die Beherrschung der dementsprechenden Ergänzungen und Modifikationen weiter oben in der Lernkurve. Die veränderte Vorgehensweise, die in allen Phasen des EMDR zum Tragen kommt, muss also gesondert präsentiert und geübt werden.

- Wenn man das Gefühl hat, dass ein Themengebiet abgeschlossen ist, aber noch andere anstehen, kann man gemeinsam mit dem Patienten entscheiden, nun einige Zeit andere Aspekte und Themenbereiche zu bearbeiten. Oft ergeben sich erfreulicherweise und intendierterweise ja auch richtungsweisende Erkenntnisse aus der Arbeit mit EMDR, die zu dem Wunsch führen, diese in den Alltag zu übertragen und die Arbeit daran zunächst zu priorisieren.

4.4 Techniken

Um bestimmte Herausforderungen oder Situationen innerhalb der zunächst beschlossenen Behandlungsplanung, in bestimmten Phasen des Standardablaufes oder auch in Phase 1 und 2 flexibel zu managen, braucht man gelegentlich spezielle Techniken zur Vorbereitung oder Unterstützung. Hier hat man als Therapeut einerseits die höchste Flexibilität, benötigt aber auch viel Routine, um die richtige Indikation an der richtigen Stelle für die richtige Technik zu stellen.

Etliche dieser Techniken, wie sie eigentlich zu bescheiden genannt werden, sind im Zuge der Beschreibung des konkreten Vorgehens in den Protokollen und im klassischen Ablaufschema in ihren jeweiligen praktischen Indikationen bereits in diesem Buch vorgestellt worden. Einige von ihnen sollen an dieser Stelle noch einmal herausgestellt und explizit erwähnt werden. Auf genauere Detailbeschreibungen in anderen Publikationen wird jedoch lediglich hingewiesen, da es den Rahmen dieses Einführungsbandes sprengen würde.

4.4.1 Einweben

Das Einweben, eine wesentliche Technik bei komplex(er) Traumatisierten, die im Prozess mehr Unterstützung benötigen, wurde in Phase 4 in seiner klassischen Indikation beschrieben. Mittels offener Fragen, Gedankenanstößen und symbolisch kommunizierten persönlichen Ressourcen, wie sie aus der ganz individuellen Vorarbeit in Phase 1 und 2 bekannt sind, wird der Prozess gespeist, wenn er festzuhängen droht. Der Patient soll dadurch erleichtert werden und der Zugang zu Ressourcennetzwerken wird geebnet oder sogar geöffnet. Genauere Darstellungen finden sich bei Rost und Münker-Kramer (2016), Hofmann und Lehnung (2024), Shapiro (2013a) und Luber (2009).

4.4.2 Positive Zukunftsprojektion

Die positive Zukunftsprojektion wurde ebenfalls bereits erwähnt. Sie beschreibt im Gegensatz zur Arbeit mit der sonst in der Zukunft vorgestellten erneuten Belastung Folgendes: Der Patient wird eingeladen, sich die herausfordernde Situation in der Zukunft vorzustellen. Dann soll er die neuen Erkenntnisse, Erfahrungen und Erleichterungen aus der Arbeit an den alten Erinnerungen und den Triggern in der Gegenwart nutzen und sich vorstellen, wie er, dadurch gestärkt, diese Herausforderung meistert. Diese Technik wird auch in manchen Spezialanwendungen, wie etwa in der Arbeit mit Phobien, genutzt.

4.4.3 CIPOS – Constant Installation of Present Orientation and Safety

Constant Installation of Present Orientation and Safety (CIPOS) ist eine Art versuchsweiser Traumakonfrontation, fraktioniert und kurzgehalten. Sie wird vor allem bei komplexer Traumatisierten verwendet, einerseits, um die Affekttoleranz und Distanzierungsfähigkeit und somit „Bereitschaft" für EMDR zu überprüfen, andererseits, um Selbstwirksamkeitserleben und Vertrauen in die Distanzierungsfähigkeit zu stärken. Die Technik nutzt die Logik der bifokalen Aufmerksamkeit – im „Dort und Damals" und dann im „Hier und Jetzt", wie sie im EMDR in Phase 4 vorkommt. Der Patient wird gebeten, einige Sekunden mit einer von ihm als belastend erlebten Situation in Kontakt zu gehen. Vorher wird vereinbart, wie lange (in Sekunden) er dies möchte (drei bis zehn Sekunden). Nach Ablauf dieser Zeitspanne wird er aktiv reorientiert und die Gegenwartsorientierung wird mit langsamer BLS verstärkt. Es geht also um die Erfahrung, trotz Kontakt mit der Belastung in die sichere Gegenwart zurückkehren zu können. Anwendungsgebiet ist vor allem Phase 2, Stabilisierung und Behandlungsplanung bei komplex(er) Traumatisierten und auch vor Phase 4, um konkret Affekttoleranz und Distanzierungsfähigkeit noch einmal zu überprüfen, aber auch erfahrbar zu machen.

Mit dieser kurzen Erwähnung einiger wesentlichen supportiver Techniken, zusätzlich vorbereitend und flankierend zu den Protokollen und dem klassischen Ablaufschema, soll die Darstellung des therapeutischen Vorgehens abgeschlossen werden.

5 Evaluation

Die Entwicklung von EMDR war von Beginn an deutlich stärker verzahnt mit der empirischen Beforschung der Methode, als dies bei anderen Psychotherapiemethoden der Fall war. Demzufolge wurden wesentliche Meilensteine der Studienlage bereits gleich zu Beginn dieses Buches in den Kapiteln Geschichte und Theorie grundsätzlich ausführlich dargestellt und diskutiert. EMDR definierte sich immer schon über die seine Wirksamkeit belegenden Studien.

Daher soll hier, auch in Anbetracht der Fülle der Untersuchungen, lediglich noch einmal ein Überblick gegeben werden. Der Fokus liegt dabei auf der Gesamtwirkung, nicht auf einzelnen Komponenten. Diese Diskussion wurde ebenfalls in Kapitel 3.5.1 bereits umfassend geführt. Im Kapitel Neue Entwicklungen werden einzelne Bereiche erwähnt, die in den letzten Jahren erweiternd dazugekommen sind.

5.1 Leitlinienanerkennungen und Studien

Im Oktober 2014 wurde in Deutschland vom Gemeinsamen Bundesausschuss (G-BA), dem obersten Beschlussgremium der gemeinsamen Selbstverwaltung der Ärzte, Zahnärzte, Psychotherapeuten, Krankenhäuser und Krankenkassen, die Zulassung von EMDR als Richtlinientherapie für die klassische PTBS (ICD-10: F43.1) beschlossen (16.10.2014). Dieser Beschluss trat am 3. Januar 2015 in Kraft. Die Dokumentation des gesamten Ablaufes und die Dokumente selbst sind im Internet einsehbar. Hier findet man den Beschluss des GB-A zu EMDR bei PTBS und die zugrundeliegenden Unterlagen (https://www.g-ba.de/presse/pressemitteilungen-meldungen/557/).

Das bedeutet, dass EMDR bei der Diagnose PTBS als anerkannte psychotherapeutische Behandlung der Wahl eingesetzt werden kann und vom gesundheitspolitisch relevantesten Gremium als wirksamste Methode bei dieser Störung deklariert wurde. Es geht in der Darstellung des Verfahrens, des Vorgehens, des Antrages und des endgültigen Beschlusses vordergründig um die bewiesene Wirksamkeit und in über 350 Seiten nur in einem Fünfzeiler um die Wirkmechanismen.

Dies ist – bei dennoch angebrachter Kritik des Beschlusses bezüglich seiner Regelungen über die Ausbildung in EMDR – jedenfalls eine eindeutige pragmatische Sichtweise im Sinne der Patienten. Sie bekommen im Rahmen ihrer Richtlinientherapien diese Behandlungsform zur Verfügung gestellt. Deutschland ist damit nach Großbritannien, welches dies 2005 in den NICE Guidelines deklarierte, das zweite europäische Land, in dem dies so verankert ist. In oben genanntem Beschluss finden sich einige eindeutige Aussagen, die in diesem Kapitel über Evaluation ihren Platz finden sollen.

Von der mit dem Antrag befassten „Untergruppe Methodenbewertung" wurde zwischen 2011 und 2014 zunächst die vorhandene Primär- und Sekundärliteratur zu EMDR gesichtet. Dann erfolgte die Bewertung vorhandener Leitlinien, z.B. der AWMF-Leitlinie (Arbeitsgemeinschaft wissenschaftlich-medizinische Forschung) anhand der gültigen wissenschaftlichen Evidenzkriterien (Evidenz-Hierarchieebenen).

Die Durchführung einer eigenen Metaanalyse (Schulz et al. 2015) schloss das Prozedere schließlich ab. Diese umfasste insgesamt zwölf zwischen 1992 und 2007 durchgeführte Primärstudien mit insgesamt 531 Patienten (Range: zwölf bis 105 Patienten). Die Länge und Anzahl der Behandlungssitzungen, die Methodentreue der Behandler, die Art der Randomisierung, die Verblindung (bei EMDR in der Anwendung nicht möglich, lediglich in der Auswertung) waren Thema der Bewertung. Letztlich wurden neun Studien einbezogen und ausführlich diskutiert.

Das Fazit der Metaanalyse wird wie folgt geschildert: „In der Metaanalyse ergab sich eine statistisch signifikante Überlegenheit der EMDR [-Methode, Anm. der Verf.] gegenüber einer indikationsunspezifischen und –spezifischen Kontrollbehandlung nach Abschluss der Therapie. Allerdings wies ein Großteil der Primärstudien methodische und inhaltliche Limitationen auf. Auf Basis dieser Studienlage scheint es gerechtfertigt, einen deutlichen Hinweis auf die Wirksamkeit der EMDR [-Methode, Anm. der Verf.] abzuleiten." (Beschluss des G-BA vom 16.10.2014, 3.6.2015 (Pressemitteilung), https://www.g-ba.de/informationen/beschlusse/2085/, 7.6.2015 (Studie und spezifische Texte))

Eben diese Statements führten letztlich auch zur entsprechenden volkswirtschaftlich relevanten Beschlussfassung. Forderungen wie das Aufrechterhalten der Qualität der Ausbildung und der Regelung der Zugänge zur Ausbildung sind noch nicht befriedigend gelöst, bleiben aber auf der

Agendaliste des Hauptverhandlers in dieser Causa, der autorisierten Fachgesellschaft für EMDR in Deutschland, EMDRIA e. V. (www.emdria.de).

Abgesehen von der aus der geographischen Nähe/Relevanz genauer dargestellten Metaanalyse des erwähnten Unterausschusses „Methoden" des G-BA in Deutschland sollen folgende klassische internationale Metaanalysen an dieser Stelle erwähnt werden. Die älteste und bekannteste sowie auch bahnbrechende Metaanalyse stammt von van Etten und Taylor (1998) und verglich 36 Studien und 14 Behandlungsansätze. Sie besagt, dass VT und EMDR ähnlich effektiv seien – gleiche Effektstärke. EMDR kam jedoch mit deutlich weniger Stunden und ohne „Hausaufgaben" aus und benötigte somit signifikant (um 2/3) weniger „trauma exposure": „EMDR provides significantly less trauma exposure than behaviour therapy and is demonstrating comparable effects." (van Etten/Taylor 1998, S. 140). Dies ist bei der verlängerten Exposition (PE = prolonged exposure) nach Foa inkludiert: Ein bis zwei Stunden täglicher imaginativer und in vivo-Exposition (Shapiro 2012) können 40 bis 100 Stunden zusätzlicher Hausaufgaben in einer durchschnittlichen TF-KVT bedeuten.

Bisson et al. (2007) inkludierte in seiner Metaanalyse letztlich 38 Studien. Er betrachtete explizit die Auswirkungen auf die Komorbiditäten und gab das Vorhandensein einer Katamnese als Einschlusskriterium vor. Ein wesentliches Ergebnis ist, dass sich auch die Komorbiditäten signifikant verbesserten, ohne gezielt behandelt worden zu sei. Hier liegt ein Hinweis auf verbundene dysfunktionale Netzwerke.

In einer Metaanalyse von Wagner und Seidler hatte sich zudem eine Auswirkung von EMDR auf komorbide Depression gezeigt, ein interessantes Ergebnis, das sich bezüglich Komorbiditäten immer wieder findet und eigenständige Forschung angeregt hat (Wagner/Seidler 2006).

Der sehr wichtige Langzeiteffekt (Katamnese) wurde auch in einer Einzelstudie von Högberg et al. mit folgendem Ergebnis untersucht: „In summary, we found that a brief EMDR treatment had a long-lasting positive effect on PTSD in civilian adult trauma victims, but this finding should be confirmed in a long-term follow up with a larger number of subjects." (Högberg et al. 2007, S. 7) Die untersuchte Zeitspanne war eine Katamnese nach 35 Monaten. Die Studie kommt grundsätzlich zum gleichen Ergebnis wie van Etten und Taylor.

Bisson konstatiert weiterhin gesellschaftspolitisch relevant und letztlich in die Empfehlungen der NICE eingehend, dass diese beiden Methoden TF-KVT und EMDR die beste Evidenz haben und jedem Patienten mit chronischer PTBS zugänglich gemacht werden sollten: „A course of trauma-focused psychological treatment should be offered to everyone with chronic PTSD" (Bisson et al. 2007, S. 102).

Eine weitere Metaanalyse von Bisson et al. im Cochrane Review aus dem Jahr 2013 (ein Update des Reviews von 2005), bei der 70 RCT-Studien mit insgesamt fast 4.800 Patienten eingeschlossen waren, birgt ein interessantes Teilergebnis: EMDR und VT hatten nach wie vor die gleiche Evidenz und es zeigt sich kein Unterschied in der Traumasymptomatik, jedoch eine bessere Wirksamkeit auf die Komorbidität Angst bei EMDR. Hier lassen sich Schlüsse auf die Aussagen des AIP-Modells und die Arbeit mit pathogenen Erinnerungen ziehen. Evidenzen zur Behandlung von Komorbiditäten werden in Kapitel 7 in diesem Buch genauer beleuchtet.

Einen exzellenten Überblick der wichtigsten RCT und Metaanalysen, der verwendeten Designs, der Kennfaktoren und der Ergebnisse haben Hofmann und Lehnung (2024) erstellt und auch im bereits erwähnten und zitierten Antrag zur Anerkennung von EMDR vom G-BA (2014) kann man dies ausführlich nachlesen.

EMDR ist im Laufe der Jahre seiner Entwicklung, Beforschung und Anerkennung in folgenden wichtigen staatlichen Leitlinien bzw. Fachgesellschaftsempfehlungen zu finden (s. auch noch genauer Hofmann und Lehnung, 2024). Diese wesentlichsten Anerkennungen markieren die Evaluation und zunehmende Berücksichtigung der Wirksamkeit von EMDR:

- 1997–1999: int. Anerkennung (APA, ISTSS)
- 2000: Anerkennung der International Society for Traumatic Stress Studies (ISTSS)
- 2001: Anerkennung in der deutsche AWMF-Leitlinie PTBS
- 2001, 2005: Anerkennung durch das UK Department of Health und das National Institute of clinical Excellence (NICE)
- 2006: Anerkennung des Wissenschaftlichen Beirates Psychotherapie (WBP) in Deutschland
- 2013: Anerkennung als Behandlungsform für PTBS durch die WHO
- 2014: Anerkennung im Rahmen von Richtlinienverfahren durch den G-BA in Deutschland

5.2 Relevante Kooperationen

Politisch ist die gesellschaftlich und für künftige Entwicklungen sehr relevante Stellungnahme der WHO zu EMDR vom Juni 2013 „WHO releases guidance on mental health care after trauma“ hervorzuheben (https://www.who.int/news/item/06-08-2013-who-releases-guidance-on-mental-health-care-after-trauma). Hier findet sich die Stellungnahme der WHO von 2013, die auf EMDR als behandlungsmethode für PTBS hinweist. Die WHO ist immer bestrebt, neue klinische Anwendungen und Richtlinien für die Gesunderhaltung von sogenannten „health care workers" herauszugeben.

> „Now, WHO is extending this programme by including care for post-traumatic stress disorder (PTSD), acute stress and bereavement within it's […]".

Die WHO bezieht sich auf konkrete Zahlen zur Frage nach traumatisierenden Erlebnissen und Verlusterlebnissen in einer vorangegangenen WHO-Studie in 21 Ländern, (http://www.who.int/mediacentre/news, 7.6.2015) bei denen 21,8 % der Befragten angaben, Gewalt als Zeugen miterlebt zu haben, 18,8 % zwischenmenschliche Gewalt erlebt hatten, 17,7 % Unfälle, 16,2 % in kriegerische Auseinandersetzungen verwickelt gewesen waren und 12,5 % die Traumatisierung eines Angehörigen erlebt hatten. Die Studie zeigte weiter, dass 3,6 % der Weltbevölkerung im betroffenen Jahr an PTBS gelitten hatten. Die Konsequenz für die WHO war nun, nach geeigneten Behandlungsmöglichkeiten auch für die Mitarbeiter zu suchen, und die konkrete Empfehlung lautet:

> „In addition, referral for advanced treatments such as cognitive-behavioural therapy (CBT) or a new technique called eye movement desensitization and reprocessing (EMDR) should be considered for people suffering from PTSD. These techniques help people reduce vivid, unwanted, repeated recollections of traumatic events. More training and supervision is recommended to make these techniques more widely available."

Diese Stellungnahme erfolgte im Anschluss an die Kooperation zwischen Unitar (der Ausbildungseinrichtung der WHO), WHO und EMDR Europa während des 14. EMDR Europa Kongresses in Genf.

Beim Kongress hatten im Bereich ehrenamtlicher Projekte tätige EMDR-Trainer und -Supervisoren gemeinsam mit Unitar einen eigenen Kongresszweig gestaltet, bei dem es um humanitäre Hilfsprojekte im Rahmen der verschiedenen Humanitarian Assistance Programs (HAP) ging. Daraus ergab sich eine weitere Kooperation der Europäischen Fachgesellschaft für EMDR, EMDR Europe Association mit UNITAR für die Entwicklung eines E-Learning-Kurses mit Inhalten aus EMDR und dem AIP-Modell.

Im Zuge der Hilfsmaßnahmen anlässlich des Ukrainekrieges ist EMDR seit 2022 ein wichtiger Baustein.

5.3 Evaluation spezieller Anwendungsbereiche

Es gibt inzwischen zahllose Einzelstudien sowie viele Pilotstudien oder Kasuistiken zu ganz verschiedenen Spezialanwendungsgebieten:

- EMDR bei speziellen Diagnosen/Anwendungsgebieten wie Ängsten, Phobien, Zwangsstörungen, Suchterkrankungen, dissoziativen Störungen, somatoformen Störungen, Schmerzen wie Kopfschmerzen oder Phantomschmerz u. a., komplizierter Trauer, Persönlichkeitsstörungen, bei Akut Traumatisierten etc.
- EMDR bei primär körperlichen Erkrankungen, um die Krankheitsbewältigung zu unterstützen und psychische Sekundärdiagnosen zu vermeiden: EMDR nach Herzinfarkt, bei Allergien, chronischen Erkrankungen etc.
- EMDR bei Beeinträchtigungen durch pathogene Erinnerungen, die keinen „Diagnosewert" erreichen: Demütigungen, Versagen z. B. bei Sport, im Beruf etc.
- EMDR bei bestimmten Zielgruppen wie Kinder und Jugendliche, Menschen mit speziellen Bedürfnissen, Sexualstraftätern, Soldaten, Veteranen, Schwangeren, Menschen mit Migrationshintergrund etc.
- EMDR in bestimmten Settings wie an aufeinander folgenden Tagen, in der Akutphase, in der Erstversorgung u. Ä.

Diese Bereiche entsprechen auch jenen, in denen sich zukünftige Entwicklungen zeigen (werden). In Kapitel 7 wird auf einzelne repräsentative Studien hingewiesen. Die meisten dieser zahlreichen Arbeiten finden sich entweder im Journal of EMDR Practice and Research oder in der Francine Shapiro Library.

Das Journal ist ein bei Springer veröffentlichtes spezielles Journal der EMDR-Fachgesellschaften. Nach dem ersten Jahr ab Veröffentlichung eines Beitrages sind diese Beiträge für alle Interessierten frei zugänglich im „free access" (https://connect.springerpub.com/content/sgremdr). Die Francine Shapiro Library beinhaltet immer aktuell unzählige Beiträge verschiedener Form über EMDR (https://francineshapirolibrary.omeka.net/).

Von den Fachgesellschaften, z. B. EMDRIA Deutschland und EMDR Europe Association, werden laufend Mittel für weitere Forschung zur

Verfügung gestellt. Dies macht einen der wichtigsten Budgetposten aus. Unterstützung von hochwertiger Forschung ist Teil der Vereinszwecke.

5.4 Aktueller Stand der Forschung

Es wurde an anderer Stelle bereits erwähnt, dass enorme Fortschritte im Bereich von Kasuistiken, multizentischen Studien und RCTs im Bereich der Anwendung von EMDR über Traumafolgestörungen hinaus stattgefunden haben. Dies zeigt sich exemplarisch an Hauptkomorbiditäten wie der Depression (Hofmann et al. 2022) oder der Phobie (Münker-Kramer 2024). Bevor diese Anwendungen in den akkreditierten Ausbildungen gelehrt werden, werden sie solide beforscht.

Richtliniengremien haben in den letzten Jahren Finanzierungen auf der Basis der Forschung beschlossen, eine beeindruckende Metaanalyse – erstmalig in dieser Deutlichkeit unter Bezugnahme auch zu den ökonomischen Vorteilen einer effizienten Behandlung wie EMDR (Mavranezouli et al. 2020).

Zur Frage der Wirkmechanismen konstatierte Shapiro selbst die Notwendigkeit, dass über vermehrte Kooperation von Forschern, die sich mit vorgeschlagenen Anwendungen, Behandlungsunterschieden und vielfältigen neuen klinischen Adaptierungen beschäftigen, weitere fundierte Hypothesen evaluiert werden könnten. Ein Durchbruch 2019 lag definitiv in der in „Nature“ veröffentlichen Studie von Baek et al. (2019) zur Fundierung der bilateralen Stimulation (BLS) als Hauptmechanismus der EMDR Methode (Shapiro, 2022, Vorwort).

5.5 Qualitätssicherung im EMDR

Zugang zur EMDR-Ausbildung

Schon 1989, nach der Durchführung ihrer ersten strukturierten Studie zur klinischen Arbeit mit EMDR beschränkte Francine Shapiro den Zugang zu den Ausbildungen. "Außerdem ist es im besten Interesse des Klienten, wenn die Therapeutin über eine staatliche Zulassung verfügt, wenn sie in den Methoden, die sie einsetzt, gut ausgebildet ist und wenn diese Methoden in geeigneten Studien auf ihre Wirksamkeit überprüft (...)werden" (Shapiro 2022, S. 23).

Dieses Prinzip blieb regelhaft für den Zugang zu EMDR-Ausbildungen als erste Stufe zur Qualitätssicherung. Es muss natürlich an gegebene nationale Regelungen und Gesetze zum „Mental health Professional" angepasst sein. So ist dies im deutschsprachigen Raum – geregelt durch die nationalen Fachgesellschaften EMDRIA Deutschland, EMDR Fachgesellschaft Österreich und EMDR Schweiz-Suisse-Svizzeria-Swizerland – durchaus unterschiedlich. Gemeinsam ist die Vorgabe analog der obigen Beschreibung im Zitat, dass Zugang zur Ausbildung nur Personen mit staatlich anerkannten Berufen im Bereich von "Mental Health Professionals" erhalten. Es gibt dabei die Möglichkeit, bereits im letzten Drittel der jeweiligen Ausbildung unter Vorlage einer dementsprechenden Bestätigung der Ausbildungsinstitution mit der EMDR-Fortbildung zu beginnen. Damit soll Klinikern der frühe Zugang zu dieser wertvollen Therapiemethode auch schon zu Beginn ihrer Berufsausübung ermöglicht werden. Auf diese Weise können langfristig mehr Patienten profitieren.

Qualifikation der EMDR-Ausbilder

Die Ausbildenden in EMDR – dies sind Supervisoren, Praktikumssupervisoren (die in den Ausbildungskursen die Auszubildenden in Kleingruppen in der Selbsterfahrung begleiten) und Trainer – müssen sich einem vergleichsweise mühevollen und langwierigen und sehr strukturierten Prozess der Beurteilung und Zertifizierung unterziehen. Dies dient in der Tradition Shapiros der Qualitätssicherung, Methodentreue und Patientensicherheit.

Die Trainer werden von der europäischen Dachorganisation übergeordnet durch einen "Senior trainer" eines anderen Landes beurteilt, die Supervisoren werden national ausgebildet und durch die nationale EMDR-Fachgesellschaft zertifiziert und die Praktikumssupervisoren werden durch die Institute entlang der jeweiligen Didaktik ausgebildet. An mit dem EMDR Institute USA verbundenen Partnerinstituten (in Deutschland nur EMDR Institut Deutschland, in Österreich nur EMDR Institut Austria, in der Schweiz nur EMDR Institut Schweiz) werden diese (als „Facilitatoren" bezeichneten) Kollegen sogar nach den weltweit geltenden Kriterien des EMDR Institute USA ausgebildet und bewertet.

Supervisoren müssen für die für fünf Jahre gültige nationale Zertifizierung konkrete inhaltlich-methodische und didaktische Kompetenzen sowie persönlich-ethische Eignung nachweisen und Mitglieder der nationalen Fachgesellschaft sein. Rezertifizierungen müssen in allen Bereichen alle fünf Jahre absolviert werden.

6 Ausblick auf künftige Entwicklungen

Bekanntermaßen wurde EMDR aus pragmatischen Gründen für die Behandlung von Traumafolgestörungen entwickelt. Wie bereits im Kapitel 5 erwähnt, gibt es seit einigen Jahren interessante Entwicklungen in verschiedene Richtungen. Hier werden die inhaltlichen Hintergründe dieser Entwicklungen kurz kommentiert, so sie nicht schon in anderen Kontexten dargestellt wurden.

- EMDR bei weiteren Zieldiagnosen über Traumafolgestörungen hinaus,
- die Anwendung von EMDR bei bestimmten spezifischen Zielgruppen,
- EMDR in spezifischen Settings,
- EMDR als Unterstützung der Krankheitsbewältigung bei somatischen Erkrankungen,
- EMDR bei schweren Typ-II-Traumafolgestörungen,
- EMDR bei nicht klinischen dysfunktional gespeicherten Erinnerungen,
- EMDR in Coaching und Beratung,
- die Wirkmechanismen und ihre Kombinationen,
- EMDR als Psychotherapiemethode,
- EMDR und AIP im Bereich der psychosozialen Basisversorgung,
- Die Betrachtung des Beziehungsaspektes in der EMDR-Behandlung,
- die Weiterentwicklung der HAP-Projekte und der weitere Aufbau von Strukturen.

6.1 EMDR bei Diagnosen über Traumafolgestörungen hinaus

Die Konzentration von EMDR auf PTBS und Trauma hatte, wie in Kapitel 2 (Geschichte) erwähnt, praktische und pragmatische, weniger inhaltliche Gründe. Dem AIP-Modell folgend wurden in den letzten Jahren viele Ansätze entwickelt, die guten Effekte auch darüber hinaus zu nutzen. Dies geschah zunächst klinisch, dann publiziert in ersten Kasuistiken und in einigen Bereichen auch systematisch in RCT.

Inhaltlich begann man mit den bekannten Komorbiditäten: spezifische und generalisierte Angststörungen, Panikstörungen, Zwänge, Suchterkrankungen, Depressionen, Schmerzen (Phantomschmerz, spezifische Körpererinnerungen etc.), komplizierte Trauer, somatoforme Störungen. Laut der Metaanalyse von Bisson et al. (2007) hatten sich dort auch die nicht explizit behandelten Komorbiditäten im Zuge der klassischen EMDR-Behandlung der PTBS quasi als Nebeneffekt gebessert (vgl. Kap. 5). Die S3–Leitlinie für PTBS sagt explizit in ihrer Leilinienempfehlung Nr. 2: „Es soll beachtet werden, dass komorbide Störungen bei der posttraumatischen Belastungsstörung eher die Regel als die Ausnahme sind.“ (Flatten et al., 2011, S. 203). Eine Systematische Ausweitung auf diese Anwendungsgebiete liegt also auf der Hand und ist sicher in der medizinischen Grundversorgung, z. B. in der hausärztlichen Praxis, auch volkswirtschaftlich sehr interessant, z.B. für Angststörungen (Yunitri, Kao, Chu et al. 2020).

6.2 Anwendung von EMDR bei spezifischen Zielgruppen

Abgesehen davon, dass es ganz eigene Vorgehensweisen bei Kindern und Jugendlichen gibt, findet man auch zunehmend Überlegungen zu anderen aus verschiedenen Gründen spezifischen Zielgruppen. So werden bei pädosexuellen Tätern, bei anderen Straftätern, bei Veteranen und Soldaten Erfahrungen mit EMDR gemacht, mit verschiedenen Fokussen. Dies bedeutet, dass der Fokus und das Ziel des Einsatzes von EMDR jeweils ganz unterschiedlich sein kann. Für jede spezielle Zielgruppe können über die Diagnosen hinweg aufgrund des spezifischen Hintergrundes oder der aktuellen Lebenssituation spezifische Modifikationen des EMDR-Vorgehens notwendig werden.

An Erkenntnissen darüber wird von Kollegen gearbeitet, die genau diese einzelnen Gruppen gut kennen und betreuen. In den Büchern von Marylin Luber, die sogenannte „scripted protocols“ zu ganz verschiedenen Anwendungsbereichen und Zielgruppen ausführlich und sorgfältig zusammengetragen hat, ist ein Fundus dieser Spezialanwendungen enthalten (Luber, 2009, 2010, 2014; Hofmann/ Lehnung 2024; Scelles/ Bulnes 2021).

6.3 EMDR in spezifischen Settings

Hier geht es z. B. um Einsatzbereiche in der Akutsituation wie in Notaufnahmen, Notlagern, in Krisenzentren o. ä. Es existieren von Quinn (2009, 2014) oder E. Shapiro/Laub (2009, 2014) bereits konkrete Ansätze für Notfallsituationen und Akuttraumata. Dies können auch einmalige Interventionen sein und es werden verschiedene Einzelelemente von EMDR adaptiert. Eine Zusammenfassung dieser Spezialanwendungen findet sich in einem Beitrag von Rost und Münker-Kramer (2016).

Ein für EMDR ungewöhnliches Setting ist es, mehrere EMDR-Sitzungen hintereinander an aufeinander folgenden Tagen durchzuführen. Hier wird quasi in hoher Dosis gearbeitet (Fernandez et al. 2014, Shapiro 2014).

Dies ist interessant für den Einsatz in Krisengebieten, in Krankenhäusern, in Institutionen wie Gefängnissen, Rehabilitationskliniken oder Kuranstalten. Es kann Patienten ersparen, sehr lange auf ambulante Therapieplätze zu warten, und ermöglichen, schon im grundsätzlich geschützten Setting von Kliniken und anderen Institutionen Effekte von EMDR erleben zu können. Ein weiterer Vorteil ist der real sichere Ort, an dem sich die Patienten ja im Zuge ihres Aufenthaltes befinden. Dabei muss natürlich sichergestellt sein, dass keine Überforderung stattfindet und die wichtige Rolle des autonomen Nachprozessierens zwischen den Sitzungen nicht unterminiert wird. Auch das klinisch sorgfältige Vorgehen muss trotzdem gesichert bleiben. Eben aus diesen Gründen wird in diesem Bereich geforscht.

Auch die Arbeit mit modifizierten EMDR-Techniken in der Gruppe ist hier zu erwähnen (Artigas et al. 2009, Rost et al. 2014, Münker-Kramer 2016, Hofmann/Lehnung 2024).

6.4 EMDR als Unterstützung der Krankheitsbewältigung bei somatischen Erkrankungen

Hier geht es um den Einsatz von EMDR bei Erkrankungen, die nicht als Komorbiditäten verstanden werden können, die aber massive Einbrüche im Sinne von „critical live events“ für die Betroffenen bedeuten. Die Definition von Fischer und Riedesser zum potenziell traumatisierenden Ereignis macht den Gedanken sehr nachvollziehbar: Hier ist die Rede von einem vitalen Diskrepanzerlebnis zwischen Bedrohung und Ressourcen, das mit Gefühlen von Hilflosigkeit und Ausgeliefertsein und einem Einbruch des Selbst- und Weltverständnisses einhergeht, sprich dem Bild von sich selbst und der Welt.

Ein solches Erlebnis kann nun z. B. eine unerwartete Diagnosemitteilung sein, oft ja leider auch immer noch in einem sehr wenig einfühlsamen Klima und ungeeignetem Setting stattfindend. Aber auch das Aufwachen nach einem Unfall mit der Erkenntnis einer Verstümmelung, Behinderung oder einer sonstigen bleibenden Versehrtheit, das Erleben eines Schlaganfalles oder Herzinfarktes, was das Selbstverständnis von einer Sekunde auf die andere total verändern kann, und auch andere schlechte Voraussetzungen für die Krankheitsbewältigung sind mögliche Anlässe für sekundäre psychische Probleme. EMDR bei Migräne, bei Allergien, bei chronischen Schmerzen als begleitende Maßnahme wird ebenfalls erprobt.

Bei all diesen Beispielen trifft die Definition für alle drei Bereiche zu, als körperlicher Extremstress, als Hilflosigkeitserfahrung und als Eingriff in das Bild von sich selbst und der Welt. Dies bedeutet für EMDR, dass es bezüglich der Krankheitsbewertung, des Selbstbildes, der Selbstwirksamkeit, der Aushaltbarkeit der unvermeidbaren Situation Beiträge leisten kann – nicht weniger und nicht mehr. EMDR hilft da, wo Sprache und Logik enden. Es bedeutet nicht, dass EMDR etwa vorgibt, diese Krankheiten an sich zu heilen.

In Beispielen aus diesem Bereich zeigt sich das Symptom in körperlichen Beschwerden, symbolisiert aber eher darunterliegende pathogene Erinnerungen. Einige solcher Fallbeispiele finden sich bei Hofmann und Lehnung (2024). Auch dieses Anwendungsgebiet ist zur Berücksichtigung im Rahmen der medizinischen Grundversorgung sicher von Interesse, um deutlich Kosten einzusparen (Diagnostik, Pharmaka, stationäre Aufenthalte u. a.).

6.5 EMDR bei schweren Typ-II-Traumafolgestörungen

Die Adaptierung der Kernelemente von EMDR bei Typ-I-Traumtisierungen zur Behandlung auch schwerer Typ-II-Traumafolgestörungen ist ein wichtiger Bereich. Hier geht es um schwere dissoziative Störungen. Das Vorgehen bei der komplexen PTBS wird ja bereits grob im Standardvorgehen in Kapitel 4 erörtert.

Die Behandlung dieser Patienten mit schweren Entwicklungstraumatisierungen ist auch abgesehen vom Einsatz von EMDR geprägt von der oft kontroversen Diskussion um Stabilisierung versus Traumakonfrontation. Die meisten RCT sind mit Probanden mit leichteren Traumafolgestörungen durchgeführt worden. Forschung mit schwer Traumatisierten hat methodische und ethische Grenzen. Außerdem wurden in der frühen Phase der Verbreitung von EMDR in für sich stehenden Seminaren ohne Einbettung in sogenannte Traumacurricula diesbezügliche Behandlungsfehler tatsächlich gemacht. So wurde bei komplex traumatisierten Menschen teilweise im Enthusiasmus der Erfolge bei leichteren dysfunktionalen Erinnerungen zu rasch vorgegangen bzw. die genaue Diagnostik und Stabilisierung zu sehr vernachlässigt. Dies war nicht in Ordnung und wurde deutlich verbessert. Inzwischen ist im deutschsprachigen Raum per se die EMDR-Ausbildung eingebettet in Traumacurricula, das Vorgehen ist von Beginn an vorsichtiger und EMDR vermittelt explizit mehr Ressourcentechniken und Stabilisierungsvorarbeit. Diese Richtung wird, zumindest im deutschsprachigen Raum, beibehalten werden, in anderen Ländern wird dies teilweise kritisch gesehen.

Aufbauend auf meinen Ausführungen in Kapitel 4 zur Anamnesephase (Phase 1) und zur Stabilisierungsphase (Phase 2) im EMDR-Behandlungsprozess lässt sich die Frage nach Stabilisierung versus Traumakonfrontation grundsätzlich anhand der diagnostischen Einschätzung der Art der Traumatisierung und der vorhandenen Ressourcen- Belastungsnetzwerke gut und sorgfältig entscheiden (s. Abb. 5 „Bäume und Netzwerke" in Kap. 4).

In den erwähnten Phasen wird bei komplex Traumatisierten herkömmlich, in Abhängigkeit von der Schwere der Traumatisierung und dem Vorhandensein von Bindungstraumatisierung, aus gebotener Vorsicht heraus langsam und sorgfältig Stabilisierung jeglicher Traumakonfrontation vorgeschaltet. Damit sollen Überflutung und Kontrollverlust verhindert und das Brechen von aus gutem Grund vorhandenen dissoziativen Barrieren vermieden werden. In EMDR und mit dieser vulnerablen Patientengruppe erfahrene Kliniker plädieren für die sorgfältige Einbindung von Konfrontationselementen auch in frühen Phasen der EMDR-Behandlung. EMDR bei diesen Patienten sollte nur von mit der Zielgruppe und EMDR erfahrenen Therapeuten erfolgen und liegt am Ende der „Lernkurve" der Ausbildung zum EMDR-Therapeuten: Gonzales und Mosquera merken dazu an: „Wenn man sich therapeutisch mit schweren Fällen von komplexer Traumatisierung, dissoziativen Störungen, Persönlichkeitsstörungen und anderen verschiedenen Störungen beschäftigt, die in den Bereich der schweren Traumatisierung fällt, können Probleme in allen Phasen des EMDR Standardvorgehens auftauchen. Reaktionen der Patienten auf Basis dieser schwierigen Situationen können verschiedene Reaktionen bei unerfahrenen und erfahrenen Therapeuten bewirken […], wir werden einige dieser Schwierigkeiten […] in den verschiedenen Phasen des EMDR

Standardprotokolls beschreiben, wenn wir Komplextrauma behandeln." (Gonzales/Mosquera 2012, S. 13)

Das Vorgehen bei dieser Patientengruppe geht somit über die Standardmethoden für Typ-I-Traumatisierungen im Bereich der komplexen PTBS, wie sie teilweise in Kapitel 4 beschrieben sind (CIPOS, Absorptionstechnik, umgedrehtes Standardprotokoll etc.), hinaus.

Beispielhaft in einer kompakten und neueren Veröffentlichung begründen und beschreiben die schon erwähnten spanischen EMDR-Therapeutinnen Gonzales und Mosquera (2012) in „EMDR and Dissociation – A Progressive Approach" dieses Vorgehen genau. Das Buch ist inhaltlich und didaktisch sehr empfehlenswert und stellt eine bahnbrechende Synopse zwischen der Theorie der strukturellen Dissoziation, dem AIP-Modell, der Bindungsforschung und der Ego-State-Theorie dar. EMDR-Therapeuten werden sorgfältig angeleitet, Elemente wie BLS, EMDR-Ressourcentechniken oder die Arbeit mit Kognitionen in der Bewertungsphase (Phase 3 des Ablaufschemas) für die Patienten und den Therapieprozess angemessen einzubringen. Dies arbeitet darauf hin, aus dem Paradigmenstreit Stabilisierung versus Konfrontation herauszukommen.

Hier wird noch Forschung nötig sein um diesen „progressiven" – im Sinne von „nach und nach" – und graduellen Ansatz auf Basis der klinischen Kompetenz von EMDR-Therapeuten systematisch weiter vermitteln zu können (Mosquera 2019).

6.6 EMDR bei nicht klinischen dysfunktional gespeicherten Erinnerungen

Im Laufe der jahrzehntelangen Weiterentwicklung und der klinischen Beobachtungen zu EMDR drängte es sich im Sinne des AIP-Modells auf, sich mit einem ganz bestimmten Einsatzgebiet eingehender zu beschäftigen.

Gemeint ist der Bereich der nicht per definitionem primär „traumatischen", aber dennoch belastenden Erfahrungen, die „etwas mit einem machen" (Zitat eines Patienten nach jahrelanger Erfahrung alltäglicher Abwertungen) und die keine Begleiterscheinungen somatischer Erkrankungen sind. Von Shapiro wurde dies „small t- Trauma" genannt (Shapiro 2022), ein Bereich von dysfunktional gespeicherten Erinnerungen (Münker-Kramer 2014).

Der Ansatz geht davon aus, dass solche immer wiederkehrenden Erfahrungen – im Sinne von „steter Tropfen höhlt den Stein" – sich, in der Sprache der Verhaltenstherapie ausgedrückt, zu blockierenden Überzeugungen oder Überzeugungssystemen entwickeln können. In der Sprache der Neurobiologie würde man eher von Netzwerken belastender Erinnerungen sprechen. Die Auswirkungen können Schädigungen der sozialen und psychischen Funktionsfähigkeit sowie Selbstwertprobleme sein. Sie können natürlich mittelfristig auch in klaren Diagnosen wie Depression münden. Dies passt zum Konzept der Erlernten Hilflosigkeit nach Seligman (Seligman/Petermann 2010), aber auch subsyndromal können dysfunktional gespeicherte Erinnerungen sehr beeinträchtigend für die Betroffenen sein. Sehr interessant ist in diesem Zusammenhang ein Blick auf die Inhalte der Selbsterfahrung in der EMDR-Ausbildung. In jedem Block der Ausbildung ist die Arbeit mit eigenen Belastungen obligatorisch für die Ausbildungskandidaten. Die Dinge, die hier bearbeitet werden, sind oft genau dies: Erfahrungen, die beeinträchtigen und dysfunktionales Erleben und Verhalten hervorrufen, obwohl man grundsätzlich psychisch stabil ist. Hier erleben Kollegen die Wirkung von EMDR in diesen Bereich, ohne dass es sich um „Trauma"-Konfrontation handelte, und können davon in ihrem Alltag sehr profitieren. Sie erleben das heilsame Prozessieren leichterer pathogener Erinnerungen und können ihre Lebensqualität steigern.

6.7 EMDR in Coaching und Beratung

Dies leitet über zu einem anderen sich anbietenden Anwendungsgebiet: EMDR im Bereich von „peak performance", (Lendl/Foster 2009), einem Zustand von Bestleistung mit Selbstbewusstsein, Kontrolle und Selbstvertrauen. Es geht also um die Verbesserung der persönlichen „performance" in Richtung außergewöhnlicher Leistungen. Dies findet Anwendung im Coaching, in der Beratung, bei Künstlern, bei Sportlern. Sam Foster, die diesen Bereich auf klarem klinischen Boden als eine der Pionierinnen erschlossen hat, beschreibt es folgendermaßen: „Das ‚EMDR Performance Enhancement Psychology Protocol (EMDR PEP)' kann sehr nützlich sein bei alltäglichen nicht pathologischen Beschwerden wie Prokrastination [Anm. der Verf: Tendenz, Arbeit bis zum allerletzten Moment aufzuschieben und sich dadurch unter Stress zu setzen], Versagensangst, Rückschlägen und speziellen Lebensübergängen." (Lendl/Foster 2009, S. 377).

Hier sei unbedingt angemerkt, dass dies nicht bedeutet, dass EMDR an Nichtkliniker vermittelt werden soll. Die Anbieter dieser Anwendungen sollten genauso wie bei allen EMDR-Anwendungen Kliniker sein, die eben zusätzlich auch in diesem Bereich arbeiten: „… the model will be most useful to persons who practice both coaching and psychotherapy“ (Hartung 2009, S. 339). Damit ist gemeint, dass EMDR Menschen zur Verfügung gestellt werden sollte, die an sich „gut aufgestellt“ sind, aber im Alltag merken, dass sie in bestimmten Situationen fragiler oder ungewohnt wenig souverän reagieren oder ihr inneres Erleben ungewöhnlich – dysfunktional im wahrsten Sinne des Wortes – ist.

Dies soll mit einem Beispiel aus einer Coachingsituation illustriert werden: Eine 35-jährige Frau, Abteilungsleiterin in einem staatlichen Betrieb, sehr erfolgreich und motiviert, hat ein Prokrastinationsproblem. Es wird zunehmend belastend, da es sie unnötig unter Stress setzt und sie manchmal vor speziellen Sitzungen Nächte durcharbeiten muss. Das Ergebnis ist immer gut, aber die Lebens- und Schlafqualität leidet und die Situation setzt sie auch innerlich unter Druck. Sie beginnt, Kontrollverlust zu erleben und im Coaching wird auch die Gefahr der Generalisierung besprochen. Nach einer genauen Anamnese, um klinisch Relevantes im Hintergrund nicht zu übersehen, wird letztlich mit EMDR mit diesem Problem gearbeitet und die Klientin kann ihr Verhalten ändern.

Ein ausführlicherer Beitrag zum Einsatz von EMDR im Bereich von Coaching und Beratung findet sich bei Münker-Kramer (2016a).

6.8 Die Wirkmechanismen von EMDR

Zu dieser Frage gibt es im vorliegenden Buch ein eigenes Kapitel (3.5.1). Dennoch wird es hier im Bereich künftiger Entwicklungen noch einmal aufgenommen. Die Frage der Wirkmechanismen bleibt spannend und vieles ist aufgrund der anzunehmenden Komplexität der Interaktion verschiedener Wirkfaktoren sicher noch lange Forschungsthema. Shapiro spricht von einem Zeithorizont von ca. 20 Jahren, etwa für das genauere Verständnis der Vorgänge in hoch komplizierten Hirnregionen wie dem frontalen Kortex, der ja eine zentrale Rolle beim „R“ im EMDR zu spielen scheint (Shapiro 2022, Pagani et al. 2013).

Wichtig ist die Idee der umgekehrten Rückschlüsse von EMDR-Wirkfaktorenforschung auf Psychotherapieforschung allgemein, die ebenfalls in Kapitel 3.5.2 bereits erwähnt wurde. Weiterhin ist in diesem Kontext interessant, dass die Einführung von EMDR exponentiell zur Forschung an PTBS beigetragen hat und möglicherweise Ähnliches bei anderen Störungen geschieht (Shapiro 2022).

6.9 EMDR als Psychotherapiemethode

Schon früh hatte Shapiro das Verständnis von EMDR als einem integrativen psychotherapeutischen Ansatz (s. auch gleichnamiges Buch von 2003). Dies war zunächst gemeint im Sinne der Integration. Ganz praktisch im klinischen Alltag wurde EMDR in die bestehenden Richtlinientherapien integriert und auch so verstanden, in kaum einem Land agiert EMDR als gänzlich „eigenständige“ Basis-Psychotherapiemethode für alle psychotherapeutisch behandelbaren Störungen.

Dies ist aber in den letzten Jahren, einerseits aufgrund der Forschung im Sinne des AIP-Modells, andererseits aufgrund der in diesem Buch dargestellten Erweiterungen auch z. B. im deutschsprachigen Raum nur vorsichtig in den Fokus gerückt, vorsichtig aus zwei Gründen:

1. Die seriösen Ausbildungsinstitute und Fachgesellschaften möchten bei noch nicht evidenzbasierten Anwendungen Zurückhaltung üben.
2. Der derzeitige Ausbildungsumfang von EMDR basiert auf der Idee einer auf die psychotherapeutische Grundausbildung fußenden Zusatzausbildung. Eine eigene Psychotherapiemethode bräuchte ein zeitlich umfassenderes Setting mit viel stärkerer Vermittlung von Grundlagen, Hintergründen zum AIP-Modell, spezifischer Diagnostik, Behandlungsplanung und anderen Elementen.

Status quo ist also – nicht mehr und nicht weniger –, dass parallel zur theoretisch-inhaltlich richtigen Sichtweise und Entwicklung von EMDR in Richtung einer eigenen Psychotherapiemethode strukturelle Voraussetzungen und begleitende praktische Konsequenzen damit verbunden sind. Der Weg zu einer solchen Anerkennung als Psychotherapiemethode bedürfte selbstverständlich einer Novellierung und Ausweitung der Ausbildung parallel zu der sich stetig fortentwickelnden Anwendungsforschung.

Aufgrund der theoretischen Fundierung und Forschungslage gibt es aber grundsätzlich gute Gründe für einen solchen Anspruch und die mittelfristige Zielrichtung. Udi Oren und Roger Salomon drücken es folgendermaßen aus: „EMDR ist ein psychotherapeutischer Ansatz, der auf dem AIP-Modell basiert. In diesem integrativen psychotherapeutischen Ansatz geht man davon aus, dass dysfunktionell gespeicherte Erinnerungen die Basis klinischer Pathologie sind." (Oren/Solomon 2012, S. 198). Shapiro selbst sagt im bereits zitierten Interview 2009: „Also, ich bin ganz einverstanden („feeling wonderful about"), wenn EMDR für alle Bereiche angewendet wird, da es sein Zweck ist – als eine Form von Psychotherapie das gesamte klinische Spektrum zu erreichen." (Shapiro 2009). Seit dem Tod von Francine Shapiro 2019 bemühen sich die Fachgesellschaften, vor allem EMDR Europa, Standards zu halten und die Methode im Sinne des "core of EMDR" zu definieren, um weiterhin Leitlinien zu geben.

6.10 EMDR und AIP im Bereich der psychosozialen Basisversorgung

Es besteht aufgrund der großen Nachfrage nach breiterer Anwendungsmöglichkeit einzelner Elemente von EMDR, die auch an Nichtkliniker vermittelbar wären – wie z. B. bilaterale Verstärkung von Ressourcen u. Ä. –, inzwischen auch die Idee, dieser nachzukommen (vgl. z. B. auch die Etablierung eines E-Learning-Kurses für Unitar). Es geht um Adaptierungen des AIP-Modells und folgend einiger Teilmethoden für die breitere psychosoziale Versorgung.

Hier werden erste Versuche unternommen und dies muss natürlich auf Basis angemessener Vorsicht und Aufklärung geschehen, da es an einem Grundprinzip rüttelt: der Vermittlung von EMDR ausschließlich an erfahrene Kliniker. Die Zukunft wird zeigen, ob „EMDR light" möglich ist.

Das eher für Patienten gedachte Buch von Shapiro, „Frei werden von der Vergangenheit", diskutierte ebenfalls schon in diese Richtung (Shapiro 2013).

6.11 Die Betrachtung des Beziehungsaspektes bei der EMDR-Behandlung

Natürlich ist der Beziehungsaspekt in jeder Psychotherapiemethode zentral und wird mehr oder weniger explizit thematisiert. Bei tiefenpsychologisch fundierten Therapieformen ist er ein substanzieller und auch methodischer Faktor, in verhaltenstherapeutisch geprägten Therapien ist er eher der für den Therapieeffekt notwendige Katalysator.

EMDR scheint auch in dieser Hinsicht beide Richtungen zu verbinden. Abgesehen von den bisherigen Ausführungen zum Beziehungsaspekt im

Rahmen der Darstellung der Wirkmechanismen und des genauen Ablaufes der Methode, sollen hier weitergehende Hypothesen vorgestellt werden. Ihre genauere Analyse kann das Verständnis der Wirkung von EMDR vertiefen (siehe auch Hase/Brisch 2022). Dworkin geht es nicht um eine neue Erklärung psychodynamischer Prinzipien, sondern um den Stellenwert der realen therapeutischen Beziehung: „In EMDR the emphasis is more heavily on the ‚real relationship' as a vehicel to helping clients to use specific ‚techniques, rather than the relationship being the primary vehicel for the remediation of the problems your clients present." (Dworkin 2005, S. XV). In diesem Kontext wird auch die Wichtigkeit der eigenen Selbsterfahrung der Therapeuten betont und die Gefahr, die in mangelnder Selbsterfahrung und damit verbundener eigener Triggerbarkeit liegt. Dworkin betont die Tatsache, dass bei EMDR die Therapeuten sehr stark eintauchen in ein Wiedererleben tiefer Wunden bei den Klienten. Dies bedeutet auch Kontakt mit damit verbundenen physiologischen Zuständen. Kompetenz des Therapeuten bedeutet vor diesem Hintergrund unbedingt auch Klarheit mit sich selbst im Sinne von Selbsterfahrung. Nur dann kann ein Therapeut in dieser Phase des Prozesses seine Patienten „halten". Dworkin betont die Notwendigkeit von Erfahrung und Übung unter Supervision durch in EMDR erfahrene Kliniker. Dies ist ein Bereich, der detaillierter Forschung hinsichtlich der Rolle für den therapeutischen Erfolg und die Wirkmechanismen von EMDR auf der einen Seite bedarf. In einer Studie von van der Kolk zur Wirkung von EMDR, Placebo und Fluxotine in der Behandlung von PTBS zeigte sich, dass alle Gruppen von der Tatsache der wöchentlichen Konsultation – auch das ist Kontakt (vgl. „Beziehungsaspekt") zunächst schon profitierten (van der Kolk et al. 2007b). Auf der anderen Seite sind diese Ausführungen ein Appell an Qualitätssicherung in Auswahl und Ausbildung von EMDR-Therapeuten. Dworkin führt dazu aus, „dass EMDR Anfänger die Standardabläufe von EMDR durch und durch und sorgfältig lernen sollten und es dann systematisch unter Anleitung eines erfahrenen und durch die EMDR Fachverbände anerkannten EMDR Supervisor und Kliniker in ihre Arbeit integrieren sollten." (Dworkin 2005, S. XVII).

6.12 EMDR online

Durch die Erfahrungen und Notwendigkeiten während der Pandemie wurde es sowohl in Ausbildung als auch in Therapie notwendig, die Arbeit mit EMDR im Online-Setting zu erproben und zu nutzen. Inzwischen gibt es auch Forschung dazu. So z.B. zeigt eine Studie, dass EMDR bei PTBS im Online-Setting eine effektive Alternative sein kann (Strelchuk et al. 2023). Die Forscher weisen auf das Nicht-reisen-müssen und das Sich-mehr-in-Kontrolle-fühlen als Vorteile hin sowie auf den Verlust von Privatheit und den abrupten Wechsel zwischen Therapie und Alltag (Raum, Zeit) als Nachteile. Untersuchungen wie diese werden in den nächsten Jahren sicher weiter durchgeführt werden und könnten zukünftig zusätzliche Ergebnisse bieten.

Einen anderen Schwerpunkt setzte die Untersuchung die die inhaltliche Anwendung von EMDR Methoden (R-TEP) im Online-Setting speziell bei Risikogruppen während der Pandemie (Yurtsever et al. 2022) untersuchten. Die Wissenschaftler nutzen hier die neue Online-Möglichkeit, um eine speziell für Akutinterventionen vorgesehene EMDR-Anwendung bei besonders belasteten Berufsgruppen in der Pandemie effektiv und pragmatisch anbieten zu können.

6.13 Weiterentwicklung der HAP-Projekte und der weitere Aufbau von Strukturen

Seit vielen Jahren gibt es weltweit Aktivitäten des von Shapiro ins Leben gerufenen Humanitarian Assistance Program (HAP)(s. Kap. 2).

In den Projekten stellen EMDR-Kliniker nicht unbeträchtliche Teile ihrer Arbeitszeit teilweise über Jahre pro bono zur Verfügung. In der Zwischenzeit haben sich die Aktivitäten in den meisten Projekten vom Helfen vor Ort, etwa nach einer Katastrophe, hin zu Schulungen von Multiplikatoren und zu Mentoring zum Aufbau von Strukturen vor Ort gewandelt. Auf diese Weise haben sich in den letzten Jahren aufgrund der Initiativen engagierter europäischer Kollegen neue nationale Fachgesellschaften entwickelt. EMDR Europa ist nicht zuletzt deshalb seit ca. 2014 rasant gewachsen, vor allem in Osteuropa. Ein Artikel von Fernandez und Kollegen mit einer genauen Darstellung all dieser Initiativen findet sich im Journal of EMDR Practice and Research (Fernandez et al. 2014). Die Autorin selbst ist seit 2006 in der Ukraine laufend als Ausbildende und im Aufbau von Strukturen im Bereich von Psychotraumatologie und EMDR tätig (Münker-Kramer 2021a), der Ausbruch des Krieges 2022 hat dem eine traurige besondere Relevanz verliehen.

Es ist sinnvoll und wichtig, diese Aktivitäten weiterzuentwickeln und weiterzutragen, weiter weltweit kompetente Kliniker auszubilden. Ein praktisches Ziel wäre sicher, hierfür mittelfristig finanzielle Unterstützung vielleicht aus anderen Quellen zu bekommen als bisher über Kollegen in Seminaren oder auf Kongressen.

Das soll – durchaus pathetisch, aber sehr glaubhaft nach all den bisherigen Aktivitäten – in folgendem Zitat illustriert werden. Auf die Frage von Spierings, was Shapiros Hoffnungen für die Zukunft von EMDR seien, antwortete sie:

> „Es gibt global so viel Gewalt, Gebiete mit Genozid. Und was wir so oft sehen, ist, dass Trauma und Gewalt so eine negative Auswirkung auf die Kultur, aber auch die Familie, das Individuum haben. Trauma verursacht speziell bei vielen Frauen Depression und Angst. Die Forschung zeigt auch, dass Männer oft mit Wut und Ärger reagieren. Bei allen politischen Gründen für Konflikte und Ähnliches oder bei politischen Diskussionen über die Ungleichverteilung von Reichtum, mit denen sich die Menschheit beschäftigen muss, können wir auch sehen, was wir tun können für die Opfer von Naturkatastrophen oder von von Menschen verursachten Katastrophen wie Kriege, um dieses Leiden zu erleichtern. Es geht darum, die Kette von andauernden Wutreaktionen zu unterbrechen und auch sich selbst in diesem Gefangensein der Auswirkungen früherer Wunden zu sehen. Auch die Erinnerungen an frühere Demütigungen hinterlassen Spuren und können Kontakt erschweren. Wenn es so weit käme, diese Erinnerungen zu prozessieren, könnten die Menschen vielleicht beginnen, Gemeinsamkeiten zu sehen. Dies könnte zur Folge haben, dass sie nicht automatisch mit Schmerz und Gewalt reagieren, sondern zurückkommen können zu diesem gemeinsamen Verständnis von Humanität. Vielleicht erlaubt uns das in weiterer Folge, jenseits der politischen Intrigen zu kommen, die all das aufrechterhalten. Damit könnte man zu den Wurzeln von EMDR zurückgehen, dorthin, wo EMDR ursprünglich begann.
> Gut wäre, genug miteinander verbundene Kliniker weltweit zu haben, in jedem Land, die mit ihrer eigenen Bevölkerung arbeiten, um Leiden zu erleichtern. Sie könnten ein Instrument benutzen, das es erlaubt, dass sich jede/r, die/der es will, miteinander verständigen kann.
> Und dass die HAP Organisationen für die Länder, die in Schwierigkeiten und bedürftig sind, von anderen Ländern Hilfe bekommen können. Das bringt die Welt auf diese Weise auch zusammen. Das ist die Hoffnung: in der Lage sein, EMDR weltweit zu verwenden, wo es gebraucht wird und das auch als einen Beitrag zum Frieden zu nutzen."

Joany Spierings beendet das Interview, indem sie Francine Shapiro auf deren oben zitierte Äußerung hin eine erlebte Geschichte mit einem

Teilnehmer eines EMDR-Seminars in Palästina erzählt: Der Kollege hatte aus hilfloser Wut und Rachegedanken an ein Selbstmordattentat gedacht. Nach dem EMDR-Seminar war er zur Seminarleiterin gekommen und hatte ihr das erzählt und dann gesagt, er sehe in EMDR ein adäquateres Mittel, seinem Volk zu helfen.

Im Anschluss an die 13. EMDR Konferenz in Genf, nachdem die Kooperation mit Unitar (s. Kap. 2) begonnen hatte, entstand ein sehenswertes Video mit Rolf Carriere über EMDR: Healing Trauma with EMDR (Healing Trauma, Healing Humanity: Rolf Carriere at TEDxGroningen). Hier wird ein ähnliches Anliegen präsentiert. Carriere drückt es folgendermaßen aus: „I am convinced and I believe that EMDR has the power and potential to help treat and heal humanity's wounded memories."

Zusammenfassend gibt es also zahlreiche Gebiete, in denen zukünftige spannende Entwicklungen möglich sind. Da die weltweite Entwicklung von EMDR und der Zuwachs an Klinikern, die die Ausbildung absolvieren, persistiert, kann EMDR definitiv einen immer größeren Beitrag zur Krankenbehandlung, psychosozialen Versorgung und Steigerung von Lebensqualität leisten.

Zusammenfassung

Ein im Sommer 2010 in „Psychologie heute“ erschienener Artikel mit dem Titel „EMDR – Heilsame Augenbewegungen“ von Sabine Meise beginnt journalistisch frisch mit den Worten: Revolution oder Humbug (Meise 2010).

Das vorliegende Buch sollte die Leser dabei unterstützen, diese Frage individuell für sich zu beantworten.

Nach einem Streifzug durch die Geschichte habe ich den Lesern einen Ausflug zu den weitergehenden Hintergründen der Psychotraumatologie und der Natur verschiedenster Traumafolgestörungen zugemutet. Dies geschah in der Überzeugung, dass man anschließend das Praxiskapitel besser und leichter, wenn nicht überhaupt nur vor diesem Hintergrund verstehen kann. In diesem Kernkapitel habe ich mich bemüht, so viele praktische Erfahrungen aus der konkreten Arbeit mit Patienten, aber auch aus meiner langjährigen begeisterten Lehrtätigkeit als EMDR-Supervisorin und Tätigkeit als Trainerin zu integrieren, wie es nur eben ging. Dadurch steht dieses Kapitel wahrscheinlich im Kontrast zu den umgebenden Kapiteln. Dies ist durchaus beabsichtigt. Das Kapitel 4 mit der ganz konkreten Beschreibung des Vorgehens sollte neben praktischen Details, die für die Arbeit hilfreich sind, auch ein visualisiertes Verständnis des Charakters der Methode vermitteln, die mich persönlich vom ersten Tag an fasziniert hat: einerseits die durchgehende Mischung aus einerseits profunder Wissenschaftlichkeit, unermüdlichem Bemühen um Präzision und deduktivem Vorgehen sowie andererseits dem Bekennen auch hoch kompetenter Wissenschaftler, dass letztlich der genaue Wirkmechanismus (noch) nicht entschlüsselt, dies aber vor dem Hintergrund der bewiesenen Wirksamkeit auch in Ordnung ist. Ein sehr von der Wirkung angetaner und reflektierter, gebildeter und informierter Patient, der 18 Jahre Psychotherapie hinter sich hatte, bezeichnete es amüsiert-irritiert-überzeugt als „bürokratisches Voodoo“. Damit war die Mischung aus klarem und strukturiertem Rahmen und Einstieg sowie dem bunten, ungesteuerten Desensibilisieren und Reprozessieren gemeint.

Die therapeutische und supervisorische Arbeit bringt immerzu faszinierende und berührende Erfahrungen von individuellen Entlastungen, die täglich aufs Neue motivieren. Sie schenkt am Ende eines Behandlungs- oder Ausbildungstages das Gefühl, etwas äußerst Sinnvolles getan zu haben und Zeuge von beachtlichen Selbstheilungsleistungen des menschlichen Hirns zu sein, dem man ja quasi beim Arbeiten zusieht.

Diese Erfahrungen dauerhaft mit neuen Forschungsergebnissen, Reflexionen und Präzisierungen zu untermauern und zu begleiten, wie es die Linie der europäischen Fachgesellschaft ist, ist sehr befriedigend.

Nach diesen persönlichen Worten ist eine sachliche Kurzzusammenfassung sicher auch vonnöten:

EMDR konnte im Laufe seiner Geschichte durch die inzwischen bestehende Gewissheit über die Wirksamkeit wichtige Hürden in Richtung einer ernstzunehmenden Psychotherapiemethode nehmen. Dies war zu Beginn gar nicht intendiert, es entwickelte sich aus der Beobachtung des Nutzens.

Der Status quo sowie die praktische Vorgehensweise sollte in diesem Band vermittelt werden. Daher erfolgte bewusst die Beschränkung auf die ausführliche Vorstellung des basalen (im doppelten Sinne) Standardvorgehens. Zu allen angesprochenen und hier nicht vertiefbaren Bereichen findet sich konkrete weiterführende Literatur.

In einer Erhebung des türkischen Trainer-Kollegen Emre Konuk unter seinen Seminarteilnehmern wurde u. a. ein Kriterium evident, das erfolgreiche, motivierte und profunde klinische Arbeit mit EMDR sichert: nach einem Seminar gleich zu beginnen und in Intervision und Supervision reflektiert schnell erste Patienten zu behandeln sowie eine gute eigene Erfahrung im ausführlichen praktischen Teil der Ausbildung.

Beides wünsche ich Ihnen als Leser und hoffe, dass das Buch fundierte Unterstützung auch schon in der Ausbildungsphase geben und erste Unsicherheiten lösen kann, wenn nicht unmittelbar ein Supervisor zur Verfügung steht. Das wichtigste Anliegen neben der inhaltlichen Vermittlung jedoch ist es mir, die Freude an und Begeisterung für diese psychotherapeutische Methode weitergeben zu können.

Es hat sich gezeigt, dass EMDR einen immer größeren Beitrag zur Krankenbehandlung, psychosozialen Versorgung und Steigerung von Lebensqualität leistet und auch in stationären Settings immer selbstverständlicher wird.

Glossar

Ablaufschema: Das standardisierte Vorgehen bei der Bearbeitung eines Belastungsknotens im EMDR in 8 Phasen, insbesondere die genau manualisierten Phasen 3 bis 7, in denen es empfohlen ist; im Englischen wird der Begriff „procedure“ verwendet.

Abschluss: Der Abschluss der Durcharbeitung eines Belastungsknotens über die Phasen 3 bis 7 im EMDR, für den eine oder mehrere Sitzungen mit Prozessieren notwendig sein können. Der Abschluss soll sicherstellen, dass Patienten in orientiertem Zustand und „well grounded“ die Sitzung verlassen können.

- komplett: wenn nach der Durcharbeitung eines Belastungsknotens der SUD-Wert auf 0 oder angemessen 1 und der VoC auf 6–7 ist.
- vorläufig: wenn die Reprozessierungssitzung aus zeitlichen oder anderen Gründen noch nicht als komplett abgeschlossen werden kann; idealerweise beendet man eine Sitzung vorläufig am Ende eines Kanals. Um die Patienten gut orientiert gehen lassen zu können, sind häufig spezielle Stabilisierungstechniken sinnvoll.

Absorptionstechnik: Ermöglicht in verkürzter Form die gezielte Aktivierung von spezifisch benötigten Ressourcennetzwerken, ohne eine reine Ressourcentechnik zu sein. Wie der Name schon sagt, absorbiert sie Belastung, die in Kontakt mit einer vorgestellten Herausforderung auftritt.

Affektbrücke: Emotional-physiologischer Zusammenhang mit anderen Erinnerungen.

AIP-Modell – Modell der adaptiven Informationsverarbeitung: Das von Francine Shapiro beschriebene Theoriemodell hinter EMDR. Es geht davon aus, dass wir einen inneren autonomen mentalen Verarbeitungsprozess (Informationsverarbeitungssystem) besitzen, der uns unsere Tageserlebnisse „verdauen“ lässt. Dieses System ist bei Erlebnissen, die nicht einzuordnen sind, häufig überfordert und wird durch EMDR wieder „angestoßen“.

Amygdala: Für die subkortikale, nicht bewusst steuerbare Reaktion auf ernste Gefahr wesentlichste Region (paariges Organ) im limbischen System, aufgrund seiner Form auch Mandelkern genannt, oft als „Feuermelder“ des Gehirns bezeichnet, physiologisch-emotionaler Kern dysfunktionell gespeicherter oder pathogener Erinnerungen, „heißer Speicher“, „implizites Gedächtnis“ („amygdaloid“).

Anamnese (traumaspezifisch, s. auch Anhang): Die in Ergänzung zur allgemeinen Anamnese genaue Erfassung traumaspezifisch relevanter Informationen (soweit erinnerlich) aus der Biografie, ebenso testpsychologische Erfassung von Dissoziationsneigung, Komorbiditäten, spezifischen Belastungen, aber auch von Ressourcen.

Augenbewegungen (ABW): Die „klassische“ Art der bilateralen Stimulation (BLS) des Gehirns beim EMDR. Der Therapeut vollführt mit den Armen (Fingern) vertikale Bewegungen vor den Augen des Patienten; heute nur mehr eine von mehreren Varianten, BLS zu erzeugen.

Auslöser (Trigger, englisch ursprünglich Abzug bei einer Handfeuerwaffe): Reize (isoliert oder größere Bruchstücke von Erlebnissen), die merkbar oder unbewusst zur für die Betroffenen nicht steuerbaren spontanen Aktivierung von belastendem Material führen, meist einzelne Sinneswahrnehmungen oder Kombinationen oder komplexere atmosphärisch-situative Reizkonstellationen. Trigger sind oft ursprünglich dissoziierte Fragmente eines Erlebnisses.

Ausmessen des Belastungsnetzwerkes: Das sorgfältige und genaue Fokussieren der vier Repräsentationsebenen (äußere Repräsentanz (RB), Kognitionen (NK und PK), Gefühl(e) und Körperkorrelat der Belastung in Phase 3 des EMDR; ein wesentlicher Service für die Patienten, der den Weg für ein erfolgreiches Prozessieren bahnt.

Behandlungsplanung im EMDR: Die Planung des Vorgehens mit EMDR anhand der Fakten der traumaspezifischen Anamnese: Auswahl der zu bearbeitenden Belastungsknoten, Reihenfolge der Bearbeitung, Weiterplanung nach den ersten EMDR-Behandlungen, Dauer der Stabilisierung, Applikation der sonstigen therapeutischen Vorgehensweise in der jeweiligen Therapiemethode.

Belastungsknoten: Die im EMDR für das Reprozessieren in den Phasen 3 bis 7 ausgewählte Zielerinnerung, die den Kern der physiologisch-emotionell-mentalen Belastung ausmacht, auch repräsentative Erinnerung genannt.

Belastungsliste: Eine Liste der (üblicherweise ca. zehn) subjektiv am meisten belastenden Erinnerungen des Patienten über seine Biografie hinweg. Je nach Stabilität des Patienten (s. Traumatyp) ist hier mit angemessener Vorsicht vorzugehen.

Belastungslandkarte: Die Visualisierung der Ereignisse der Belastungsliste im Überblick auf einem Koordinatensystem, bei dem die y-Achse den SUD-Wert markiert (0–10) und die x-Achse das Lebensalter des Patienten. Die Ereignisse werden grob als Stichwort markiert, oft in Kombination mit anders markierten Ressourcen; dient auch zur Distanzierung.

Belastungsnetzwerk: (s. auch (Belastungsknoten) Die Vorstellung des konkreten, bei traumatisierten Menschen oft isolierten und über Trigger aktivierbaren neuronalen Netzwerkes, das die gesamten physiologisch-emotional-mentalen Belastungen ausmacht.

bifokale Aufmerksamkeit: Ein wichtiger Anteil der Wirkmechanismen des EMDR; der durch die BLS und die dazwischenliegende Abfrage des aktuellen Materials entstehende Wechsel der Aufmerksamkeit des Patienten zwischen „Dort und Damals“ und „Hier und Jetzt“. Hier liegt die wesentliche Botschaft, dass der Kontakt mit der belastenden Erinnerung ertragbar ist, weil immer wieder im Hier und Jetzt orientiert wird; eine wesentliche subliminale „Haltefunktion“ durch den Therapeuten.

bilaterale Stimulation (BLS): Die natürlich ablaufende im REM-Schlaf über die Rapid Eye Movements (schnelle Augenbewegungen) angenommene bilaterale Stimulation des Gehirns, die im EMDR über verschiedene Methoden von außen durch den Therapeuten appliziert wird.

Blockade: Es ist möglich, dass in Phase 4 (Desensibilisieren und Reprozessieren) des EMDR die Verarbeitung „stecken bleibt“, indem entweder gar keine Assoziationen mehr auftauchen, aber auch keine Entlastung eintritt, oder die Assoziationen im belastenden Material über mehrere Sets hängen bleiben („kreiseln").

CIPOS (= Constant Installation of Present Orientation and Safety): Eine Art fraktionierter und kurz gehaltener, versuchsweiser Traumakonfrontation. Sie wird vor allem bei komplex(er) Traumatisierten angewendet, einerseits, um die Affekttoleranz und Distanzierungsfähigkeit und somit „Bereitschaft" für EMDR zu überprüfen, andererseits, um Selbstwirksamkeitserleben und Vertrauen in die Bearbeitbarkeit zu gewinnen.

Cluster: Gruppe von aufgrund irgendeines Kriteriums oder mehrerer Kriterien zusammenhängender Erinnerungen. Wenn eine Erinnerung angestoßen wird, kann sich das ganze Cluster aktivieren, umgekehrt kann die Bearbeitung einer repräsentativen Erinnerung die anderen Belastungen im Cluster entschärfen.

Desensiblisieren und Reprozessieren: Die sogenannte Phase 4 im EMDR. Die Phase, bei der nach der exakten Fokussierung auf den Belastungsknoten unter BLS die Neuorganisation, Neubewertung und physiologisch-emotionelle Entlastung autonom zu geschehen scheint; das „R" im EMDR.

Dissoziation: Grundsätzlich segensreicher neurobiologischer Schutzreflex bei Reaktion auf psychisch unerträgliche Erlebnisse, um das psychische Überleben zu sichern („das Symptom ist die Lösung"). Später auf Trigger hin oft ein Symptom, im EMDR teilweise Reaktion auf Überforderung in der Behandlungsplanung oder Teil der Erinnerung beim Reprozessieren; als Symptom auf einem Kontinuum klinisch verschiedene Ausprägungen von passagerer sogenannter peritraumatischer Dissoziation bis hin zur strukturellen Störung, der Dissoziativen Identitätsstörung (DIS).

Distanzierungstechnik: Alle Arten von trainierbaren Selbstmanagementtechniken oder von außen applizierten Techniken, sich von traumatischem und/oder belastendem Material wieder aktiv zu distanzieren (z. B. 5–4–3–2–1 im Anhang).

dysfunktionales Erleben und Verhalten: Unter Umständen mit Leidensdruck verbundenes Erleben oder Verhalten im Hier und Jetzt, das für die betroffene Person oder andere in ihrer Umgebung in seiner Ausprägung oder Form aufgrund der aktuellen Situation nicht erklärbar, nicht nachvollziehbar ist. Erleben oder Verhalten, bei dem anzunehmen ist, dass unbewusste oder bewusste Trigger aus früheren Erlebnissen als Auslöser beteiligt sind; oft Einstieg, Anlass für die Inanspruchnahme von Behandlungen.

dysfunktional gespeicherte Erinnerung: Eine nicht integrierte, subkortikal gespeicherte, noch im impliziten Gedächtnis „liegende" Erinnerung, die Symptome im Hier und Jetzt verursacht. Auch „pathogene Erinnerung", Ursache und Anlass für viele Störungen und daher auch für Behandlungen mittels EMDR.

Einweben: Das Einspeisen passenden entlastenden Materials von außen durch den Therapeuten während der Phase 4 des EMDR. Einweben hat das Ziel, den stecken gebliebenen Assoziationsprozess zu unterstützen bzw. wieder in Gang zu bringen.

Eye Movement Desensitization (EMD): Die erste Form der von Francine Shapiro vorgestellten Methode Ende der 1980er-Jahre – „Desensibilisierung mittels Eye Movements", damals noch in der Annahme, dass EMD eine reine Habituationsmethode sei: Der Patient wurde gebeten, in Kontakt mit dem Belastenden zu gehen, dann wurde EMD appliziert und daraufhin wieder zurück zur Ausgangserinnerung gegangen und der Belastungsgrad erfasst. Dies wurde bis zu einer zufriedenstellenden Reduktion des SUD-Wertes wiederholt. Das „R" in EMDR war hier noch nicht relevant.

Flashback/Intrusion: Eines der charakteristischen posttraumatischen Symptome, taucht meist auf bewusst gar nicht wahrgenommene Auslöser (Trigger) hin unkontrolliert und unkontrollierbar „wie real" auf. Oft sind es (sensorische) Erinnerungsfragmente aus belastenden Erfahrungen, die weggespalten waren; für die Betroffenen sehr belastend, da überflutend und irritierend und oft, sofern nicht psychoedukativ korrigiert, zu falschen Interpretationen und sekundären Selbstabwertungen führend („Jetzt werde ich verrückt, ich nehme Dinge wahr, die nicht da sind").

Generalisierung: Verallgemeinerung einer Lernerfahrung, ein Begriff aus der Lerntheorie. Im EMDR sehr wichtig im Zuge der Phasen 4 bis 8, da richtig ausgesuchte und in Phase 4 durchgearbeitete repräsentative Erinnerungen in ihrer Entlastung generalisieren, d.h., die Effekte wirken sich auch auf damit zusammenhängende Erinnerungen positiv aus, besonders in Clustern – somit müssen nicht alle belastenden Einzelerinnerungen einzeln prozessiert werden. „Wo Belastung generalisiert, sich ausbreitet, da tut dies auch Entlastung".

Hippocampus: Auch als kognitive Landkarte des limbischen Systems bezeichnet, steht für Planungen und kognitive Zuordnungen zur Verfügung. Aufgrund seiner Form auch als „Seepferdchen" bezeichnet; soll der „kühle Speicher", Sitz des expliziten Gedächtnisses sein („hippocampal").

Intrusion: (s. Flashback)

Kanal: Ein Assoziationskanal in der Phase 4 des EMDR; wie ein Wasserkanal, dessen Verlauf einer inneren Logik folgt, der Informationen transportiert und alle Repräsentationsebenen umfassen kann (Bilder, Gedanken, Gefühle, Körperempfindungen). Der Kanal entsteht zu Beginn der BLS, er ist nicht inhaltlich definiert.

Kanalende: Das Ende eines Kanals ist nicht inhaltlich definiert, sondern durch die Frage, ob der Patient in dem Moment mindestens zwei bis drei Mal neutral oder positives Material berichtet (Mimik + Gestik + Körperausdruck + verbale Aussagen).

Knoten: (s. auch Belastungsnetzwerk) Der Knoten ist die Bezeichnung für die Erinnerung, die auf allen Repräsentationsebenen aktiv getriggert und im Hier und Jetzt spürbar ist. Das Ziel in der Phase 4 des EMDR ist seine komplette Entlastung auf allen Ebenen, primär am SUD-Wert und VoC gemessen.

Körpererinnerung: Körperempfindungen bzw. auch Schmerzen, die im Moment der Traumatisierung erlebt wurden, sie werden entweder dauerhaft bewusst wahrgenommen (z.B. als somatoforme Störungen) oder erscheinen beim Prozessieren spontan als Wahrnehmungssplitter (vorher ggf. dissoziiert).

Körpertest: Die Überprüfung von Körperresten am Ende des Ablaufschemas von EMDR, nach dem Bearbeiten der belastenden Erinnerung. Der Körper hält belastende Erinnerungen am längsten, daher ist er der verlässlichste und wichtigste Indikator auch für Entlastung.

Kreiseln: s. Blockade, kann Einwebetechniken notwendig machen.

Lichtstromtechnik: Eine imaginative Technik zur Entlastung residualer Körperbelastungen, oft zum Ende einer EMDR-Sitzung anzubieten.

Negative Kognition (NK): Die negative mentale Repräsentanz der belastenden Erfahrung, die im EMDR in der Phase 3 genau erarbeitet und fokussiert wird. Die NK ist eine negative aktuell wirksame irrationale Bewertung von sich selbst, die die Erfahrung in einer generalisierten Form hinterlassen hat.

pathogene Erinnerung: (s. dysfunktional gespeicherte Erinnerung) Dem AIP-Modell folgend der Hintergrund für die Entstehung verschiedenster Symptome und Reaktionen.

Positive Kognition (PK): Der Gegengedanke zur NK – das, was der Patient statt der NK heute lieber über sich denken möchte, „kontaminiert durch den Kontakt mit der Erinnerung"; pathetisch „Stern am Horizont", „Licht am Ende des Tunnels".

positive Zukunftsprojektion: Der Patient wird eingeladen, sich die herausfordernde Situation in der Zukunft vorzustellen, die vorher nicht zu bewältigen schien. Der Patient soll – symbolisiert durch die PK – die neuen Erkenntnisse, Erfahrungen, Erleichterungen aus der Arbeit an den alten Erinnerungen und den Triggern in der Gegenwart nutzen und sich vorstellen, wie er damit gestärkt diese Herausforderung meistert.

Posttraumatische Belastungsstörung (PTBS):

- klassische: Die 1980 von der WHO erste anerkannte Traumafolgestörung. Stressregulationsströrung mit den Leitsymptomen Intrusionen, Übererregung und Vermeidung, häufige Folge von Typ-I-Traumatisierung; von Maerker seit 2013 als „klassische" anstatt wie bisher missverständlich als „einfache" bezeichnet.
- komplexe: Nach langem Vorlauf in die ICD-11 eingehende erweiterte Belastungsstörung, die Elemente der klassischen PTBS um unverzichtbare Kriterien erweitert, die nach Typ-II-Traumatisierungen auftreten; von Herman und van der Kolk auch schon seit zwei Jahrzehnten als DESNOS (Disorder of Extreme Stress Not Otherwise Specified) bezeichnet. Eine wichtige diagnostische Kategorie, um auch Bindungstraumatisierung in Kombination mit der Stressregulationsstörung angemessen erfassen zu können.

Psychodukation: Den Betroffenen in angemessener Weise die Hintergründe ihres Erlebens und ihrer Reaktionen erklären, um sie zu informieren und zu entlasten und die eigenen Handlungsschritte transparent zu machen. Eine wesentliche Haltung und ein wesentliches Wirkprinzip in der Traumatherapie, bei Typ I oft hinreichend, bei Typ II unbedingt auch notwendig, aber nicht hinreichend.

Protokoll: Die behandlungsplanerische Vorgangsweise im EMDR, bei Typ-I-Traumatisierungen werden zuerst die Belastungen der Vergangenheit bearbeitet, dann die Trigger in der Gegenwart, dann die angenommenen Belastungen in der Zukunft; dies entspricht dem Standardprotokoll. Das umdrehte Standardprotokoll kommt bei komplex(er) Traumatisierten zur Anwendung, oft Typ II, hierbei werden zuerst die Herausforderungen der näheren Zukunft im Sinne des meist sekundären Traumamaterials, dann die Trigger der Gegenwart und dann erst das sekundäre und schließlich das primäre Traumamaterial der Vergangenheit avisiert.

REM-Schlaf: Schlafphase in jeder Nacht, in der unwillkürliche schnelle Augenbewegungen auftreten. Phase, in der Traumschlaf stattfindet und offensichtlich mental Tageserlebnisse verarbeitet werden. Die Hypothese, dass EMDR dem REM-Schlaf ähnliche Wirkungen hat, ist eine der wichtigsten Komponenten beim Nachdenken über die Wirkung von EMDR.

Repräsentatives Bild (RB): Die Szene, die für den schlimmsten Moment der belastenden Erinnerung steht. Die äußere Repräsentanz der Belastung, der erste Punkt, der in der Phase 3 des EMDR (der Bewertung) gemeinsam mit dem Patienten erarbeitet wird.

Reprozessieren:

- bland: Als blandes Reprozessieren bezeichnet man die Situation, wenn in Phase 4 beim Prozessieren rein äußerlich wenig Emotion sichtbar ist.
- emotional: Emotionales Prozessieren bedeutet, wie vom Wort schon abzuleiten ist, dass Emotionen von außen sichtbar sind. Wenn dies auftritt, wird der Patient vom Therapeuten besonders deutlich und sorgfältig durch den inneren Prozess begleitet bzw. „gehalten", ohne dass er aktiv interveniert.

Ressourcen: Positive Erinnerungen, Phantasien und aktuell verfügbare positive Anknüpfungspunkte; auch Menschen, Tiere, Hobbys, Fähigkeiten u. Ä.

Ressourcenaktivierung: Bewusste und gezielte Aktivierung von Ressourcen, um die Gesamtbefindlichkeit zu verbessern. Im EMDR speziell, um Gegengewichte für die Arbeit mit belastenden Erinnerungen zu schaffen, Ressourcenaktivierung auf allen Ebenen (äußere Repräsentanzen wie Bilder, Gedanken, Gefühle und Körperkorrelate der Ressource).

Ressourcenlandkarte: Darstellung/Visualisierung der Ressourcen mit SUC im Überblick, gemeinsam mit den Belastungen in einem Koordinatensystem (s. Belastungslandkarte).

Ressourcenliste (RL): Gezielte Liste der (üblicherweise ca. zehn) schönsten Erinnerungen des Patienten über die Biografie hinweg. Momente von Freude, Glück, Erfolg, Stolz, Genussfähigkeit u. Ä. mit Beschreibung aller Repräsentationsebenen; weiterhin kann eine RL auch aktuelle Ressourcen einfach aufgezählt enthalten.

Ressourcennetzwerk: Angenommene neuronale Repräsentanz der Ressourcenerlebnisse, wichtiger Gegenpol zu den im EMDR zu bearbeitenden Belastungen. Das RN soll je nach Traumatyp im Zuge der Stabilisierungsphase maßgeblich vergrößert werden.

Set: Die „Maßeinheit" für die oder die „Portion" von BLS in der Phase 4 des EMDR. Bei Verwendung von ABW ca. 25–30 ABW in der Geschwindigkeit von ca. 1 Hz für 1 mal hin und her, bei Tapping ca. 40–50 mal; diese Portionen bis zum Ende des Kanals bilden den Kanal.

Setende: Nach der Applikation eines Sets BLS, während dessen der Patient mit den Erinnerungen in Kontakt war, wird er vom Therapeuten deutlich zum „ins Hier und Jetzt Zurückkommen" aktiviert (ausatmen, ausblenden) und es wird kurz das aktuelle Material erfragt (s. auch bifokale Aufmerksamkeit).

Schlimmster Moment: (s. repräsentatives Bild)

Sicherer Ort: Eine Standardübung in der Behandlungsplanung mit EMDR (s. Anhang) und eine Metapher für die Fähigkeit des Patienten, Imagination zur Selbstberuhigung einzusetzen.

Spontanimagination (Ressource): Spontanimaginationen sind, wie das Wort schon sagt, spontan auftretende hilfreiche Assoziationen, Imaginationen, die den Patienten in schwierigen Abschnitten der Phase 4 von innen heraus ohne äußeres Einweben Unterstützung geben.

Stabilisierung und Vorbereitung: Phase 2 bei EMDR und Traumatherapie allgemein. Diese Phase umfasst die gesamte Stabilisierung in unterschiedlich notwendiger Intensität und Länge mit verschiedensten Übungen und äußeren Gegebenheiten. Sie kann von einigen Behandlungssitzungen bei sehr stabilen Patienten bis zu mehreren Jahren bei komplex Traumatisierten dauern.

Standardprotokoll: (s. Protokoll)

SUD (Subjective Unit of Discomfort): Auf Wolpe zurückgehende Skala für den subjektiven Belastungsgrad (aktuell spürbare physiologisch-emotionelle Belastung) aufgrund der Triggerung durch die Zielerinnerung (von 0 = gar nicht belastend bis hin zu 10 = maximal vorstellbare Belastung); SUC (Subjective Unit of Comfort, 0–10) hat sich demgegenüber als Maß für subjektiv empfundene Freude und Glück in der Arbeit mit Ressourcen etabliert.

Tapping: Eine neben ABW sehr gebräuchliche Art der BLS. Der Therapeut tippt mit den Fingern meist auf den Handrücken des Patienten, Varianten sind möglich.

TF (K)VT (englisch: TF-(C)BT – Trauma Focused Cognitive Behavioral Therapy): Traumafokussierte (kognitive) Verhaltenstherapie. Verhaltenstherapeutische Ansätze zur gezielten Verarbeitung traumatischer Erfahrungen.

Trigger: (s. Auslöser)

Typ-I-/Typ-II-Traumatisierung: Eine auf Lenore Terr zurückgehende, sehr pragmatische Einteilung verschiedener traumatischer Erfahrungen, die für die seriöse und gezielte Anwendung von EMDR eine wesentliche Rolle spielt und hier im Buch in noch erweiterter Unterteilung in je zwei Unterkategorien ein wesentlicher Leitfaden für Indikation, Stabilisierungsnotwendigkeit und Behandlungsplanung darstellt.

Überprüfung: Phase 8 des EMDR in der nächsten Sitzung mit dem Patienten nach Durcharbeitung von Belastungen mit EMDR, in der Effekte und Folgen der Durcharbeitung besprochen, überprüft und bewertet werden; Integration des Bearbeiteten in die gesamte Behandlungsplanung gemeinsam mit dem Patienten.

Validity of Cognition (VoC): Neben der SUD-Skala die zweite Skala im EMDR. Sie misst, wie stimmig der Patient den positiven Zielgedanken (Bewertung über sich selbst) vor und nach der Durcharbeitung aktuell bereits empfindet.

Verankerung: Die aktive Verbindung der stimmigen (VoC Wert 6–7) positiven Selbstbewertung in der Phase 5 des EMDR nach der erfolgreichen Durcharbeitung der Belastung mit dem dazugehörigen Körpergefühl, das in Kontakt mit den Resten der Erinnerung auftritt.

Zielerinnerung (target): Der Belastungsknoten, der mittels EMDR bearbeitet werden soll; die ausgewählte repräsentative Situation.

Zukunftsprojektion (ZP): Letzter Teil des Standardprotokolls im EMDR. Nach der Bearbeitung der belastenden Erinnerungen der Vergangenheit und der Trigger in der Gegenwart wird die Vorstellung bearbeitet, eine neue belastende Situation tauche in der Zukunft auf und müsse bewältigt werden; die ZP dient sozusagen der „Rückfallprophylaxe“.

Literaturempfehlungen

Deutsch

Fischer, G., Riedesser, P. (2023): Lehrbuch der Psychotraumatologie. 6. Auflage, Reinhardt, Stuttgart -> *Fischer und Riedesser waren Pioniere der Psychotraumatologie und haben hier umfassendste und klassische Lehrbuch zum Thema im deutschsprachigen Raum vorgelegt.*

Herman, J., (2003): Die Narben der Gewalt. Traumatische Erfahrungen verstehen und überwinden. 3. Auflage, Junfermann, Paderborn -> *Der Klassiker, wenn es um die ersten konkreten Beschreibungen von Psychotrauma geht. Herman war maßgeblich beteiligt, dass die PTBS als erste Traumafolgestörung anerkannt wurde. Es enthält interessante Kapitel zu den Auswirkungen von Gewalt an Frauen und Kindern sowie ein umfassendes und illustratives Kapitel zur Geschichte der Psychotraumatologie.*

Hofmann, A., Lehnung, M. (Hrsg.) (2024): EMDR – Praxishandbuch zur Behandlung traumatisierter Menschen. 6. überarbeitete Auflage, Thieme, Stuttgart/New York -> *Eine Darstellung von EMDR einerseits in der klassischen Anwendung für Traumafolgestörungen, aber auch mit Darstellungen von Anwendungen über dies hinaus, zahlreiche Hinweise auf Relevantes im deutschsprachigen Raum.*

Huber, M. (2010): Der innere Garten. Ein achtsamer Weg zur persönlichen Veränderung. Übungen mit CD. 2. Auflage, Junfermann, Paderborn -> *Dies ist ein Selbstfürsorgebuch, aus dem man Übungen für Patienten, aber ebenso für sich selbst adaptieren kann. Besonders angenehm ist die durchgehend spürbare achtsame Haltung bei jeglicher Anweisung von Übungen in der Traumatherapie.*

Huber, M. (2020): Trauma und die Folgen. Trauma und Traumabehandlung, Teil 1. Junfermann, Paderborn

Huber, M. (2023): Wege der Traumabehandlung. Trauma und Traumabehandlung, Teil 2. Junfermann, Paderborn -> *Trauma und die Folgen und Wege der Traumabehandlung sind exzellente und unverzichtbare Basisbücher zum umfassenden Verständnis komplexer Traumafolgestörungen. Sie sind gleichzeitig theoretisch fundiert, leicht lesbar, didaktisch gut aufgebaut und enthalten eine Fülle von praktischen Anwendungen, Hinweisen, Checklisten.*

Rost, C. (2014): Ressourcenarbeit mit EMDR. 3. erweiterte Auflage, Junfermann, Paderborn -> *Ein Buch, das spezielle Aspekte von Ressourcenarbeit rund um EMDR mittels BLS beschreibt und viele Tipps zum Umgang mit weniger stabilen Patienten enthält.*

Rost, C. (2016): EMDR zwischen Struktur und Kreativität. Junfermann, Paderborn -> *Ein Buch, das einerseits bewährte Techniken des EMDR noch einmal ausführlich beschreibt, die sonst oft zu wenig konkret beschrieben sind und andererseits Anwendungsbereiche jenseits des Mainstream aufzeigt.*

Rothschild, B. (2002): Der Körper erinnert sich. Die Psychophysiologie des Traumas und der Traumabehandlung. Synthesis, Essen -> *Ein unverzichtbares sehr fundiertes und doch gut lesbares Buch, wenn man mit Menschen arbeitet, die auch an körpernahen Folgen von Traumatisierung leiden.*

Servan-Schreiber, D. (2006): Die neue Medizin der Emotionen. Stress, Angst, Depression: Gesund werden ohne Medikamente. 34. Auflage, Goldmann, München -> *In diesem Buch wird EMDR plastisch beschrieben und viele Klienten kommen aufgrund dieses Buches mit dem Wunsch nach EMDR Behandlung. Es enthält auch ein interessantes Kapitel über Geschichte der Psychotraumatologie.*

Shapiro, F. (2003): EMDR als integrativer psychotherapeutischer Ansatz. Junfermann, Paderborn -> *Ein interessantes Buch zur Integration von EMDR in die gängigen therapeutischen Schulen.*

Shapiro, F. (2022): EMDR – Grundlagen und Praxis. Handbuch zur Behandlung traumatisierter Menschen. 3. überarbeitete Auflage, Junfermann, Paderborn -> *Das Grundlagenbuch zur Darstellung der Methode in dritter Auflage übersetzt, sehr ausführlich und umfassend.*

Tinker, R.H., Wilson, S.A. (2000): EMDR mit Kindern: Ein Handbuch. Junfermann, Paderborn -> *Dieses Buch gibt umfassende Anleitung und Information über EMDR bei Kindern. Dies ist ein wesentlicher, in diesem Buch überhaupt nicht vertiefter Anwendungsbereich.*

Englisch

Dworkin, M. (2005): EMDR and the Relational Imperative. The Therapeutic Relationship in EMDR Treatment. Routledge, New York/London -> *Ein sehr lesenswertes Buch über die Relevanz und die Rolle der therapeutischen Beziehung im EMDR.*

Gonzalez, A., Mosquera, D. (2012): EMDR and Dissociation. Amazon Imprint, Charleston SC -> *Ein bahnbrechendes, didaktisch hervorragend aufgebautes und praxisrelevantes Buch für die vorsichtige Anwendung von EMDR und EMDR nahen Techniken bei der Behandlung dissoziativer Patienten. Es arbeitet in anschaulicher Weise die Theorie der strukturellen Dissoziation, die Bindungstheorie und das AIP Modell als Basis zum praktischen Vorgehen auf.*

Luber, M. (2009): Scripted Protocols: Basic and Special Situations. Springer, New York -> *Alle Scripted Protocols von Marilyn Luber sind umfassende Quellen und Nachschlagwerke ganz konkreter bis ins Detail beschriebener EMDR Vorgehensweisen mit klugen und anschaulichen Einleitungen und Hintergründen zu den jeweiligen Bereichen. Das allgemeine Buch ist eine fast unverzichtbare Unterlage für Ausbildner in EMDR.*

Mosquera, D. (2019): Working with Voices and Dissociative Parts. A trauma-informed approach. Institute for the Treatment of Trauma and Personality Disorders (INTRA-TP) -> *Ein weiteres sehr praxisnahes Buch einer der führenden Expertinnen im Bereich von EMDR bei komplexen Traumafolgestörungen.*

Internethinweise

www.nice.org.uk/guidance/NG116 – sog. NICE (National Institute of Clinical Excellence) - Empfehlungen für die Behandlung von PTBS

https://register.awmf.org/assets/guidelines/155-001l_S3_Posttraumatische_Belastungsstoerung_2020-02_1.pdf – deutschsprachige Leitlinien für PTBS Behandlung

www.emdria.de – Deutsche Fachgesellschaft für EMDR – anerkannt von EMDR Europa

www.emdr-fachgesellschaft.at – Österreichische Fachgesellschaft für spezifische Traumatherapie mit EMDR – anerkannt von EMDR Europa

www.emdr-europe.org – Europäische Dachgesellschaft für EMDR

www.emdr.de – Deutsches Partnerinstitut des Francine Shapiro Institute, USA

www.emdr-institut.at – Österreichisches Partnerinstitut des Francine Shapiro Institute, USA

Zitierte Literatur

APA – American Psychiatric Association (2000): Diagnostic and Statistical Manual of Mental Disorders – DSM-IV-TR. 4th edition, American Psychiatric Association, Washington DC. [Deutsch: Saß, H. et al. (2003): Diagnostisches und Statistisches Manual Psychischer Störungen – Textrevision – DSM-IV-TR. Hogrefe, Göttingen]

Baek, J., Lee, S., Cho, T., Kim, S.-W., Kim, M., Yoon, Y., Kim, K.K., Byun, J., Kim, S.J., Jeong, J., Shin, H.-S.(2019): Neural Circuits Underlying a Psychotherapeutic Regimen for Fear Disorders. In: Nature 566 (7744), 339-343. DOI: 10.1038/s41586-019-0931-y

Bausum, J., Besser, L. U., Kühn, M., Weiß, W. (Hrsg.) (2013): Traumapädagogik. Grundlagen, Arbeitsfelder und Methoden für die pädagogische Praxis. 3. Auflage. Beltz Juventa, Weinheim

Beiglböck, W., Feselmayer, S., Honemann, E. (2006): Handbuch klinisch-psychologischer Behandlung. 2. Auflage, Springer, Wien/New York

Besser, L.U. (2004): Kursunterlagen Curriculum Traumazentrierte Psychotherapie in Wien, Zentrum für Angewandte Psychotraumatologie, 2004-2006

Besser, L.U. (2013): Wenn die Vergangenheit Gegenwart und Zukunft bestimmt. Wie Erfahrungen und traumatische Ereignisse Spuren hinterlassen, Gehirn und Persönlichkeit strukturieren und Lebensläufe determinieren. In: Bausum, J. et al. (Hrsg.): Traumapädagogik. Grundlagen, Arbeitsfelder und Methoden für die pädagogische Praxis. 3. Auflage. Beltz Juventa, Weinheim, 38-53

Bisson, J.I., Ehlers, A., Matthews, R., Pilling, S., Richards, D., Turner, S. (2007): Psychological Treatment for Chronic PTSD. Systematic Review and Metaanalysis. In: British Journal of Psychiatry 190, 97-104

Bisson, J.I., Roberts, N.P., Andrew, M., Cooper, R., Lewis, C. (2013): Psychological Therapies for Chronic Post Traumatic Stress Disorder (PTSD) in Adults (Review). In: The Cochrane Database of Systematic Review. John Wiley & Son 12

Brisch, K.-H. (2004): Der Einfluss von traumatischen Erfahrungen auf die Neurobiologie und die Entstehung von Bindungsstörungen. In: Zeitschrift für Psychotraumatologie und psychologische Medizin 2,4,1, 29-44

Cannon, W.B. (1932): The Wisdom of the Body. Originalausgabe 1932, überarbeitete Ausgabe 1967, Norton Verlag, New York City

Chen, Y.-R., Hung, K.-W., Tsai, J.-C., Chu, H., Chung, M.-H., Chen, S.-R., Liao, Y.-M., Ou, K.-L., Chang, Y.-C., Chou, K.-R. (2014): Efficacy of EMDR for Patients with PTSD: A meta-analysis of RCTs. In: PLOS ONE 9(8), DOI: 10.1371/journal.pone.0103676

Döring, S., Ohlmeier, M. C., de Jongh, A., Hofmann, A., Bisping, V. (2013): Efficacy of a Trauma-Focused Treatment Approach for Dental Phobia: a Rando-

mized Clinical Trial. In: European Journal of Oral Sciences 1-10, DOI: 10.1111/eos. 12090
Driessen, M., Beblo, T., Reddemann, L., Rau, H., Lange, W., Silva, A., Berea, R.C., Wulff, H., Ratzka, S. (2002): Ist die Borderline Persönlichkeitsstörung ein komplexe posttraumatische Belastungsstörung. Nervenarzt 9, 820-829, DOI: 10.1007/s00115-002-1296-1
Dworkin, M. (2005): EMDR and the Relational Imperative. The Therapeutic Relationship in EMDR Treatment. Routledge, New York/London
Ehlers, A. (1999): Posttraumatische Belastungsstörung (Verhaltenstherapeutische Behandlungsansätze). Hofgrefe, Göttingen
Erichson, J.E. (1867): On Railway and Other Injuries of the Nervous System. Henry C. Lea, Philadelphia In: Everly, G.S., Mitchell, J.T. (Hrsg.): CISM – Stressmanagement nach kritischen Ereignissen. Facultas Universitätsverlag, Wien
Everly, G.S., Mitchell, J.T. (2002): CISM – Stressmanagement nach kritischen Ereignissen. Facultas Universitätsverlag, Wien
Felitti, V. (2004): The Origins of Addiction. Evidence from the ADE Study. In: Journal of Psychiatric Research, 245-258
Felitti, V. (1998): The Relationship of Adult Health Status to Childhood Abuse and Household Dysfunction to Many of the Leading Causes of Death in Adults. The ACE Study. In: American Journal of Preventive Medicine 14, 361-363
Fernandez, I., Callerame, C., Maslovaric, G., Wheeler, K. (2014): The Development of EMDR Applied to Humanitarian Programs: Development, Current Status and Future Challenges. In: Journal of EMDR Practice and Research 4, 215-224
Fischer, G. (2003): Neue Wege aus dem Trauma. Erste Hilfe bei schweren seelischen Belastungen. Patmos, Düsseldorf/Zürich
Fischer, G., Riedesser, P. (2023): Lehrbuch der Psychotraumatologie. 6. Auflage, Reinhardt, Stuttgart
Fischer-Homberger, E. (1970): Railway Spine und traumatische Neurose – Seele und Rückenmark. In: Gesnerus 27 (1/2), Sauerländer AG, Aarau, 96-111
Flatten, G., Gast, U., Hofmann, A., Knaevelsrud, C., Lampe, A., Liebermann, P., Maercker, A., Reddemann, L., Wöllern, W. (2011): S3 – Leitlinie Posttraumatische Belastungsstörung. In: Trauma und Gewalt 3, 202-210
Foa, E.B., Meadows, E. A. (1997): Psychosocial Treatment for Posttraumatic Stress Disorder: A Critical Review. In: Annual Review of Psychology 48, 449-480
Freud, S. (1985): Briefe an Wilhelm Fließ. 1887-1904. Hrsg. von J.M. Masson. Fischer, Frankfurt am Main
Gonzalez, A., Mosquera, D. (2012): EMDR and Dissociation. The Progressive Approach. Selbstverlag. Erhältlich über EMDR Espana, www.emdr.es
Greenwald, R. (1994): Applying EMDR to the Treatment of Traumatized Children. Five Case Studies. Anxiety Disorders In: Practice Journal 1, 83-97
Greenwald, R. (1998): EMDR : New Hope for Children Suffering from Trauma and Loss. In: Clinical Child Psychology and Psychiatry 3, 279-287
Grundböck, A., Münker-Kramer, E. (2017): EMDR in Österreich. In: Zeitschrift für EMDR, EMDRIA Deutschland

Hammer, C. (2022): Im Körper zu Hause sein. Mit Zapchen Somatics zu Leichtigkeit und Wohlbefinden. 2. Auflage, Carl Auer Verlag, Heidelberg

Hartung, J. (2009): Enhancing Positive Emotion and Performance with EMDR. In: Luber, M. (Hrsg): EMDR – Scripted Protocols. Basics and Special Situations. Springer, New York, 339-376

Hase, M., Brisch, K.H. (2022): The Therapeutic Relationship in EMDR Therapy. In: Front. Psychol. 13, DOI: 10.3389/fpsyg.2022.835470

Helen (2011): Child Abuse and Voice Hearing. Finding Healing Through EMDR. In: Psychosis 3 (1), 90-95.

Herman, J. (2003): Die Narben der Gewalt. Traumatische Erfahrungen verstehen und überwinden. 3. Auflage, Junfermann, Paderborn

Herman, J., van der Kolk, B.A. (1987): Traumatic origins of Borderline Personality Disorder. Psychological trauma, 111–126

Hirsch, M. (2004): Psychoanalytische Traumatologie – Das Trauma in der Familie. Schattauer, Stuttgart

Hofmann, A. (Hrsg.) (2020): EMDR Institut Deutschland, Manuale EMDR Einführungsseminar und EMDR Fortgeschrittenenseminar, Bergisch Gladbach

Hofmann, A. (2020): Depressionen behandeln mit EMDR. Klett-Cotta, Stuttgart

Hofmann, A., Ostacoli, L., Lehnung, M., Hase, M. (2020): Depressionen behandeln mit EMDR. Klett-Cotta

Hofmann, A., Lehnung, M. (2024): EMDR – Praxishandbuch zur Behandlung traumatisierter Menschen. 6. überarbeitete Auflage, Thieme, Stuttgart

Horowitz, M., Wilmer, N., Alvarez, W. (1979): Impact of Event Scale: A Measure of Subjective Stress. In: Psychosomatic Medicine 41, 209-218

Huber, M. (2020): Wege der Traumabehandlung. Trauma und Traumabehandlung, Teil 2. Junfermann, Paderborn

Huber, M. (2023): Trauma und die Folgen. Trauma und Traumabehandlung, Teil 1. Junfermann, Paderborn

Huber, M., Plassmann, R. (2012): Transgenerationale Traumatisierung. Junfermann, Paderborn

Hüther, G., Sachsse, U. (2007): Angst- und stressbedingte Störungen. Auf dem Weg zu einer neurobiologisch fundierten Psychotherapie. Psychotherapeut 3, 156-179

Hüther, G. (2002): Bedienungsanleitung für ein menschliches Gehirn. Vandenhoeck & Ruprecht, Göttingen

Jatzko, A., Ruf, M. (2007): Durch EMDR normalisierte funktionelle Verarbeitungsprozesse bei PTBS, eine fMRT Pilotstudie, Poster, DeGPT Konferenz 2007

Javinsky, T.R., Udo, I, Awani, T. (2022): EMDR – Part 2 – Wider Use in Stress and Trauma Conditions. In: BJPsych Advances, DOI: 10.1192/bja.2022.31

Kaplan, D., Smith, T., Coons, J.(1995): A Validity Study of the Subjective Unit of Discomfort (SUD) Score. In: Measurement and Evaluation in Counseling and Development 27(4), 195-199

Kardiner, A. (1941): The Traumatic Neurosis of War. National Academics. George Banra Publishing Company, Wisconsin

Kegel, B. (2015): Epigenetik. Wie unsere Erfahrungen vererbt werden. 2. Auflage, Dumont, Köln

Kim, D., Bae, H., Yong, C.P. (2008): Validity of the Subjective Unit of Disturbance Scale in EMDR. In: Journal of EMDR Practice and Research 2 (2), 57-62

Korn, D., Leeds, A. (2002): Preliminary Evidence of Efficacy for EMDR Resource Development and Installation in the Stabilization Phase of Treatment of Complex PTSD. In: Journal of Clinical Psychology 58(12), 1465-1487

Lamprecht, F. (2001): Praxis der Traumatherapie. Was kann EMDR leisten?. Leben lernen. 2. Auflage, Pfeiffer bei Klett-Cotta, Stuttgart

Lasogga, F., Münker-Kramer, E. (2021): Psychische zweite Hilfe, Psychosoziale Notfallhilfe. 2. überarbeitete Auflage. Stumpf und Kossendey, Edewecht

Lazarus, R.S. (1999): Stress and Emotion: A New Synthesis. Springer, New York

Lazarus, R.S., Folkman, S. (1984): Stress, Appraisal and Coping. Springer, New York

Leer, A., Engelhard I.M., van den Hout, M.A. (2014): How Eye Movements in EMDR Work: Changes in Memory Vividness and Emotionality. In: Journal of Behavior Therapy and Experimental Psychiatry 45 (3), DOI: 10.1016/j.jbtep.2014.04.004

Lendl, J., Foster, S. (2009): EMDR Performance Enhancement Psychology Protocol. In: Luber, M. (Hrsg.): EMDR – Scripted Protocols. Basics and Special Situations. Springer, New York, 377-396

Lipke, H. (1992): Preliminary Survey Results of 1.200 EMDR-Trained Clinicians. Paper presented at the annual meeting of the International Society of Traumatic Stress Studies (ISTSS), Los Angeles [erwähnt in Shapiro, 2013]

Luber, M. (2009): EMDR – Scripted Protocols. Basics and special situations. Springer, New York

Luber, M. (2010): EMDR – Scripted Protocols. Special Populations. Springer, New York

Luber, M. (2014): EMDR – Scripted Protocols. EMDR Early Mental Health Interventions. Springer, New York

Maercker, A. (Hrsg.) (2013): Posttraumatische Belastungsstörungen. 4. vollständig überarbeitete und aktualiserte Auflage, Springer, Berlin/Heidelberg

Maercker, A., Köllner, V. (2011): Das diagnostische Spektrum der Traumafolgestörungen. In: Trauma und Gewalt 5 (3), 236-247

Mavranezouli, I., Megnin-Viggars, O., Daly, C., Dias, S., Welton, N.J., Stockton, S., Bhutani, G., Grey, N., Leach, J., Greenberg, N. Katona, C., El-Leithy, S., Pilling, S. (2020): Psychological Treatments for Post-Traumatic Stress Disorder in Adults: a Network Metaanalysis. In: Psychological Medicine 50 (4), 1-13, DOI: 10.1017/S0033291720000070

Meichenbaum (1997): Treating Post Traumatic Stress Disorder. A Handbook and Practice Manual for therapy. Wiley, Chichester

Meise, S. (2010): EMDR – heilsame Augenbewegungen. Psychologie heute, Juli-Ausgabe, 44-48

Mosquera, D. (2019): Working with Voices and Dissociative Parts. A trauma-informed approach. Institute for the Treatment of Trauma and Personality Disorders (INTRA-TP)

Münker-Kramer, E. (2006): F.43.0 (ABR) und F.43.1 (PTBS) – Grundlagen, Diagnostik, Behandlungsansätze. In: Beiglböck, W., Fesselmayer, S, Honemann, E. (Hrsg.): Handbuch klinisch-psychologischer Behandlung. Springer, Wien/New York, 293-322

Münker-Kramer, E. (2009): Eustress – Distress – Extremstress – und was dann? Folgestörungen und Behandlungsansätze. In: Psychologie in Österreich 29 (1), 54-62

Münker-Kramer, E. (2011): EMDR und VT in der Behandlung von Traumafolgestörungen – Charakteristika und Kombinationsmöglichkeiten. In: Journal für Psychologie 19 (3)

Münker-Kramer, E. (2014): EMDR in der Traumatherapie, In: psychopraxis. neuropraxis 17, 13-16, DOI: 10.1007/s00739-013-0136-3

Münker-Kramer, E. (2016a): Arbeit mit persönlicher Ressourcenaktivierung im EMDR. In: Rost, C. (Hrsg.): EMDR zwischen Struktur und Kreativität. Junfermann, Paderborn

Münker-Kramer, E. (2016b): EMDR in Beratung und Coaching. In: Rost, C. (Hrsg.): EMDR zwischen Struktur und Kreativität. Junfermann, Paderborn

Münker-Kramer, E. (2016c): Traumaspezifische Psychotherapie mit EMDR – auch bei Ängsten. In: DAZ 73 (1), 12-15

Münker-Kramer, E. (2017a): Keynote: Violence in Clinical Psychiatry: Adding the Perspective of Traumatization or "a look through trauma glasses". In: Book of Proceedings of the 10th European Congress of Violence in Clinical Psychiatry. Oud Consultancy, Amsterdam, 33-40

Münker-Kramer, E. (2017b): EMDR – Entwicklung, Praxis, Veränderung. In: Psychotherapie-Forum 22, 31-37 DOI: 10.1007/s00729-017-0089-8

Münker-Kramer, E. (2021a): EMDR in Ukraine – a contribution in the health system – also beyond PTSD. Tagungsband der International Conference „Psychology in Crisis Situations – Scienceand Practice. Kyiv/Ukraine and online. Nov. 4th-6th 2021, 56-58

Münker-Kramer, E. (2021b): Traumazentrierte Psychotherapie mit EMDR. In: Psychologie in Österreich 5, 390-398

Münker-Kramer, E. (2024): EMDR bei Phobien und Panikstörungen. In: Hofmann, A., Lehnung, M. (2024): EMDR – Therapie posttraumatischer Belastungssyndrome, 178-187

NICE Report (2005): National Clinical Practice Guideline No. 26: Post Traumatic Stress Disorder. The Management of PTSD in Adults and Children in Primary and Secondary Care. Gaskell & British Psychological Society, https://www.nice.org.uk/guidance/ng116/evidence/march-2005-full-guideline-pdf-6602623598, 03.04.2024

Nicosia, G. (1995): EMDR is not Hypnosis. In: Dissociation 9 (1),69

Power, K., McGoldrick, T., Brown, K., Buchanan, R., Sharp, D., Swanson, V., Karatzias, A. (2002): A Controlled Comparison of EMDR Versus Exposure Plus Cognitive Restructuring Versus Waiting List in the Treatment of PTBS. In: Clinical Psychology and Psychotherapy (9), 299-318

Quinn, G. (2014): Emergency Response Procedure (ERP). In: Luber, M. (Hrsg.):

EDMR – Scripted Protocols. EDMR Early Mental Health Interventions. Springer, New York, 143-152
Rauch, S., van der Kolk, B. (1997): A Symptom Provocation Study of PTSD Using PET and Script Driven Imagery. In: Archives of General Psychiatry 53, 380-387
Reddemann, L. (2003): Imagination als heilsame Kraft – Leben lernen 141. 8. Auflage, Pfeiffer bei Klett-Cotta, Stuttgart
Reddemann, L., Dehner-Rau, C. (2004): Trauma – Folgen erkennen, überwinden und an ihnen wachsen. Trias in MVS Medizinverlage, Stuttgart
Rost, C. (2014): Ressourcenarbeit mit EMDR: Bewährte Techniken im Überblick. 2. Auflage. Junfermann, Paderborn
Rost, C. (2016): EMDR zwischen Struktur und Kreativität. Junfermann, Paderborn
Rost, C., Münker-Kramer, E. (2016): EMDR bei kürzer zurückliegenden Ereignissen. In: Rost, C. (Hrsg.): EMDR zwischen Struktur und Kreativität. Junfermann, Paderborn
Rothschild, B. (2002): Der Körper erinnert sich. Die Psychophysiologie des Traumas und der Traumabehandlung. Synthesis, Essen
Sachsse, U. (2003): Distress-Systeme des Menschen. In: PTT: Persönlichkeitsstörungen, Theorie und Therapie 7 (1), 4-15
Sachsse, U. (Hrsg.) (2004): Traumazentrierte Psychotherapie. Theorie, Klinik und Praxis. Schattauer, Stuttgart
Sachsse, U., Venzlaff, U., Dulz, Birger (2004): Die Geschichte der Psychotraumatologie. In: Sachsse, S. (Hrsg.): Traumazentrierte Psychotherapie. Theorie, Klinik und Praxis. Schattauer, Stuttgart, 5-30
Sack, M., Lempa, W., Steinmetz, A., Lamprecht, F., Hofmann, A. (2008): Alterations in Autonomic Tone During Trauma Exposure Using EMDR. Results of a Preliminary Investigation. In: Journal of Anxiety Disorders 22, 1264-1271
Sack, M.(2011): Workmechanisms of EMDR, Vortrag beim 12. EMDR Europe Kongress, 3.-5.Juni 2011, Wien
Scelles C., Bulnes L.C. (2021): EMDR as a Treatment Option for Conditions Other Than PTSD: A Systematic Review. In: Front. Psychol., DOI: 10.3389/fpsyg.2021.644369
Schulz, S., Dahm, A., Herrmann-Frank, A., Martinsohn-Schittkowski, W., Nocon, M., Sühlfleisch-Thurau, U. (2015): Eye Movement Desensitization and Reprocessing (EMDR): Eine Methode wird anerkannt. In: Ärzteblatt online. PP 2015 13(01), 34-6. Letzter Zugriff 24.2.2015
Seidler, G. (2013): Geschichte der Psychotraumatologie. In: Maercker, A. (Hrsg.): Posttraumatische Belastungsstörungen. 4. vollständig überarbeitete und aktualiserte Auflage, Springer, Berlin/Heidelberg
Seligman, M., Petermann, F. (2010): Erlernte Hilflosigkeit. 5. Auflage, Beltz, Weinheim
Selye, H. (1950): The Physiology and Pathology of Exposure to Stress. ACTA Publications, Montreal
Servan-Schreiber, D. (2006): Die neue Medizin der Emotionen. Stress, Angst, Depression: Gesund werden ohne Medikamente. 34. Auflage, Goldmann, München

Shapiro, E. (2014): The Recent Traumatic Episode Protocol (R-TEP): An Integrative Protocol for Early Intervention (EEI). In: Luber, M. (Hrsg.): EDMR – Scripted Protocols. EDMR Early Mental Health Interventions. Springer, New York, 193-200

Shapiro, F., Silk Forrest, M. (2004): The Breakthrough „Eye Movement“ Therapy for Overcoming Anxiety, Stress and Trauma. Basis Books, Perseus Books Group, New York

Shapiro, F. (1989): Efficacy of the Eye Movement Desensitization Procedure in the Treatment of Traumatic Memories. In: Journal of Traumatic Stress Studies 2, 199-213

Shapiro, F. (2003): EMDR als integrativer psychotherapeutischer Ansatz. Junfermann, Paderborn

Shapiro, F. (2012): Les Thérapies EMDR: une vue d´ensemble de la recherce actuelle et un apercu de la recherche future. In: Spezialausgabe Revue Européenne de psychologie appliqueé 62, 193-195

Shapiro, F. (2013): Frei werden von der Vergangenheit. 5. Auflage, Kösel Verlag, München

Shapiro, F. (2014): The Role of Eye Movement Desensitization and Reprocessing (EMDR) Therapy in Medicine: Addressing the Psychological and Physical Symptoms Stemming from Adverse Life Experiences. In: The Permanente Journal/Winter 2014 18 (1), 71-77

Shapiro, F. (2022): EMDR Grundlagen und Praxis. 3. überarbeitete Auflage, Junfermann, Paderborn

Shapiro, F., Laliotis, D. (2011): EMDR and the Adaptive Information Processing Model: Integrative Treatment and Case Conceptualization. Journal of Clinical Social Work 39, 191-200, DOI: 10.1007/s10615-010-0300-7

Spinazzola, J., Blaustein, M.E., Hopper, J.W., Hopper, E.K., Korn, D.L., Simpson, W.B. (2007b): A Randomized Clinical Trial of Eye Movement Desensitization and Reprocessing (EMDR), Fluoxetine and Pill Placebo in the Treatment of Post Traumatic Stress Disorder: Treatment Effects and Long Term Maintenance. In: Journal of Clinical Psychiatry, 68 (1), 37-46

Spitzer, M. (2012): Gedächtnisspuren löschen? Auf das timing kommt es an! Geist und Gehirn. In: Nervenheilkunde 12, 944-948

Stickgold, R. (2002): EMDR: A putative Neurobiological Mechanism of Action. In: Journal of Clinical Psychology 58(1), 61-75

Strelchuk, D., Turner, K., Smith, S., Bisson, J., Wiles, N., Zammit, S. (2023): Provision of Online EMDR Therapy for People with PTSD: A Multi-Method Service Evaluation. In: European Journal of Psychotraumatology 14 (2), 2281182, DOI: 10.1080/20008066.2023.2281182

Szabo, S., Tache, Y., Somogyi, A. (2012): The Legacy of Hans Selye and His Origins of Stress Research: A Retrospective 75 Years After His Landmark Brief „Letter to the Editor of Nature. In: Stress, 2012 15 (5), 472-478, DOI: 10.3109/10253890.2012.710919

Tardieu, A. (1857): Etude Médico-Légale sur les attentats aux moers. Paris

Teasdale, J.D. (1999): Emotional Processing, Three Modes of Mind and the Prevention of Relapse in Depression. In: Behavior Research Therapy 37 (1), 53-77

Theeuwes, J., Belopolsky, A., Olivers C. (2009): Interactions Between Working Memory, Attention and Eye Movements. In: Acta Psychologica 132, 106-114

Tinker, R.H., Wilson, S.A. (2000): EMDR mit Kindern: Ein Handbuch. 2. Auflage, Junfermann, Paderborn

Tsai, C., McNally, R.J. (2013): Effects of Emotionally Valented Working Memory Taxation on Negative Memories. In: Journal of Behavior Therapy and Experimental Psychiatry 45, 15-19

van den Berg, D.P., de Bont, P.A., van der Vleugel, B.M., de Roos, C., de Jongh, A., Van Minnen, A., van der Gaag, M. (2015): Prolonged Exposure vs Eye Movement Desensitization and Reprocessing vs Waiting List for Posttraumatic Stress Disorder in Patients with a Psychotic Disorder: a Randomized Clinical Trial. In: JAMA Psychiatry, DOI: 10.1001/jamapsychiatry.2014.2637

van den Berg, D.P., van der Gaag, M. (2012): Treating Trauma in Psychosis with EMDR: A Pilot Study. In: Journal of Behavior Therapy and Experimental Psychiatry 43, 664-671

van der Kolk, B. (1987): Psychological Trauma. American Psychiatric Press, Washington DC

van der Kolk, B. (1997): The Psychobiology of Posttraumatic Stress Disorder. In: Journal of Clinical Psychiatry 58, 16-24

van der Kolk, B. (2005): Developmental Trauma Disorder. A new Rational Diagnosis for Children with Complex Trauma Histories. In: Psychiatric Annuals 35 (5), 401-408

van der Kolk, B. (2007a): The Body Keeps the Score. Approaches to the Psychobiology of Posttraumatic Stress Disorder. In: van der Kolk, B. et al. (Hrsg.): Traumatic Stress. The Effects of Overwhelming Experiences on Mind, Body and Society. The Guildford Press, New York/London, 214-241

van der Kolk, B. (2014): The Body keeps the Score. Brain, Mind, and Body in the Healing of Trauma. Penguin, New York

van der Kolk, B., Mc Farlane, A., Weisaeth, L. (2007c): Traumatic Stress. The Effects of Overwhelming Experiences on Mind, Body and Society. The Guildford Press, New York/London

van der Kolk, B., van der Hart, O. (1989): Pierre Janet and the breakdown of Adaptation in Psychological Trauma. In: American Journal of Psychiatry 146 (12), 1530-1540

van Etten, M., Taylor, S. (1998): Comparative Efficacy of Treatments for Post Traumatic Stress Disorder: A Meta Analysis. In: Clinical Psychology and Psychotherapy 5 (3), 126-14

Wilson, S., Becker, L.A., Tinker, R.H. (1995): Eye Movement Desensitization and Reprocessing (EMDR): Treatment for Psychologically Traumatized Individuals. In: Journal of Consulting and Clinical Psychology 63 (6), 928-937

Wolpe, J. (1969): The Practice of Behaviour Therapy. Pergamon Press, New York

Yehuda, R., Halligan, S.L., Bierer, L.M. (2001): Relationship of Parental Trauma Exposure and PTSD to PTSD, Depressive and Anxiety Disorders in Offspring. In: Journal of Psychiatric Research 35 (3), 261-270, DOI: 10.1016/s0022-3956(01)00032-2

Yunitri, N., Kao, C.-C., Chu, H., Voss, J., Chiu, H.L., Liu, D., Shen, S.-T., Chang, P.-C., Kang, X. L., Chou, K.-R. (2020): The Effectiveness of EMDR Toward Anxiety Disorder: a Metaanalysis of Randomized Controlled Trials. In: Journal of Psychiatric Research 123, 102-113, DOI: 10.1016/j.jpsychires.2020.01.005

Yurtsever, A. Bakalim, O., Kaya, S., Konuk, E. (2022): The Effect of the Online Eye Movement Desensitization and Reprocessing Early Intervention Protocol (EMDR R-TEP) for the Risk Groups with Post-Traumatic Stress Symptoms During the COVID-19 Pandemic. In: Front. Psychol. 13, DOI: 10.3389/fpsyg.2022.935782

Internet

G-BA zu EMDR bei PTBS und Unterlagen: https://www.g-ba.de/institution/presse/pressemitteilungen/557/, 21.6.2015

Interview Dr. Hofmann mit (www.emdr.de) mit Francine Shapiro, dreiteiliges interessantes und informatives Interview (deutsche Simultanübersetzung). Es ist für uns als aktuelle Information nützlich sowie auch als Information für interessierte Klienten. https://www.youtube.com/watch?v=aTyZWRCUhRQ&feature=youtu.be – Allgemeine Einführung, 18.6.2015

https://www.youtube.com/watch?v=KFvxmCi5LMQ&feature=youtu.be – Depressionen, Phobien, 18.6.2015

https://www.youtube.com/watch?v=vStJ5indPFw&feature=youtu.be – EMDR International, 18.6.2015

ptss10 W. schüffel http://www.angriff-auf-die-seele.de/cms/onlinetest/65–posttraumatische-stress-skala-ptss-10.html, 15.1.2015

https://www.g-ba.de/institution/presse/pressemitteilungen/557/, letzter Zugriff am 18.2.2015

van der Kolk,B. (2011): Bessel van der Kolk discusses EMDR: https://www.youtube.com/watch?v=Y2cPuv6jKqg, 18.6.2015

WHO mhGAP Guidelines. Problems and disorders related to Stress. Geneva, WHO 2013: http://www.who.int/mediacentre/news/releases/2013/trauma_mental_health_20130806/en, 20.6.2015

WHO-Studie traumatisierende Erlebnisse und Verlusterlebnisse: http://www.who.int/mediacentre/news/releases/2013/trauma_mental_health_20130806/en/, 20.6.2015

Personenregister

Sachregister

Dank

Zunächst möchte ich Arne Hofmann dafür danken, dass er mich durch seine Kompetenz, Integrität, Motivations- und Begeisterungsfähigkeit auf verschiedensten inhaltlichen und strukturellen Ebenen für EMDR nachhaltig und anhaltend geprägt hat.

Traumatherapie-Ausbildner wie Lutz Besser haben mich über EMDR hinaus inhaltlich maßgeblich in meiner trauma-therapeutischen Gesamtsicht geprägt und auch ihnen danke ich für die freundschaftliche und wertschätzende Verbundenheit seit vielen Jahren. Vielen KollegInnen bei EMDR Europe möchte ich u.a. für die gemeinsame berufspolitische Arbeit bei EMDR Europa seit 2004 danken. Dies gilt auf nationaler Ebene auch für meine KollegInnen im Vorstand der EMDR Fachgesellschaft Österreich.

Francine Shapiro und Robbie Dunton danke ich für das als Partnerinstitut ausgedrückte Vertrauen und auch die menschliche Verbundenheit, letzteres inklusive gutem fachlichen Austausch gilt auch für Marilyn Luber, Barbara Hensley und Jennifer Lendl. Interessante Diskussionen auf verschiedenen Ebenen mit meinem Ausbildungsteam und vielen anderen KollegInnnen in Supervisonsgruppen, Ausbildungsseminaren und darüber hinaus haben Darstellungen in diesem Buch mitgeprägt. Ich danke ihnen für viele eingebrachte Fälle und somit für das Miterleben-Dürfen von faszinierenden Prozessen.

Last, but not least möchte ich meiner Familie für die Unterstützung und den Verzicht auf sehr viel gemeinsame Zeit danken. Meinen Eltern gilt ein Dank für das, was sie mir aktiv und passiv, bewusst und unbewusst an Eigenschaften mitgegeben haben, um meine Arbeit so gerne zu machen, wie ich dies seit vielen Berufsjahren immer noch tue.

Eva Münker-Kramer, im Frühjahr 2024

Über die Autorin

Eva Münker-Kramer, geb. 1961 in Gießen / Bundesrepublik Deutschland, studierte von 1981-1987 Psychologie und Philosophie an der Philipps Universität Marburg/Lahn und der Universität Wien. Sie ist klinische Psychologin, Organisationspsychologin, Notfallpsychologin, Psychotherapeutin (Verhaltenstherapie), spezialisiert seit 1999 auf Traumatherapie und EMDR sowie Lehrtherapeutin in Verhaltenstherapie.

Sie hat seit 1995 eine psychologisch-psychotherapeutische Praxis in Krems / Donau und leitet das EMDR Institut Austria (www.emdr-institut.at), ein Partnerinstitut des EMDR Instituts Deutschland, und das autorisierte österreichische Partnerinstitut des von Francine Shapiro gegründeten EMDR Instituts in den USA.

Sie ist seit 2007 nach den Richtlinien von EMDR Europe zertifizierte EMDR-Trainerin, seit 2012 Senior Trainer am EMDR Institute von Francine Shapiro, PhD, USA (www.emdr-institute.com/faculty).

Sie ist Gründungsmitglied und von 2003-2021 Vorsitzende der EMDR Fachgesellschaft Österreich. Sie ist seit 2004 im Europäischen Dachverband EMDR Europe Association (www.emdr-europe.org) aktiv, seit 2012 auch in Gründung und Leitung verschiedener Subkomites und als kooptiertes Mitglied des geschäftsführenden Ausschusses (Executive Committee), seit 2020 als Vizepräsidentin.

Sie war von 1993 bis 2002 Präsidiums- und Vorstandsmitglied des Berufsverbandes Österreichischer Psychologinnen und Psychologen sowie Chefredakteurin der „Psychologie in Österreich", von 2017-2023 Vorstandsmitglied im Verein für Ambulante Psychotherapie.

Seit 2006 bis dato führt sie in Lviv, Odessa und Kyiv (Ukraine) Traumatherapie- und EMDR Ausbildungsprojekte durch in Kooperation mit dem österreichisch-ukrainischen Kooperationsbüro für Wissenschaft, Bildung und Kultur an der Iwan-Franko-Universität.

Eva Münker-Kramer publiziert und führt Vortrags- und Seminartätigkeiten im Bereich der Organisationspsychologie, Psychotraumatologie, Notfallpsychologie im Gesundheitswesen und in der Privatwirtschaft bzw. in nationalen und internationalen Tagungen und Kontexten durch und ist Mitglied des wissenschaftlichen Beirates der Österreichischen Akademie für Psychologie seit 1993.

Nachwort zur 2. Auflage

EMDR Therapie hat sich mittlerweile als eine der Methoden der Wahl zur Behandlung von Posttraumatischen Belastungsstörungen und Traumafolgestörungen entwickelt. Damit einhergegangen ist eine Welle von neuen Berichten über Bereiche, in denen EMDR Therapie jenseits der Traumafolgestörungen erstaunliche Therapieerfolge vorzuweisen hat. Dazu zählt mittlerweile auch der Bereich der affektiven Störungen, besonders der chronischen und rezidivierenden Depressionen, die nicht auf die übliche Leitlinienbehandlung ansprechen. Weiterhin der Bereich der Angststörungen wie zum Beispiel Zahnarztphobien, aber besonders auch Phobien und Angststörungen bei den Patientinnen und Patienten, bei denen komplexere Komorbiditäten wie zum Beispiel Traumafolgestörungen vorliegen. Neuere Studien zeigen weiter, dass auch schwer körperlich erkrankte Patientinnen oder Patienten wie zum Beispiel solche mit Krebserkrankungen oder Multipler Sklerose eine signifikante Entlastung psychischer Symptome und eine Verbesserung der Lebensqualität erleben.

Eine der wichtigsten Voraussetzungen für eine solch erfolgreiche EMDR Therapie ist es, die Grundlagen der EMDR Therapie in Theorie und Selbsterfahrung durch erfahrene EMDR Ausbilderinnen und Ausbilder zu erlernen. Denn nur wenn die Qualität von Ausbildung und Supervision der EMDR Therapie stimmt, können entsprechende positive Therapieergebnisse erwartet werden.

Es ist der große Verdienst von Eva Münker-Kramer, dass sie nicht nur die EMDR Therapie in Österreich etabliert und viele EMDR Therapeutinnen und Therapeuten mit dem von ihr geleiteten EMDR Institut Austria ausgebildet hat. Sie hat auch die nach internationalen Standards (EMDR Europa) arbeitende qualitätssichernde EMDR Fachgesellschaft in Österreich (EMDR Fachgesellschaft Österreich) mitgegründet und lange geleitet sowie dieses nun in der zweiten überarbeiteten Auflage vorliegende ausgezeichnete Grundlagenlehrbuch zur EMDR Therapie geschrieben.

Da sie selbst zertifizierte Verhaltenstherapeutin ist, aber auch großen Einblick in verschiedene andere Schulen hat, gelingt es ihr in guter Weise, den neuen Behandlungsansatz der EMDR Therapie, der sich sehr stark auf das adaptive Selbstheilungssystem des menschlichen Gehirns stützt, wie auch die praktischen Schritte der EMDR Behandlung zu vermitteln.

Als einer der ersten EMDR Ausbilder in Europa kann ich dieses Buch sowohl den Kolleginnen und Kollegen, die erste Schritte in EMDR Therapie unternehmen, wie auch erfahrenen Kolleginnen und Kollegen sehr empfehlen.

Dr. Arne Hofmann,
Gründer EMDR Institut Deutschland, im Frühjahr 2024

Anhang

In diesem Kapitel sollen im Buch erwähnte konkrete praktische Hilfen und Übungen bereitgestellt werden.

Traumaspezifische Anamnese

erfolgt zusätzlich zur üblichen Anamnese (in angemessener Weise explorieren)

Erfassen der grundsätzlichen Motivation

- „informed consent“, Einverständniserklärung
- speziell bei Akuttrauma: Symptomatik und Reaktionen, die seit dem Ereignis wahrgenommen werden und/oder die „dysfunktional“ wahrgenommen werden (ggf. Selbst- und Fremdanamnese)
- Körpersymptome, –reaktionen, die organisch nicht erklärbar sind
- frühere Krankenhausaufenthalte (Grund, Dauer, Besuche, konkrete Erinnerungen – Interpretationen, „iatrogene“ Traumatisierungen)
- Erfassung von Komorbiditäten bzw. (anderer) körperlicher Beschwerden (potenzielle Zusammenhänge? ärztliche Abklärung?)
- bei Akuttrauma wenn möglich Erfassung der Risikofaktoren (situativ, klinisch, persönlich, biografisch) – Schlussfolgerungen im Sinne des „traumatischen Prozesses“
- Erfassung der „Trigger“ im „Hier und Jetzt“ bzw. der erinnerlichen Trigger
- Erfassung von Ressourcen im „Hier und Jetzt“ sowie über die Biografie hinweg (Erlebnisse von Zufriedenheit, Stolz, Glück, Erfolg …) – „Ressourcenliste (-landkarte)“
- ggf. und in einem auf den jeweiligen Patienten/die jeweilige Patientin abgestimmten Ausmaß Erfassung der zu diesem Zeitpunkt erinnerlichen, ggf. auch früheren potenziell traumatisierenden Ereignisse – „Belastungsliste (–landkarte)“
- Hypothesen des Patienten/der Patientin zum Zusammenhang der Symptomatik, der Reaktionen mit den erinnerlichen Ereignissen (subjektives Krankheitsmodell / Belastungsmodell)

5–4–3–2–1-Übung

Die 5–4–3–2–1-Technik ist eine effektive Distanzierungstechnik und ist in der Akutbetreuung Traumatisierter, aber auch in der Arbeit mit komplex Traumatisierten verwendbar.

Man beginnt damit, dass der Patient zunächst mit fünf bis sechs Bauchatmungszügen eine Grundentspannung einleitet und dann bewusst externalisiert: Er muss zunächst laut, dann leise oder vorgestellt fünf Dinge konkret benennen, die er um sich herum sieht, „Ich sehe den Tisch, ich sehe die Bank, ich sehe den Blumenstock …" – jeweils bewusst mit Subjekt, Prädikat, Objekt, um wirkliche Konzentration und „Hirn-Arbeit" (Kortex) sicherzustellen. Dann werden fünf Dinge benannt, die er hört, dann fünf Dinge, die er spürt (nicht „fühlt"), z. B. „Ich spüre die Naht an meinem Schuh.", „Ich spüre das Kitzeln des Haares an meiner Wange.", „Ich spüre die Kälte von der Rückenlehne an meinem Rücken." Dies wird dann 5–4–3–2–1x durchgeführt und letztlich mit einigen bewussten Atemzügen wieder abgeschlossen. Der Effekt ist ein Hinwenden zum „Hier und Jetzt" und der Patient muss es üben (ohne und mit Anlass). Hiermit wird eindeutig „der Kortex bemüht", speziell auch das Broca-Areal (= Sprachzentrum) und somit eine komplexe Wahrnehmung und Bearbeitung erzwungen, die mit den Intrusionen nicht kompatibel ist.

Wenn dies gelingt und der Patient nur ansatzweise Erleichterung und mehr Distanz zu seinen Intrusionen spürt, steigert das sehr das Vertrauen in die „Heilbarkeit" sowie das Selbstvertrauen!

Ressourcenenaktivierung auf allen vier Repräsentationsebenen

Indikation

In der Stabilisierungsphase zum Erarbeiten/Aktivieren von spezifischen Ressourcen als Gegenpol zu spezifischen Belastungen, am Ende der Sitzung, vor dem Prozessieren von Belastung oder einfach so, auch als Übung zur unbegrenzten Selbstanwendung.

Aufbau

Die Erarbeitung erfolgt in der gleichen Weise wie bei der Aktiverung von Belastung auf allen vier Ebenen des „Systems": Außenrepräsentanz (Bild, Szene), Gedanke über sich selbst, Emotion und Körperempfindung.

Vorbereitung

Repräsentatives Bild (RB): Auswahl eines uneingeschränkt positiven Erlebnisses oder Ereignisses aus der Ressourcenliste oder spontan. Sagen Sie: „Bitte nennen Sie ein positives, ressourcenhaftes Erlebnis. Welcher konkrete Moment ist der Beste?"
Positive Selbstbewertung (Kognition) (PK): Sagen Sie: „Welcher positive Gedanke über Sie selbst kommt Ihnen jetzt hier in den Sinn, wenn Sie an diese Moment von ... *(RB wiederholen)* denken?". Alternativ: „Was können Sie positiv wertend jetzt hier über sich sagen, weil das Ereignis so passiert ist?" *(= positive Kognition)*
Emotion: Sagen Sie: „Wenn Sie jetzt an den Moment denken mit ... *(Ereignis wiederholen)* und mit dem Gedanken ... *(PK wiederholen).* Welche Gefühle/Emotionen kommen in Ihnen auf?"
Korrespondierende Körperempfindung: Sagen Sie: „Wenn Sie jetzt an den Moment denken mit ... *(Ereignis wiederholen)* und mit den Gedanken ... *(PK wiederholen)* und den Emotionen von ... *(Emotionen wiederholen).* Wo im Körper spüren Sie denn das jetzt?"

Durchführung mit bilateraler Stimulation (BLS)

„Triggern“: Positive Gesamtaktivierung auf allen vier Repräsentationsebenen

Sagen Sie: „Wenn Sie jetzt an den Moment denken mit … *(Ereignis wiederholen)* und mit den Gedanken … *(PK wiederholen)* und den Emotionen von … *(Emotionen wiederholen)* und der Körperempfindung von … *(Körperempfindung wiederholen)*. Sagen Sie mir kurz oder nicken Sie einfach, wenn Sie damit in Kontakt sind *(Reaktion abwarten)*.
Folgen Sie nun meinen Fingern und folgen Sie innerlich dem, was kommt. Jetzt beginnen Sie mit BLS und machen ein Set von sieben bis zwölf langsamen Stimulationen (abwarten).
Dann sagen Sie laut „Ok“, atmen Sie tief aus, kommen Sie zurück… *(ggf. fragen, ob sich was verändert hat)*
Ok, folgen Sie weiter meinen Fingern und dem, was innerlich kommt. Machen Sie mindestens drei Sets bzw. so lange, bis es nicht mehr positiver wird.
Gibt es ein Symbol für diese Szene und alles, was es bei Ihnen positiv aktiviert? *(nennen lassen)*
Ok, dann nehmen Sie doch bitte dieses Symbol innerlich dazu und folgen Sie dem, was kommt. Versuchen Sie einmal, selbst diese Stimulation durchzuführen, indem Sie sich auf die Knie tappen oder die sogenannte Schmetterlingsumarmung machen*(zeigen und machen lassen).*
(Die PatientInnen ein bis zwei Sets auf diese Weise machen lassen und dann abschließen.)

Subjektiver Grad des Wohlbefindens (subjective unit of comfort, SUC):
Sagen Sie: „Wenn Sie jetzt daran denken, auf einer Skala von 0 bis 10 – wobei 0 keine Freude/Stolz/Glück/Motivation ist und 10 das höchste Ausmaß von Freude, Stolz, Glück, Motivation – wie gut fühlt es sich dann jetzt an?”

Nachbesprechung und Psychoedukation sowie Einbettung in die Gesamtbehandlung

Nachbesprechung und Anregung, dies, wo auch immer es gut und hilfreich oder angenehm ist oder sein könnte, selbst anzuwenden, auch ggf. aktiv und direkt als „Gegenmittel“ zu Belastung. Fragen beantworten und ggf. Psychoedukation aller Art hier einfließen lassen, wenn es passt. Ggf. gemeinsamer Blick auf und Reflexion die Belastungs- und Ressourcenlandkarte.